A CURA DO DIABETES PELA ALIMENTAÇÃO VIVA

ATENÇÃO: Os dados apresentados neste livro têm caráter meramente informativo. As técnicas e os procedimentos aqui contidos não substituem o tratamento médico convencional. Qualquer decisão de utilizar as práticas aqui apontadas sem prévia consulta a um médico é de inteira responsabilidade do leitor. A adesão ao programa sem a regulação adequada dos hormônios pode causar choque insulínico.

A CURA DO DIABETES PELA ALIMENTAÇÃO VIVA

O Programa de 21 Dias do Tree of Life

DR. GABRIEL COUSENS

Tradução de Bianca Albert e Rosane Albert

EDITORA ALAÚDE

Título original: *There is a cure for diabetes – The Tree of Life 21-Day Program*

O texto deste livro foi fixado conforme o acordo ortográfico vigente no Brasil desde 1º de janeiro de 2009.

Preparação: Cacilda Guerra e Eliana Rocha

Revisão: Bia Nunes de Sousa

Revisão técnica: Dr. Alberto Peribanez Gonzalez

Impressão e acabamento: Bartira Gráfica

1ª edição, 2011 (5 reimpressões)

Impresso no Brasil

A cura do diabetes pela alimentação viva – O Programa de 21 Dias do Tree of Life foi patrocinado pela Society for the Study of Native Arts and Sciences, uma instituição sem fins lucrativos cujos objetivos são desenvolver uma perspectiva educacional e multicultural que una diversos campos científicos, sociais e artísticos; criar uma visão holística das artes, da ciência, das humanidades e da saúde; e publicar e distribuir livros especializados na relação entre mente, corpo e natureza.

Dados Internacionais de Catalogação na Publicação (CIP)
(Câmara Brasileira do Livro, SP , Brasil)

Cousens, Gabriel
A cura do diabetes pela alimentação viva : o programa de 21 dias do Tree of Life / Gabriel Cousens ; tradução de Bianca Albert e Rosane Albert. -- São Paulo : Alaúde Editorial, 2011.

Título original: There is a cure for diabetes : the tree of life 21-day+ program.

ISBN 978-85-7881-074-0

1. Diabetes - Dietoterapia 2. Dieta de baixa caloria 3. Índice glicêmico 4. Suco de vegetais I. Rainoshek, David. II. Título.

11-03613 CDD-616.462
NLM-WK810

Índices para catálogo sistemático:
1. Diabetes : Cura pela alimentação viva : Medicina alternativa 616.462

2016
Alaúde Editorial Ltda.
Avenida Paulista, 1337, conjunto 11
São Paulo, SP, 01311-200
Tel.: (11) 5572-9474
www.alaude.com.br

SUMÁRIO

AGRADECIMENTOS

A cura do diabetes pela alimentação viva é resultado de um trabalho conjunto desenvolvido ao longo de 35 anos, de contribuição sobretudo por parte de pacientes, que têm sido meus principais professores, e inspirado pelos pioneiros do movimento da alimentação viva, com informações de todos sobre os diversos aspectos dessa abordagem alimentar para curar o diabetes de maneira natural. Entre essas pessoas estão: David Wolfe, que incentivou pessoal e diretamente a criação deste livro; Viktoras Kulvinskas, que participou especificamente com sua visão sobre a importância da terapia enzimática para o diabetes; Brian Clement, do Hippocrates Health Institute; e o reverendo George Malkmus, do Hallelujah Acres. Todos contribuíram com sua experiência para comprovar a viabilidade da alimentação viva na reversão do diabetes.

Por um período de trinta anos (entre 1940 e 1970), Edmond Bordeaux Szekely curou diversos tipos de doenças, incluindo o diabetes, com a dieta de alimentos vivos. O doutor Max Gerson foi responsável por algumas das primeiras e mais bem divulgadas curas pela alimentação viva, entre elas a de Albert Schweitzer, que tinha diabetes. Quero agradecer também ao nutricionista e naturopata Paavo Airola, que compartilhou comigo suas descobertas na cura do diabetes. Admiramos muito o trabalho pioneiro do doutor Neal Barnard, a pesquisa do bioquímico T. Colin Campbell, e a dedicação do médico John McDougall em apoiar clinicamente a eficácia de uma dieta baseada em vegetais para a cura do diabetes.

A meus mentores e inspiradores, Swami Prakashananda e Swami Muktananda Paramahansa, da Índia, que tinham diabetes e mostraram como controlá-lo adotando uma simples dieta vegana. Minha gratidão a meu assistente de pesquisa, David Rainoshek, cujo trabalho permitiu que este livro fosse escrito de maneira mais rápida e completa do que se eu o tivesse feito sozinho. E também a Katrina Rainoshek, que nos auxiliou na pesquisa e na compilação do conteúdo. À equipe do Tree of Life, e a Tim e Michela Casey, que criaram o programa de treinamento de alimentação para diabéticos nos últimos dois anos e forneceram as receitas da dieta do arco-íris no capítulo 6.

À minha extraordinária companheira, Shanti Golds-Cousens, cujo amor e incentivo me ajudaram muito no desenvolvimento deste livro, e que comanda a área de ioga de nosso programa de 21 dias nos Estados Unidos e na Nicarágua.

Meu obrigado à enfermeira Carol Saghir, que ajudou a compilar boa parte das informações dos pacientes.

Quero agradecer também aos colaboradores do filme *Raw for 30: Reversing diabetes naturally* [Alimentos crus por trinta dias: Revertendo o diabetes naturalmente]: Mark Perlmutter, que deu a ideia de aplicar o *Raw for 30* ao Tree of Life e aceitou minha sugestão de realizá-lo com diabéticos, um filme inspirador que me ajudou a concluir este livro; Keith Lyons, cujo apoio foi essencial no nascimento do filme; e Michael Bedar, que ajudou no processo.

À ajuda de Deus, que me inspirou a escrever este livro e levar adiante os ensinamentos do *Gênesis* como plano espiritual e nutricional para a cura do diabetes:

> "Disse-lhes mais: Eis que vos tenho dado todas as ervas que produzem semente, as quais se acham sobre a face de toda a terra, bem como todas as árvores em que há fruto que dê semente; ser-vos-ão para mantimento".
>
> (*Gênesis*, 1, 29)

E à inspiração de Deus através de Moisés no Devarim:

> "Os céus e a terra tomo, hoje, por testemunhas contra ti, que te tenho proposto a vida e a morte, a bênção e a maldição; escolhe, pois, a vida, para que vivas, tu e a tua semente, amando ao Senhor, teu Deus, dando ouvidos à sua voz e te achegando a ele; pois ele é a tua vida e a longura dos teus dias".
>
> (*Deuteronômio*, 30, 19-20)

Observação: nenhum trecho deste livro tem a intenção de servir como recomendação ou tratamento médico. Para uma dieta personalizada ou ciclos de jejum, aconselha-se consultar um médico antes. É importante manter-se sob supervisão médica durante qualquer alteração significativa na dieta ou no jejum. Considero perigoso e não recomendo fazê-lo por conta própria se a pessoa estiver em tratamento com insulina ou tiver diabetes tipo 1. Destaco a importância da supervisão médica ao usar os ensinamentos deste livro ou participar de nosso programa de 21 dias para diabéticos no Tree of Life nos Estados Unidos ou na Nicarágua.

Recorremos a diversas pesquisas, algumas das quais envolvendo animais. Contudo, isso não significa que apoiamos o uso de cobaias para fins científicos, e, sempre que possível, usamos informações obtidas por outros meios. Estudos com animais, principalmente aqueles em que é preciso sacrificá-los, interferem na paz entre o mundo animal e o humano.

PREFÁCIO DA EDIÇÃO BRASILEIRA

Segundo a Associação Americana de Diabetes, "o diabetes é uma doença crônica que não tem cura". Trata-se de um prognóstico maligno, também atribuído a diversas outras doenças crônicas e degenerativas. Nessa ótica, a hipertensão arterial é uma doença maligna, assim como a artrite reumatoide, diversos tipos de depressão, além de doenças degenerativas do sistema neuro-endócrino. Essas doenças podem ser *crônicas*, mas não são *malignas*.

A definição de uma doença como maligna supõe que: i) ela não tem cura; ii) exige o uso contínuo de diferentes medicações; iii) compromete de forma crescente os órgãos internos; e iv) mesmo com as medicações, evolui inexoravelmente para o óbito.

De fato, se abordarmos as atuais técnicas disponíveis para a cura do diabetes, iremos perceber que diversas alternativas de alta tecnologia se mostraram inócuas, tanto nos testes de laboratório *in vitro* como naqueles *in vivo*, pouco permitindo sua aplicação prática em humanos. Foi assim com o transplante de células beta pancreáticas, as células-tronco, os sofisticados equipamentos injetores de insulina e tantas outras formas de tecnologia de ponta, que demandam gigantescos gastos com pesquisa, na maior parte inviáveis ao uso público.

O ponto crucial que determina o fracasso dessas técnicas é que os modelos de pesquisa enfocam aspectos compartimentais. Nem mesmo estudos sobre o endotélio vascular, que são os mais necessários e trazem mais novidades no que diz respeito ao diabetes, reproduzem as relações entre órgãos e sistemas, que funcionam de forma integrada.

Sendo assim, os efeitos vistos em laboratório nunca podem ser aplicados ao ambiente sistêmico que representa o surgimento e o desenvolvimento dessa doença no organismo. Na fase final dos projetos com esse desenho, os fatores de crescimento, de neovascularização ou de manutenção de enxertos deixam de atuar, levando a frustração, fracasso e perdas vultosas em investimentos de pesquisa

Se observarmos a questão por outra perspectiva, veremos que o diabetes se tornou a doença emblemática das populações pobres (sem poupar os ricos) não apenas em nosso país, mas em todo o planeta. Outro dado perceptível até para pessoas desacostumadas com epidemiologia é a alta incidência de diabetes nos países que apresentam maior crescimento econômico: o Brasil, a Rússia, a Índia e a China. Os textos de economia referem-se as esses países como os BRICs. Mas o que os BRICs têm em comum? O processo industrializante que atinge a maneira de viver, a cultura, os hábitos alimentares e a saúde desses povos.

Talvez o mais estudado dos BRICs seja a China, retratada em um brilhante livro ainda não publicado em português, *The China study* [O estudo da China]. Essa obra traz o maior estudo multicêntrico em alimentação já realizado em todos os tempos e estatísticas estarrecedoras que revelam a degeneração da saúde do cidadão chinês. Curiosamente, acompanha a melhora da renda *per capita* e todas as mudanças de hábitos de vida relacionados a ela. A Índia, outro país que sempre tivemos como referência em alimentação sadia, é hoje líder em incidência e prevalência de diabetes no planeta.

Segundo a Sociedade Brasileira de Diabetes (SBD), em congresso recente (2009), nas últimas décadas a incidência de diabetes tem aumentado em proporções epidêmicas. No Brasil, o último Censo Nacional de Diabetes foi realizado há dezoito anos e, por isso, é questionado em relação a verossimilidade dos dados epidemiológicos atuais. A pesquisa de 1988 indicava uma prevalência média de 7,6% na população urbana entre 30 e 69 anos. E 7,8% nessa mesma faixa etária com tolerância diminuída à glicose.

Não há hoje estatísticas reais sobre o diabetes no Brasil. Mas, com base em um estudo regional realizado em Ribeirão Preto e publicado em 2003, o número estimado de brasileiros com a doença é de 10.294.200. Segundo a OMS, porém, o número de mortes por diabetes tende a dobrar até 2030. Mais de 80% das mortes por diabetes ocorrem em países de pequeno e médio desenvolvimento.

A Federação Internacional de Diabetes calcula que haja no mundo aproximadamente 285 milhões de portadores de diabetes – número que representa quase 7% da população mundial. A estimativa é que esse número aumente para 438 milhões em 2030. A cada ano, 7 milhões de pessoas desenvolvem a doença.

Segundo a OMS, o Brasil terá gasto 50 bilhões de reais até 2020. O tratamento e a manutenção de uma população diabética é extremamente oneroso aos cofres públicos. O diabético demanda atividade ambulatorial e medicação contínua, internações, cirurgias, procedimentos caros. A doença também leva à aposentadoria por invalidez permanente de uma grande parcela da população economicamente ativa. Os países com mais recursos mantêm os diabéticos estáveis e sem complicações secundárias por grandes períodos de tempo, mas países pobres, como muitos da África, percebem uma baixíssima expectativa de vida após o diagnóstico inicial.

Sabedores dos grandes percalços que envolvem essa doença e dos baixos resultados alcançados por meio da alta tecnologia, o que nos resta avaliar como estratégia de correção da pandemia, mazela de ordem planetária?

A resposta é trazida pela *tecnologia dura*, uma maneira científica de designar o que chamaríamos de *baixa tecnologia*, em oposição àquela desenvolvida em caríssimos e bem aparelhados laboratórios. Em nosso país são raros os exemplos de utilização dessa forma de tecnologia, mas ela se apresenta em modelos isolados de calefação domiciliar, esgotamento sanitário, utilização de resíduos recicláveis, agricultura urbana e outras.

No entanto, existe um tipo de tecnologia dura que é inseparável da malha cotidiana de qualquer população do planeta: a cozinha. A forma de preparo, os métodos ancestrais, as receitas familiares, os temperos, os toques afetivos e mesmo sedutores fazem da culinária uma das maiores heranças culturais de uma nação. No Brasil, ela forma uma colcha de retalhos fascinante, passível de ser explorada por toda uma vida. Pois é nesse tipo de tecnologia familiar e domiciliar que reside talvez a única e definitiva forma de cura do diabetes, assim como de dezenas de doenças degenerativas que assolam a nossa população. O maior desafio é cultural, pois devemos adequar as mudanças que vêm sendo trazidas pelos novos conhecimentos em alimentação funcional com as necessidades básicas, a herança cultural e os recursos financeiros das populações as serem atingidas.

Assim vem trabalhando a Oficina da Semente, fundada na Lapa, no Rio de Janeiro, a 9 de abril de 2004, inspirada no Terrapia, um programa desenvolvido na Fiocruz. O objetivo era encaixar os novos conhecimentos dentro de um curso de fisiologia, com aplicações integradas na Saúde da Família e na escola de graduação de medicina. Utilizando recursos próprios, uma cozinha foi montada em um antigo casarão colonial. Refeições desprovidas de açúcar, gorduras hidrogenadas, amido, carnes e laticínios começaram a ser servidas a todos aqueles que resolvessem adentrar o recinto, simples e funcional.

Foi o início da pesquisa de um tipo de alimentação que poderia ser considerada pela maioria como exótica: doces de frutas frescas, caldeiradas mornas de múltiplas hortaliças, sopas cruas, pão essênio, bebidas de seiva de plantas (néctares), fermentados, queijos e leites de castanhas compunham o cardápio do bistrô científico. Mais que isso, o programa teve o impacto de uma verdadeira intervenção cultural e artística (sim, tanto a medicina como a culinária são formas de arte), promovendo discussão, contestação, adoção, rejeição e finalmente uma síntese inicial.

De posse dos valiosos conhecimentos obtidos em dois anos experimentais na bancada da cozinha, redigi o primeiro manual de culinária viva, escrito em tom informal e destinado a atender a pessoas de todos os níveis econômicos e culturais. Hoje o livro *Lugar de médico é na cozinha* é um dos mais vendidos do país na área de alimentação funcional.

Mas era hora de almejar um voo mais alto. Qual seria o efeito de uma prática em culinária funcional sobre a população de uma cidade atendida pelo Programa de Saúde da Família? Foi assim que cheguei a Campos do Jordão e, de posse de instrumentos simples de cozinha, transformei o posto de saúde de Vila Cláudia em uma pequena escola de culinária funcional. Com um discreto porém eficiente apoio do prefeito da estância de inverno, promovemos uma empreitada que envolveu todos os profissionais de saúde.

Os resultados foram parciais, sempre na dependência da aceitação dos outros profissionais de saúde, formados por uma academia médica contrária e desconfiada de qualquer tema naturalista ou ambiental. Mesmo assim os princípios aplicados renderam grande reconhecimento nacional. Foi através de um programa *Globo Repórter*, em setembro de 2008, que casos clínicos de recuperação do sistema cardiovascular e arterial periférico de pacientes desse mesmo posto de saúde vieram à tona. O suco verde ganhou dimensão e repercussão nacionais.

Surgiu então a oportunidade de desenvolver o mesmo trabalho em Osasco e agora em Capão Bonito, dois municípios do estado de São Paulo. O secretário municipal do Meio Ambiente de Osasco e o secrectário municipal da Saúde de Capão Bonito tornaram-se os artífices dessa façanha, pois, mesmo na faculdade onde lecionava, no Rio de Janeiro, os projetos que envolvessem alimentação viva eram rejeitados, ironizados e engavetados.

Desde então, com o auxílio de voluntários e de Maya Beermann, dou aulas a turmas de mais ou menos 35 alunos cada. Em quatro semanas, quatro blocos são discutidos, fechando-se o ciclo com um almoço de conclusão do curso. Formam-se em média 140 alunos por mês, entre Osasco e Capão Bonito.

Em *Desgrudando do açúcar*, aborda-se a dieta centrada no açúcar e todos os seus malefícios. Na aula prática ensina-se o preparo de doces, pudins e musses com frutas *in natura*, para que doces saudáveis substituam os nocivos, que levam açúcar e gorduras hidrogenadas em sua composição.

Em *Pão dos essênios*, são trazidos conhecimentos inéditos sobre os efeitos de uma dieta centrada no pão e no amido na densidade funcional capilar e na viscosidade sanguínea. Usa-se recurso teatral para expor detalhes de microcirculação: tomates tornam-se glóbulos vermelhos e as fileiras de alunos tornam-se capilares. Na aula prática ensina-se a germinação do trigo e o preparo solar do pão essênio, da pizza e de bolachas doces, para substituir os pães feitos com amido, fermento e agentes químicos.

Em *Leite da terra*, surge alimento matinal diário. A aula discorre sobre a terra, o plantio biodinâmico e como organizar a maneira de viver sobre uma nova base fundiária e econômica. Na aula prática, fazemos uma visita à horta orgânica. O preparo e a degustação do leite da terra são feitos no próprio local.

Em *Caldeirada de frutos do mato*, ensina-se que em toda culinária há um prato de reforço. Em nossa cultura come-se feijão com arroz junto com muitos alimentos pesados e de difícil digestão. Os pratos amornados da culinária viva foram projetados para tornar-se parte da culinária brasileira, sem radicalismos e com muita tolerância. Na aula prática ensinam-se a caldeirada, o macarrão de abobrinha e a moqueca de algas.

No *Almoço de família*, todas as turmas do mês reúnem-se para a conclusão do curso. Cada um traz de casa os seus ingredientes e prepara uma receita nos moldes da culinária viva. A aula discorre sobre os alimentos que devemos procurar e os que devemos evitar. Aborda-se o consumo de produtos animais e a maneira mais racional de fazê-lo ou como abster-se de todo alimento de origem animal. Na parte prática, dezenas de pratos compõem uma bela mesa na qual se celebra a conclusão do curso "em família".

Tendo concluído doutorado em microcirculação, em 1994, percebo nessa área do conhecimento muitos dos fenômenos envolvidos com a cura e a recuperação determinadas pelo alimento vivo. Aí desenvolvo o que considero a parte mais difícil e trabalhosa do programa. O suporte docente e teórico aos médicos e profissionais de saúde, para que possam compreender, absorver e aplicar os conhecimentos da alimentação viva em seus pacientes e na população em geral.

A mesa e a culinária são excelentes meios de conduzir informações evolutivas para a saúde física, mental e espiritual da população brasileira e latino-americana. Não duvido que seja aplicável a outras culturas. Foi justamente no decorrer desse trabalho, com formato ainda inédito no Brasil, que percebi que a grande maioria de nossos alunos era capaz de compreender conceitos bastante complexos de fisiologia, microbiologia e microcirculação, ainda não traduzidos para o português, em artigos científicos desconhecidos de grande parte da classe médica. Procuro desenvolver a "democratização do conhecimento científico".

O projeto é autossustentável, barato, simples e envolve muito a população. Algumas das principais barreiras cederam. As consequências e novas aplicações desse modelo geraram a necessidade de formação de uma equipe científica, pedagógica e empreendedora.

Somente e apenas somente de posse desses conhecimentos e de toda a prática adicional que se fizer podemos aplicar o grande modelo de mudança cultural que se reflete na reversão do diabetes. Não estou falando da redução de sintomas ou sinais da doença, mas da supressão da necessidade do uso de medicamentos e liberdade completa da doença em 57% dos casos de diabetes do tipo 2 (não insulinodependente) e 37% dos casos de diabetes do tipo 1 (insulinodependente).

Essas estatísticas e o modelo que as ampara estão disponíveis nesta obra. Neste brilhante apanhado científico, o doutor Gabriel Cousens justifica pelo uso de alimentos vivos a reversão e a cura do diabetes, mas deixando claro que se trata da completa mudança da Cultura da Morte para a Cultura da Vida.

Como Cultura da Morte ele define o consumo de alimentos desvitalizados, amido, açúcar, laticínios e carne industrializados, com uso de conservantes e agrotóxicos. Aborda o consumo de cigarros, álcool e drogas, assim como um modelo de vida que privilegia a inércia física e mental. Entre os fatores, a cultura da internet e a televisão, que aprisionam os indivíduos, fazendo-os viciados em sedentarismo. A Cultura da Vida envolve a óbvia mudança para um padrão alimentar orgânico, vivo e vegetariano, capaz de atuar em diferentes níveis sistêmicos, algo que a ciência atual busca sem êxito e com gasto de vultosas quantias de dinheiro.

No programa apresentado neste livro, os pacientes são retirados de seu convívio conflitante e de seus hábitos alimentares viciosos por 21 dias. Nos primeiros sete dias, eles recebem como único alimento a bebida conhecida como suco verde, ou, como a denomino, *leite da terra.* Ocorrem reações bastante intensas, para as quais os médicos e a equipe de saúde envolvidas devem estar devidamente treinados. Nessa fase manifestam-se crises metabólicas, mentais e emocionais. Em grande medida, é o padrão mental e emocional que produz o círculo vicioso da doença. Em sete dias, os padrões mentais sofrem um impacto profundo. Mas a conquista que todos percebem, em apenas sete dias, vale por todo o esforço dispendido: uma medição de glicemia abaixo de 100 mg/dL sem uso de insulina ou medicações, que muitos dos participantes vislumbram como a manifestação de um milagre.

Os sete dias que se seguem fortalecem os conceitos adquiridos, embalados por uma carinhosa e eficaz consultoria em culinária viva. Um novo universo saboroso e alimentar surge à frente, os *chefs* de cozinha treinados oferecem um sem-fim de opções, e dessa maneira os pacientes, já com a glicemia estável, entram em uma espécie de paraíso.

Na última semana, os pacientes são deixados em seus chalés, em grupos, com reuniões ainda diárias, principalmente com o próprio Gabriel Cousens, para que procurem preparar seu alimento de forma individual, para que possam satisfazer os impulsos da fome e do prazer alimentar individual e compulsões relacionadas ao vazio emocional ou mental. Ao fim de 21 dias, os pacientes percebem que algo em sua vida foi transformado. Os depoimentos são contundentes e acessíveis pela internet. Chega também o difícil momento de retornar à sua vida de origem, à família e à comunidade. Em conversa pessoal com doutor Gabriel Cousens, ele me revelou que as estatísticas só não são mais favoráveis por que, mesmo com todos os cuidados, alguns pacientes voltam ao padrão de vida anterior e os ganhos obtidos desaparecem.

A cura do diabetes pelo alimento vivo parece um milagre, mas não é. É uma cura fisiológica, metabólica e bioquímica, mas que vem acompanhada de uma cura mental, emocional e cultural. No Brasil, em nosso trabalho voltado ao público, já percebemos as características mais marcantes da alimentação viva e como elas contribuem para a melhora ou para a cura do diabetes:

Hipocalórica – A alimentação viva é naturalmente hipocalórica. Ao desaconselhar e eliminar os amidos e açúcares, exige baixas – ou nenhuma – quantidades de insulina. A insulina, que é o hormônio responsável pela entrada da glicose na célula, promove também uma série de reações adversas, mesmo em quantidades fisiológicas. Age como um componente inflamatório. Pacientes em uso crônico de insulina percebem grandes efeitos colaterais, a maior parte deles de aspecto inflamatório.

Hipoglicêmica – Ao reduzir a quantidade de açúcar no sangue, bloqueia a fermentação enzimática e microbiológica que leva ao estado de micosidade (fungação), principal complicador microbiológico do diabetes.

Ativadora gênica - A alimentação hipocalórica tem efeitos diretos sobre o gene da longevidade. A dieta hipocalórica, normolipídica e normoproteica representada pela alimentação viva determina a expressão gênica que estabelece uma mudança completa na estrutura da membrana celular, permitindo que as células do diabético passem a absorver a glicose.

Estimulante da microcirculação – Esse é talvez o maior mérito da alimentação viva. Sendo fonte infindável de micronutrientes, antioxidantes, fitoquímicos e vitaminas ativas, ela estrutura e reabilita as células do endotélio, que revestem todos os vasos do organismo, desde os minúsculos linfáticos e capilares até o pujante coração. Ao melhorar as funções do endotélio, contribui para uma melhora geral do quadro clínico, pois atua tanto no fundo do olho como nos rins, na circulação periférica e na irrigação dos nervos (*vasa nervorum*). Permite o fenômeno da neovascularização, fundamental para a correção de distúrbios isquêmicos, a principal causa de morbidade e mortalidade no diabetes. Eu apresentei esses aspectos ao doutor Cousens, e combinamos de discuti-los e estudá-los em detalhes.

Mineralizante – A oferta de milhares de minerais, na forma de diferentes sais, presentes em folhas, hortaliças, frutas, castanhas, sementes germinadas e brotos determina um equilíbrio das variações de glicose no sangue. Isso implica em menor agressão vascular e estabilização das manifestações secundárias do diabetes.

Existem muitos outros aspectos envolvidos na estabilização e mesmo na reversão do diabetes que podem ser estudados com este livro, divisor de águas na medicina moderna. Para divulgar e ensinar a comunidade médica do Brasil, desenvolvi o curso Bases Fisiológicas da Terapêutica Natural e Alimentação Viva. Em sete aulas teórico-práticas, abordo temas médico-científicos, desde a aula culinária mais simples até a microscopia e a prática do consultório médico e nutricional. O curso ocorre regularmente nos períodos de férias. Trata-se de uma semana de imersão nessa nova área do conhecimento.

Mas os cursos do doutor Gabriel Cousens são especiais, pois têm o toque original do mestre. Amplos, abrangem o diabetes, o câncer, a depressão, a vida em família e a agricultura orgânica. Há também o genial Zero Point, um modelo em psicologia que resulta no "apagamento" de vivências negativas anteriores e o despertar para uma nova vida. Em suas visitas ao Brasil, tanto para o lançamento como para a manutenção desses programas, não se deve perder a oportunidade de ouvir o doutor Gabriel. Algo inexplicável e quase imperceptível irradia dele.

Se existe um fator importante na regressão das taxas de incidência do diabetes este é a educação médica. Ao complementar o conhecimento médico de graduação com conhecimentos de vanguarda sobre alimentação funcional e metabolismo, permitiremos que os profissionais de saúde estejam aptos a aplicar os conhecimentos teóricos e as técnicas de culinária viva em suas atividades, sejam elas em consultório privado ou público.

Existe cura para o diabetes e para a maior parte das doenças degenerativas que assolam nossa população. Mas precisamos abastecer os currículos acadêmicos com essas novas informações, para que os formandos já saiam da faculdade com alguma noção do tema, podendo mais adiante aceitá-lo e incorporá-lo.

É com imensa honra que me cumpre escrever o prefácio da edição brasileira do magistral *A cura do diabetes pela alimentação viva*. É o aluno, discípulo e pesquisador que abre o documento oficial do mestre e orientador.

Antes dele não havia referências. O doutor Gabriel Cousens usou de todo o potencial intuitivo, associado ao profundo conhecimento médico e da natureza, para germinar uma revolução na medicina. É um desses personagens históricos, artífices das grandes mutações. Elas podem ainda parecer pouco relevantes, mas já marcam o início de uma irreversível mudança na ciência e na prática da medicina.

Alberto Peribanez Gonzalez, doutor em medicina, coordenador do Programa de Alimentação Viva dos municípios de Campos do Jordão, Osasco e Capão Bonito (SP), autor do livro *Lugar de médico é na cozinha*.

PREFÁCIO

Nós, os mais diretamente afetados pelo diabetes (250 milhões em todo o planeta), podemos dizer que somos afortunados pelo surgimento de um livro que afirma em linguagem clara e precisa que existe de fato a cura para essa doença. A vocês, os outros milhões que brincam com a possibilidade de desenvolvê-la, está sendo dada de presente a prevenção em forma de livro, uma prescrição que, se seguida, garantirá a manutenção de sua saúde e bem-estar por muito tempo.

O autor, Gabriel Cousens, é um médico extraordinário, que tem agido com coerência há décadas como figura de prestígio na área da saúde. Graças ao trabalho de sua vida e aos passos delineados neste livro, consegui sair de uma situação perigosa de um diabetes tipo 2, com taxa de glicose de 292, para uma taxa de 113, sem diabetes, em apenas nove dias. Sei que parece espantoso e até difícil de acreditar. Mas garanto que não apenas aconteceu como foi documentado. E o mais importante: você pode realizar o feito e melhorar sua qualidade de vida, seja em nove ou 21 dias, como recomendado nestas páginas.

Para cada um de nós há dias cruciais, sinais que mudam a direção de nossa vida e nos marcam para sempre. Para mim, esse dia foi 14 de setembro de 2006, quando recebi o que para muitos é uma condenação à prisão perpétua. Eram 16h40, e eu estava ao telefone com um especialista em diabetes, o respeitado doutor William Kaye, formado na Faculdade de Medicina de Harvard e fundador e diretor de uma das maiores clínicas de tratamento para essa doença dos Estados Unidos. Ele me informou que eu havia entrado oficialmente para a lista de seus quase 18.000 pacientes como um recém-diagnosticado diabético do tipo 2.

Quando se ouve algo do gênero pela primeira vez, uma coisa esquisita acontece. Há uma sensação de que o mundo parou – e, esperançosamente, um sinal de alerta. Quando você conta que tem diabetes a seus parentes, amigos e pessoas próximas, essa pausa é ainda maior. Pode-se quase sentir o cheiro do medo neles, como se tivessem descoberto que alguém muito querido está para morrer. No meu caso, até me senti envergonhado por ter ficado diabético, pois me considerava um especialista secundário nessa doença.

Eu tinha sido vice-presidente da Diabetes Research and Wellness Foundation, instituição sem fins lucrativos que havia arrecadado 30 milhões de dólares, 90% dos quais direcionados para pesquisas e programas de educação. E ocupara uma cadeira no conselho de diretores do Instituto de Pesquisa do Diabetes da Universidade de Miami, cujo orçamento anual era de 20 milhões de dólares. Nessa época, trabalhava todos os dias com as principais associações e companhias farmacêuticas e de produtos para diabéticos, entre as quais a Associação Americana de Diabetes, a Juvenile Diabetes Reasearch Foundation, a Bayer, a Eli Lilly e a Pfizer, além de mestres na área. Esses grupos forneciam aos diabéticos insulina, medicamentos, seringas, medidores de glicose, revistas, informativos, livros e enfermeiros capacitados para tratar a doença. O que me chama a atenção agora é como, na época, todos pareciam se empenhar tanto em vender seus produtos e serviços, ou em arrecadar dinheiro, em vez de promover o entendimento da causa e da urgência da prevenção e reversão do diabetes, como faz o doutor Cousens neste livro.

O Instituto de Pesquisa do Diabetes da Universidade de Miami estava voltado à criação de um novo doutor Frankenstein, transplantando células de porcos em pessoas a um custo exorbitante para a sociedade e para os pacientes, tanto financeiramente quanto no que se refere à saúde. Imagine o que pensam desse procedimento os mais de 50 milhões de diabéticos judeus e muçulmanos que não consomem carne de porco.

O mais traiçoeiro nesse protocolo fracassado foi que os envolvidos se vangloriavam por ter livrado os pacientes da insulina, enquanto faziam algo muito mais nocivo: realizavam cirurgias invasivas, colocavam partes de porcos em órgãos humanos e entupiam os pacientes com drogas imunossupressoras para impedir a reação natural do organismo de rejeitar as células suínas implantadas. Essas células destruíam então as células saudáveis do corpo, enfraquecendo o sistema imunológico do paciente e deixando-o vulnerável a diversas doenças. E eles ainda tinham a coragem de se referir a tal procedimento como uma cura. Foi meu primeiro e último dia como membro desse conselho, pois não podia, em sã consciência, apoiá-los de maneira alguma.

Por experiência própria, posso dizer que uma porção de gente está ganhando muito dinheiro à custa desses inocentes ratos de laboratório conhecidos como diabéticos. Causa alguma surpresa que, em se tratando de resultados positivos – a reversão de fato da doença e o número cada vez menor de pessoas diagnosticadas –, todas essas companhias, institutos de pesquisa, fundações e associações tenham fracassado vergonhosamente? Quando abri o escritório da Diabetes Research and Wellness Foundation, em Palm Beach, em 2000, estimava-se que 200 milhões de casos haviam sido diagnosticados no mundo todo. Em apenas sete anos, esse número aumentou em praticamente 50 milhões. Isso é o que o Centro de Controle e Prevenção de Doenças – CDC chama de epidemia. O mais trágico é que é uma epidemia totalmente evitável, como você descobrirá nestas páginas. E, quando seguir as recomendações do doutor Cousens, você não só se tornará uma pessoa mais saudável, como muito provavelmente ficará livre da doença pelo resto da vida.

Você deve estar pensando que essas organizações voltadas para o diabetes, que representam bilhões de dólares, hoje se dão conta de que sua abordagem não teve sucesso. Durante o tempo em que fiz parte do conselho de uma delas, percebi que essas instituições estão mais interessadas em se perpetuar e arrecadar dinheiro do que em encontrar o caminho para a prevenção ou uma cura não invasiva e de custo viável. Os diabéticos são entupidos de medicamentos, arruinados financeiramente e sujeitos a mais amputações do que os portadores de qualquer outra doença. Muitas vezes, ficam cegos e morrem cedo, tudo porque os incentivos para acumular dinheiro são sedutores demais para a indústria do diabetes fazer a coisa certa.

No outro extremo, o doutor Gabriel Cousens não desperdiçou dinheiro algum, não sobrecarregou o contribuinte e foi praticamente 100% bem-sucedido sem o uso de medicamentos nem efeitos colaterais. Posso dizer com segurança que, se a indústria do diabetes parasse de desperdiçar todo o seu dinheiro e recursos em pesquisas inúteis e protocolos equivocados e antiquados e simplesmente adotasse as técnicas e os protocolos deste livro, o diabetes tipo 2, que acomete quase 99% de todos diabéticos, seria erradicado para sempre!

Dessa forma, parabenizo você por ter empregado muito bem seu tempo e dinheiro adquirindo o livro *A cura do diabetes pela alimentação viva*. Faça dele seu companheiro, escreva comentários nele, marque as páginas de seu interesse, compartilhe seus trechos preferidos e estatísticas com sua família e amigos. E, quando se curar, ou integrar ao seu estilo de vida as medidas preventivas propostas, por favor, dê o próximo e mais importante passo: conte a seus amigos diabéticos e profissionais da área que agora existe uma cura – e que você é a prova viva disso.

Brian M. Connolly,
fundador e ceo da Healthful Communications, Inc.

INTRODUÇÃO

Curar o diabetes é uma mudança de consciência

"A sociedade é sempre pega de surpresa por qualquer novo exemplo de bom senso."

Ralph Waldo Emerson

"Médico algum pode afirmar que uma doença não tem cura. Dizer isso é blasfemar contra Deus, contra a natureza e menosprezar o grande arquiteto da Criação. Não existe doença, não importa quão terrível seja, para a qual Deus não tenha providenciado a cura correspondente."

Paracelso

"Era para ser sigilo profissional, mas vou revelar mesmo assim. Nós, médicos, não fazemos nada. Apenas ajudamos e estimulamos o médico que está dentro de cada um."

Albert Schweitzer

É isso mesmo... O diabetes tipo 2 tem cura. Embora os preceitos alopáticos afirmem que os diabetes tipos 1 e 2 são incuráveis, nossa experiência clínica atual diz que, em 21 dias, 53% dos diabéticos do tipo 2 e 30% dos diabéticos do tipo 1 estão livres de medicamentos e têm, em jejum, uma taxa normal de glicose no sangue de cerca de 85 ou menor que 100. A partir de meus 35 anos de prática como médico holista e da experiência dos centros de alimentação viva para fins terapêuticos desde 1920, quando o doutor Max Gerson curou o médico Albert Schweitzer com essa modalidade de dieta, a cura da doença é de conhecimento geral na comunidade que prega a alimentação viva. O diabetes não é uma sentença definitiva, não é nossa condição natural e só se tornou um problema de proporções pandêmicas a partir da década de 1940. O termo "pandemia" vem do grego *"pan"* ("todo"), mais *"demos"* ("pessoas" ou "população"), ou seja, "toda a população". Uma pandemia é uma epidemia amplamente disseminada que afeta uma região inteira, um continente ou o mundo. Este livro busca as causas subjacentes do diabetes nos âmbitos global e pessoal e proporciona aos leitores uma maneira de conseguir uma reversão rápida do sofrimento de uma condição de saúde diabética para um estado feliz e saudável.

Embora muitas pessoas tenham propensão genética a desenvolver o diabetes tipo 2, as verdadeiras causas (que ativam esse potencial genético) estão no estilo de vida e na dieta, mundial e pessoal, que desencadeiam a doença. Essa parceria "diabetogênica" abrange, na esfera da responsabilidade individual: uma alimentação rica em carboidratos refinados, como açúcar refinado e farinha branca; grandes quantidades de gorduras animais saturadas cozidas; gorduras trans produzidas ao cozinhar (e sobretudo ao fritar óleos a altas temperaturas); alimentos pobres em fibras; café e bebidas com cafeína; tabagismo; um estilo de vida destituído de amor e exercícios; estresse; hábitos televisivos. E, como fatores globais: viver num mundo degradado, em que o ar, a terra e a água – segundo a Environmental Protection Agency, dos Estados Unidos – contêm 70.000 tipos de produtos químicos tóxicos, metais pesados, agrotóxicos e outras substâncias nocivas – 65.000 das quais potencialmente perigosas para nossa saúde. O Environmental Defense Council diz que mais de 1,8 milhão de toneladas de produtos tóxicos são liberados no meio ambiente a cada ano, sendo cerca de 32.000 toneladas de carcinógenos conhecidos. Como se não bastasse, vivemos num ambiente mental e emocionalmente assolado por mensagens de estresse e morte por parte da mídia, como notícias de guerras e terrorismo contaminando o planeta. A destruição ambiental, o estilo de vida e a alimentação causadores do diabetes emanam dessa realidade criada pelo homem moderno, que, reunidas, chamamos de Cultura da Morte.

A cura, em seu sentido mais profundo, é obtida fugindo-se da Cultura da Morte e adotando-se a Cultura da Vida. No plano pessoal, isso significa escolher viver de maneira a promover vida e bem-estar para si mesmo e para o planeta, ou seja, ter uma alimentação e um estilo de vida em que há mínima ou nenhuma incidência de diabetes. Individualmente, baseia-se numa dieta orgânica, vegana, com pelo menos 80% de alimentos vivos, rica em minerais, com 15-20% de gorduras vegetais apenas (sem gordura animal), rica em fibras, pobre em glicose e insulina, bem hidratada, individualizada e com consumo prudente de alimentos – uma culinária sustentável por toda a vida da pessoa, e preparada e consumida com amor. No plano coletivo, significa criar uma cultura mundial em que todos tenham acesso a água e alimentos saudáveis e orgânicos, moradias decentes e um ambiente sem produtos químicos e poluentes. Curar o diabetes nesse contexto pessoal e global é um ato de amor por si mesmo e pelo planeta, é uma manifestação da Cultura da Vida.

Este livro apresenta a doutrina de que a humanidade é criada para ser cheia de vigor, viva e saudável.

> "Os céus e a terra tomo, hoje, por testemunhas contra ti, que te tenho proposto a vida e a morte, a bênção e a maldição; escolhe, pois, a vida, para que vivas, tu e a tua semente".
>
> *(Deuteronômio, 30, 19)*

As coisas não mudaram, ainda temos essa escolha. A intenção deste livro é dar a você, aos profissionais de saúde e às pessoas influentes o poder de fazer essa escolha. Mesmo nas situações mais adversas, a cura pelo Programa de 21 Dias do Tree of Life, como um ato de amor e consciência, ainda é possível para indivíduos e países motivados.

A inspiração para este livro começou com um filme sobre diabetes e alimentos vivos produzido pelo Tree of Life Rejuvenation Center, na cidade de Patagonia, no Arizona. A ideia original era fazer um filme sobre os efeitos da ingestão de alimentos crus por trinta dias. Insisti que seria mais interessante para o público em geral mostrar tais efeitos em diabéticos da geração McDonald's da Cultura da Morte. Com base na minha experiência clínica em curar o diabetes naturalmente em pessoas motivadas, tinha certeza de que os mesmos princípios e abordagem teriam sucesso com esse novo grupo de diabéticos. Parecia ser um estudo interessante de como a alimentação viva funcionaria em pessoas sem qualquer familiaridade com ela e esse novo estilo de vida. Os resultados foram incríveis. Dos seis indivíduos que iniciaram o programa, apenas um o abandonou. No quarto dia, quatro já não tomavam mais insulina ou medicamentos para baixar a glicemia, e um dos diabéticos do tipo 1 reduziu a dose de setenta unidades de insulina por dia para apenas cinco no fim do mês. Um dos dois diabéticos do tipo 1, cujo gráfico de glicemia de jejum é mostrado mais adiante e que fora diagnosticado com diabetes tipo 1 por médicos de um hospital, teve sua taxa de glicose no sangue normalizada após duas semanas, mantendo-a assim desde então. Até o momento em que escrevo este livro, dois anos depois, ele ainda é considerado curado do diabetes tipo 1. Outro participante, que sofria de grave neuropatia nos membros inferiores e dormência nos testículos e nos pés, estava tendo problemas de confusão e deterioração mental e se preparava para amputar um dos pés, recuperou-se completamente da neuropatia e da desorientação mental. Seu pé também se recuperou e sua glicemia caiu para um nível normal nas duas primeiras semanas. Duas das mulheres que conviviam com taxas de glicose superiores a 300 sob medicação, reduziram-nas a 111 e 130 no fim do mês, e sem medicamentos. A maior parte dos exames de sangue dos demais participantes se normalizou depois de um mês. E o estado mental de todos se tornou mais sereno e alegre.

Ao constatar o considerável efeito de trinta dias à base de alimentação viva com ervas e suplementos específicos para diabéticos sobre o estado físico e mental dos participantes, e em particular sobre a doença, ficou muito claro que tínhamos um programa que poderia ser aplicado e bem-sucedido em qualquer pessoa, uma vez que o grupo representava a população ocidental. O Programa de 21 Dias do Tree of Life é mais eficaz que o de trinta dias com alimentos crus mostrado no filme. Nele, há um jejum de suco verde nos sete primeiros dias, o que acelera em muito a reversão do processo degenerativo do diabetes. Com base no estudo do doutor Stephen Spindler, nossa teoria é de que a restrição de calorias retarda o envelhecimento e ativa os genes antidiabetes. Em nossa abordagem alimentar, na verdade não há restrições, mas o participante é convidado a desfrutar de uma culinária deliciosa e saudável. Esse é o segredo do sucesso do programa. Na segunda semana, um curso de quatro dias mostra como deixar de lado a crença de que o diabetes não tem cura. Revela também como abandonar as condições psicológicas e os hábitos que criam o estilo de vida gerador do diabetes. Na terceira semana, aprende-se a preparar alimentos com baixo índice glicêmico e uma culinária saudável e restabelecedora. Depois, fazemos um acompanhamento de um ano para a manutenção do programa, em que há atendimento por telefone com enfermeiros e, uma vez por mês, uma videoconferência ao vivo comigo pelo site gabrielcousens.com.

Este livro é composto de duas partes. A primeira (capítulos 1 a 5) revela a pandemia mundial do diabetes, as causas da doença, o programa para curá-la e o acompanhamento de apoio. A segunda parte (capítulo 6) apresenta receitas da dieta do arco-íris – um cardápio extremamente diversificado – e uma seção de pratos rápidos.

A cura do diabetes pela alimentação viva contém mais de 530 referências, a maioria fontes fundamentais de informação, entre as quais centenas de publicações científicas de outros pesquisadores, abrangendo muitas décadas, que defendem a abordagem nutricional para a reversão do diabetes. Algumas estatísticas e descobertas a respeito da doença variam. Por exemplo, o CDC estima a existência de 24 milhões de pré-diabéticos e 57 milhões de diabéticos nos Estados Unidos. Achei melhor incluir as variações em vez de calcular médias, pois as variações revelam o estado atual do conhecimento e não devem ser interpretadas como contradições .

Tenha isto em mente: para nos libertarmos dos hábitos culturais, nutricionais e pessoais que favorecem o desenvolvimento do diabetes, não basta nos curarmos e ficarmos mais saudáveis, mas estarmos cientes de que é um ato de amor e consciência que contribui para uma transformação positiva em diversos aspectos da sociedade.

Para o leitor, deixo apenas uma pergunta: você ama a si mesmo e ao planeta o suficiente para querer se curar e ajudar o mundo a trocar a Cultura da Morte, que é a causa fundamental do diabetes, pela Cultura da Vida, que traz amor, paz, abundância e saúde para o planeta?

Com meus votos de saúde e felicidade,

Doutor Gabriel Cousens

CAPÍTULO 1

Pandemia de diabetes: no mundo, nos países e nas culturas, nas cidades

MUNDO

No mundo inteiro, o diabetes atinge proporções pandêmicas. Segundo informações publicadas no *Diabetes Atlas* da Federação Internacional do Diabetes em dezembro de 2006, ele afeta atualmente um espantoso número de 246 milhões de pessoas em todo o planeta, tendo 46% delas manifestado a doença entre 40 e 59 anos. Cálculos anteriores subestimaram a extensão do problema, enquanto até os prognósticos mais pessimistas nem chegaram perto dos números atuais. Estima-se que o total de pessoas com a doença irá saltar para 380 milhões nos próximos vinte anos se nenhuma providência for tomada.[1] O diabetes, sobretudo o tipo 2, afeta hoje 5,9% da população adulta mundial, com quase 80% em países em desenvolvimento. As regiões com os maiores índices são o leste do Mediterrâneo e o Oriente Médio, onde 9,2% da população apresenta a doença, e a América do Norte (8,4%). Os números mais altos, entretanto, são encontrados no Pacífico Ocidental, onde cerca de 67 milhões de pessoas têm diabetes, seguido da Europa, com 53 milhões.

A Organização Mundial da Saúde – OMS alerta que as mortes decorrentes da doença irão aumentar globalmente em 80% em algumas regiões nos próximos dez anos.[2] O professor Pierre Lefèbvre, presidente da Federação Internacional do Diabetes, esclarece: "Estima-se que 3,8 milhões de mortes possam ser atribuídas ao diabetes a cada ano. Isso significa 8.700 mortes por dia, ou seis por minuto". E acrescenta que "o aumento dramático na incidência do diabetes que se vê principalmente em países de baixa e média renda merece atenção especial". Segundo informação de 2007 da OMS, em 2025 as maiores taxas de incidência ocorrerão em países em desenvolvimento, onde o número de diabéticos crescerá 150%.[3] Sem ações para neutralizar esse aumento, calcula-se que em 2005 os gastos dos serviços de saúde de todo o mundo com a doença chegarão a 396 bilhões de dólares internacionais. Isso quer dizer que entre 7% e 13% do orçamento dos serviços de saúde será destinado a gastos com o diabetes.[4]

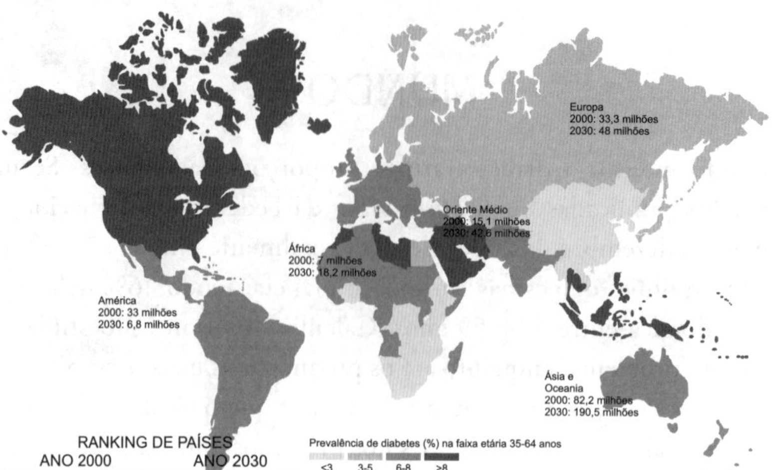

RANKING DE PAÍSES

ANO 2000		ANO 2030	
PAÍS	MILHÕES	PAÍS	MILHÕES
1. Índia	31.7	Índia	79.4
2. China	20.8	China	42.3
3. EUA	17.7	EUA	30.3
4. Indonésia	8.4	Indonésia	21.3
5. Japão	6.8	Paquistão	13.9
6. Paquistão	5.2	Brasil	11.3
7. Fed. Russa	4.6	Bangladesh	11.1
8. Brasil	4.6	Japão	8.9
9. Itália	4.3	Filipinas	7.8
10. Bangladesh	3.2	Egito	6.7

Ano		2000	2030
Ranking	*Países*	*Pessoas com diabetes (milhões)*	
1	Índia	31,7	79,4
2	China	20,8	42,3
3	EUA	37,7	30,3

Figura 1: Incidência de diabetes por região. (A tabela mostra dados de 2000 e projeções para 2030 para os dez países com maiores índices.)

Segundo a OMS,[5] nos próximos dez anos as mortes causadas por diabetes irão aumentar 80% no continente americano, 50% nas regiões do Pacífico Ocidental e do leste do Mediterrâneo e mais de 40% na África. Pode parecer estranho que o mundo em desenvolvimento, geralmente associado com fome e subnutrição infantil, esteja passando agora por uma epidemia de diabetes tipo 2, doença relacionada com opulência e estilo de vida nada saudável. Isso pode ser explicado pelo alto grau de urbanização de alguns países, como a Índia, onde a população adotou uma adaptação do estilo de vida vindo das nações industrializadas.[6] Do ponto de vista epidemiológico, o diabetes melito tem sido mais associado ao estilo de vida ocidental e não é comum em culturas cuja alimentação é mais tradicional e nativa.[7,8] Mas, quando as populações trocam sua dieta tradicional por alimentos industrializados, suas taxas de diabetes aumentam, alcançando às vezes as proporções encontradas em sociedades ocidentais.[9]

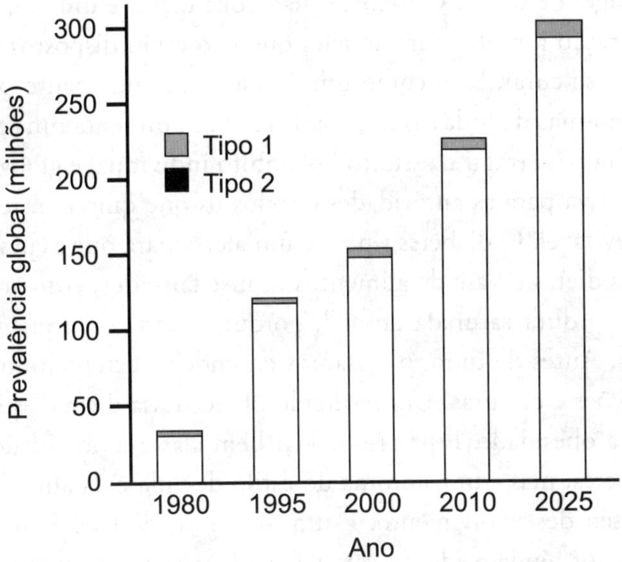

Figura 2: Estimativa da incidência mundial de diabetes tipos 1 e 2.

Ao examinarmos essa pandemia, precisamos considerar que ela atinge o mundo todo. Podemos chamá-la de bomba-relógio metabólica: dos 41 milhões de pessoas diagnosticadas como pré-diabéticas apenas nos Estados Unidos,[10] cerca de 10% desenvolverão completamente a doença todos os anos, que reduz o tempo de vida entre dez e dezenove anos e é responsável por 210.000 mortes por ano. No ano 2000, nos Estados Unidos, um em cada três bebês corria risco de desenvolvê-la. Para os pertencentes a certos grupos étnicos, como indígenas americanos, porto-riquenhos, mexicanos e chineses, essa projeção ainda crescia para um em cada dois. Os afro-americanos e latinos têm quase o dobro do risco de manifestar o tipo 2 da doença. Os diabéticos do tipo 2 têm três a quatro vezes mais chances de sofrer de depressão profunda do que os não diabéticos.

Existe grande esperança de reversão do diabetes tipo 2 num período de tempo relativamente curto. A boa notícia é que o tipo 2 não é necessariamente uma sentença de morte; na verdade, é uma doença benigna se tratada adequadamente.

A mensagem é óbvia. O diabetes não controlado é uma marcha acelerada em direção à morte para aqueles que não estão dispostos a fazer um esforço para se curar, bem como um desastre em andamento para as culturas e economias de todas as nações. Este livro apresenta uma abordagem clara e segura para tratar o assunto no âmbito individual e global, e, assim, uma alternativa para as autoridades e todos os que quiserem reverter essa tendência evitável. O diabetes tipo 2 é um alerta para que as pessoas abandonem suas dietas à base de alimentos industrializados, com altos índices de açúcar, gordura saturada animal, gorduras trans e envenenados com agrotóxicos. Antes de tudo, precisamos entender a extensão do problema entre as nações e culturas. Um resultado óbvio dessa dieta e estilo de vida absurdos é a obesidade. É preciso deixar bem claro: a obesidade não provoca o diabetes, mas é um sintoma do estilo de vida e da alimentação que favorecem seu desenvolvimento. É um indicador de fácil associação com a doença e nos ajuda a identificar sua tendência, uma vez que 90% dos diabéticos do tipo 2 estão acima do peso.

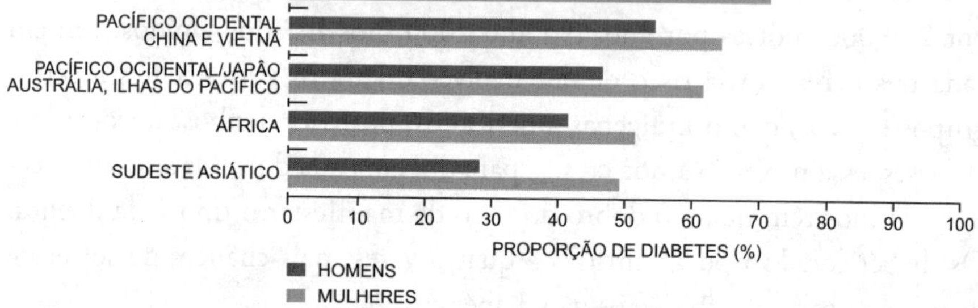

Fonte: *Diabetes Atlas*, 2ª edição, International Obesity Task Force, 2003.

Figura 3: Porcentagem de diabéticos com sobrepeso, por região, em 2003.

PAÍSES

Em 2007, os três países com mais diabéticos eram Índia (40,9 milhões), China (39,8 milhões) e Estados Unidos (19,2 milhões), seguidos de Rússia (9,6 milhões) e Alemanha (7,4 milhões). Abaixo, um gráfico do consumo de açúcar nos três "primeiros colocados". Você consegue perceber um padrão?

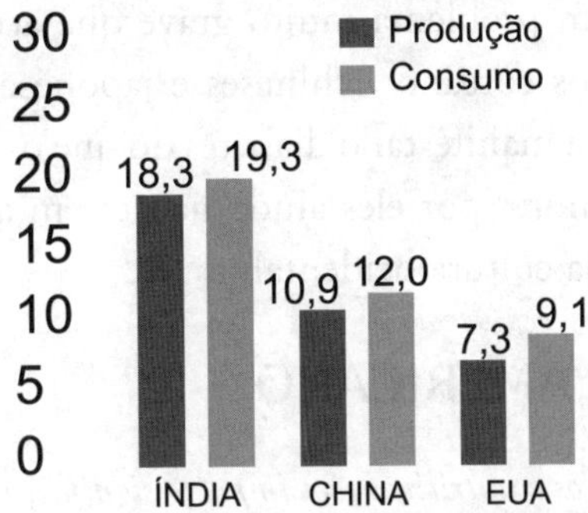

Dados em milhões de toneladas, estimativa para 2005-6, Departamento de Agricultura dos EUA.

Figura 4: Produção e consumo de açúcar na Índia, na China e nos Estados Unidos, 2005-2006.

ÁSIA

A Índia tem a maior população diabética do mundo, com cerca de 40,9 milhões de diabéticos do tipo 2, ou seja, 8% de sua população adulta. Segundo a OMS, as mortes provocadas pela doença naquele país vão aumentar 35% nos próximos dez anos. Na China, o número de pessoas com o tipo 2 pode chegar a 50 milhões nos próximos 25 anos. O que estamos testemunhando é uma tendência ao diabetes nos países asiáticos.

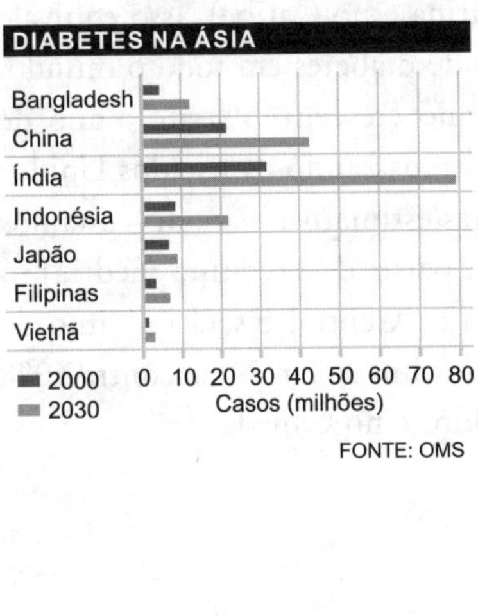

Não precisamos procurar muito para entender o porquê. Cerca de 14% das crianças asiáticas são obesas – praticamente o dobro da porcentagem da geração de seus pais. No Japão, a incidência do diabetes tipo 2 entre crianças do ensino fundamental praticamente dobrou, de 7,3 a cada 100.000 entre 1976 e 1980 para 13,9 a cada 100.000 entre 1991 e 1995. Os casos de diabetes tipo 2 agora superam os de tipo 1 entre as crianças japonesas.[11] Na China, o número de pessoas obesas triplicou para 90 milhões a partir de 1992, desde que a culinária *fast-food* se popularizou e as pessoas se tornaram materialmente mais prósperas.

Isso aponta para um problema muito grave que acomete o mundo, incluindo a Ásia, onde os coreanos, chineses e japoneses são 60% geneticamente mais propensos a manifestar o diabetes do que os caucasianos, embora seus índices sejam menores por eles ainda não terem assimilado completamente a alimentação da cultura ocidental.

O CONTINENTE AMERICANO

"Os alimentos orgânicos e nutritivos têm impacto significativo na saúde da criança, durando por toda a sua vida adulta."

Jorge Valenzuela, Save the Children

"O diabetes é o flagelo desnecessário da humanidade que, se não for prevenido, continuará a evoluir nas gerações futuras até nos eliminar da face da Terra."

John David Arnold, presidente da LULAC

Com base em extrapolações dos números de 1994, há atualmente milhões de diabéticos nas Américas (aproximadamente 20 milhões nos Estados Unidos e 13 milhões na América Latina e no Caribe). Isso equivale a dizer que um quarto da população sofre de diabetes em todo o mundo. Essa estimativa para o continente americano cresceu 45% até o ano de 2010, com a América Latina e o Caribe ultrapassando os Estados Unidos e o Canadá. Segundo projeções, contudo (as estimativas variam – estamos fornecendo o que consideramos razoável a partir da literatura médica), o crescimento mais visível ocorrerá na América Central e será próximo de 100%. Nas ilhas do Caribe, esse aumento é estimado em 74%, contra 40% na América do Sul e 25% nos Estados Unidos e no Canadá.[12]

Mudanças recentes nas características de mortalidade nas Américas (entre 1980 e 1990) mostram que o diabetes é a sétima principal causa de morte e a terceira doença crônica mais comum que leva à alta taxa de mortalidade. Os hispânicos constituem a minoria americana em que a doença cresce mais rápido, desenvolvendo-se em uma a cada duas mulheres. Dados da Third National Health and Nutrition Examination Survey – NHANES III revelaram que, nos Estados Unidos, pessoas pertencentes a minorias, sobretudo de origem mexicana, eram suscetíveis a ter menos controle de glicemia do que os afro-americanos e os brancos não hispânicos. [13]

Há uma conscientização crescente entre as comunidades de língua hispânica sobre a importância da nutrição adequada e do terrível diabetes tipo 2. Estou trabalhando nesses assuntos com John David Arnold, presidente da League of United Latin American Citizens (LULAC), e com Jorge Valenzuela, chefe do Save the Children e diretor executivo da FIA no México.

D. Z. Jackson, na edição de 11 de janeiro de 2006 do jornal *The Boston Globe*, foi muito sagaz ao comentar o grande salto nos casos de diabetes nos Estados Unidos: "O diabetes tipo 2 está crescendo de tal maneira no país que é melhor nem desperdiçar dinheiro comprando bicicletas para as crianças. Basta providenciar-lhes cadeiras de rodas".[14]

Nos Estados Unidos, as estimativas do Centro de Controle e Prevenção de Doenças – CDC são de 20,8 milhões diabéticos diagnosticados e cerca de 20 milhões considerados pré-diabéticos. Em 2004, 1,4 milhão de adultos entre 18 e 79 anos foram diagnosticados com diabetes nos Estados Unidos. De 1997 a 2004, o número de diagnósticos aumentou 54%[15] – um aumento de 4,8% para 7,3% da população. A doença era muito rara em 1980, com apenas 2,8 pessoas acometidas a cada 100.000. Sua incidência na população nativa americana, em 2002, era de 15,3% – um aumento de 33,2% desde 1994. Isso é 50% mais do que o crescimento da população do país em geral. Entre 1990 e 1998, o número de novos diagnósticos entre pessoas com menos de 34 anos aumentou 71% entre a população nativa dos Estados Unidos. Mortes associadas ao diabetes dispararam em 45% desde 1987, enquanto o índice de mortes por infarto, acidente vascular cerebral (AVC) e câncer, na verdade, diminuíram. As mortes por diabetes são independentes dessas tendências gerais.

Em resposta a um estudo publicado em 1º de janeiro de 2003 no *Journal of the American Medical Association*, que usava dados do Behavioral Risk Factor Surveillance System para mostrar o recente aumento nos diagnósticos de diabetes, bem como a significativa ligação entre sobrepeso, obesidade e a doença, a diretora do CDC, doutora Julie L. Gerberding, declarou: "Esse aumento é perturbador, e talvez até subestimado. Acima de tudo, estamos vendo sérios problemas de saúde decorrentes do excesso de peso". E acrescentou: "Se continuarmos nesse caminho, o resultado será devastador tanto para a saúde das pessoas quanto para nosso sistema de saúde".[16]

Não é preciso ser um gênio para descobrir por que estamos acima do peso. Os americanos do século XXI estão consumindo mais alimentos e centenas de calorias diárias a mais por pessoa do que os dos anos 1950 (quando o consumo *per capita* de calorias foi o mais baixo do século passado), ou mesmo os da geração de 1970. Em 2000, os alimentos forneciam 3.800 calorias diárias por pessoa, quinhentas a mais do que em 1970 e oitocentas a mais do que em 1957 e 1958. Segundo os cálculos do Serviço de Pesquisa Econômica do Departamento de Agricultura dos Estados Unidos, dessas 3.800 calorias, em torno de 1.100 são perdidas no prato, no cozimento e em outras perdas, levando o consumo para pouco menos de 2.700 calorias diárias no ano 2000. Os dados sugerem que a quantidade diária de calorias aumentou 24,5%, ou cerca de 530 calorias, entre 1970 e 2000. Nesse aumento, os grãos (sobretudo os refinados) contribuíram com 9,5 pontos percentuais; as gorduras e os óleos, com 9; os açúcares, com 4,7; e as frutas e verduras, juntos (que são os alimentos antidiabetogênicos da Cultura da Vida), com apenas 1,5 ponto percentual.[17]

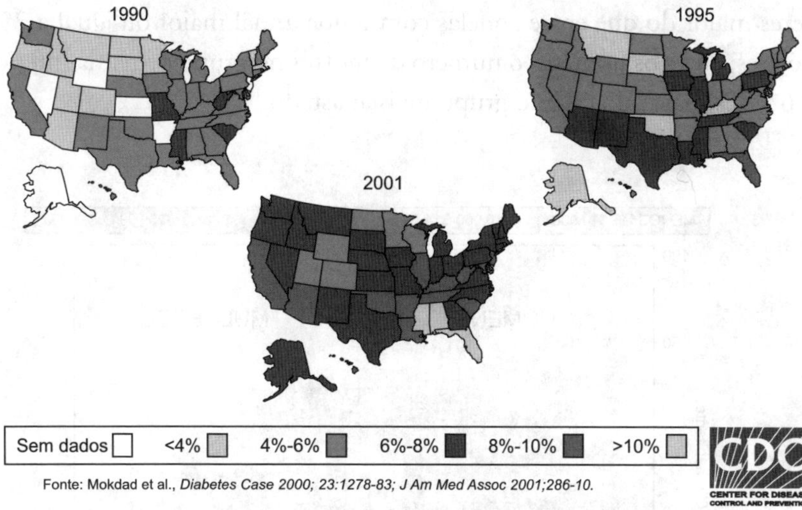

Figura 5: Incidência de diabetes entre adultos nos Estados Unidos, 1990, 1995, 2001.

O DIABETES COMO CAUSA MORTIS

Segundo o CDC, o diabetes foi a sexta principal causa de morte a constar dos atestados de óbito em 2002 (outras fontes dizem que foi a quinta). Essa classificação é baseada nos 73.249 atestados de óbito em que o diabetes foi citado como causa indireta do falecimento. Se considerados os relatórios de atestados em geral, a doença contribuiu para 224.092 mortes.

Mesmo assim, o diabetes tende a ser subnotificado como causa de morte. Estudos dão conta de que apenas 35-40% dos diabéticos falecidos têm essa informação no atestado de óbito e apenas 10-15% a tem registrada como causa indireta do falecimento. Além disso, o risco de morte entre os diabéticos corresponde ao dobro do de pessoas da mesma idade, sem diabetes.

A mortalidade por diabetes e a renda familiar estão fortemente ligadas, conforme dados do National Longitudinal Mortality Study, realizado de 1979 a 1989. Para pessoas com 45 anos ou mais, as mortes causadas pela doença decresceram conforme a renda familiar aumentou. Essa relação é semelhante para homens e mulheres. A taxa de mortalidade por diabetes entre mulheres de família com renda anual inferior a 10.000 dólares foi três vezes maior do que entre aquelas com renda anual maior ou igual a 25.000 dólares; entre os homens, o número de mortes no grupo de renda inferior foi 2,6 vezes maior do que no grupo mais abastado.[18]

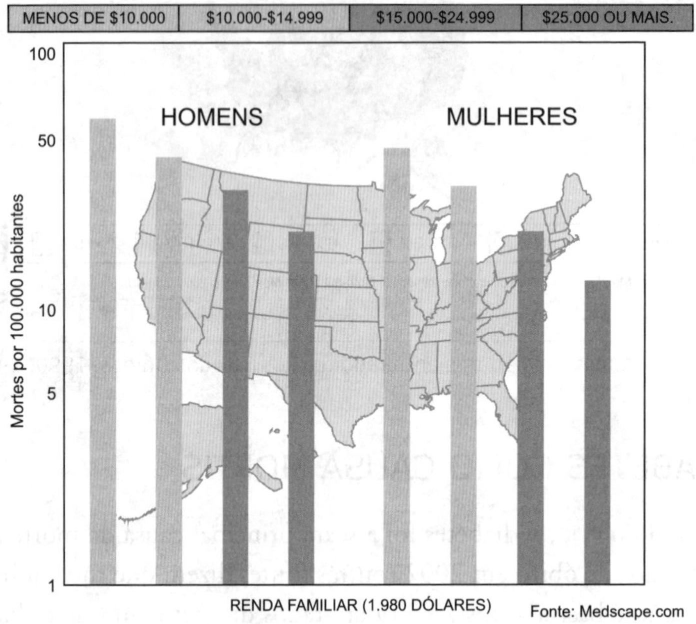

Figura 6: Índice de mortes provocadas por diabetes entre adultos com 45 anos ou mais, por renda familiar e gênero.

O diabetes é também muito associado a fatores econômicos, contrastantes entre países industrializados e em desenvolvimento. Naqueles, "baixa renda" significa pouco acesso a alimentos saudáveis, pois a dieta mais acessível do ponto de vista financeiro é aquela que depois acaba propiciando o desenvolvimento da doença – pobre em nutrientes, rica em calorias, contendo açúcar refinado e gorduras hidrogenadas. Como vemos na figura 7, a classe baixa acaba pagando um preço bem alto por essas calorias baratinhas.

Na Inglaterra, como nos Estados Unidos, os pobres são 2,5 vezes mais propensos a desenvolver o diabetes tipo 2 do que a população em geral, e 3,5 vezes

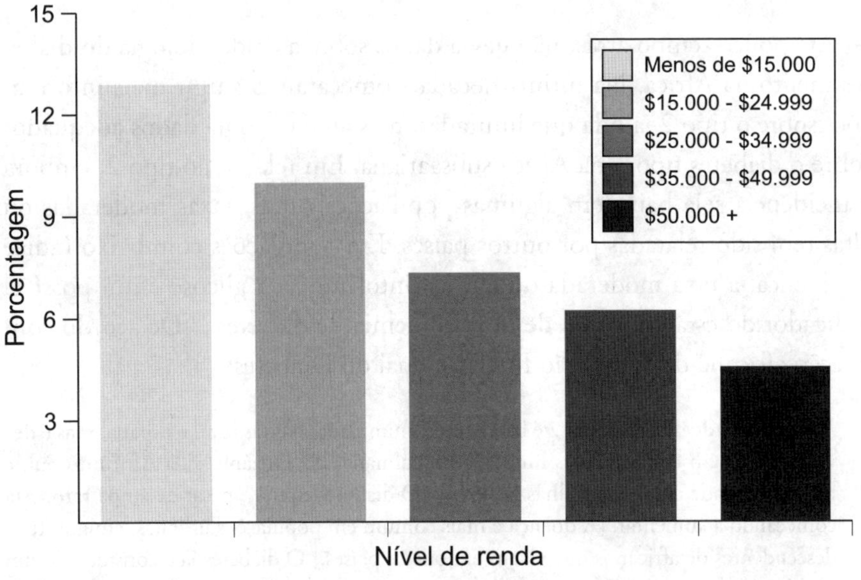

Figura 7: Diagnósticos de diabetes nos Estados Unidos, em 2003. (Fonte: CDC.)

mais suscetíveis a complicações graves. Nessas sociedades, a obesidade é 50% maior entre as mulheres pobres, que são 50% mais inclinadas a fumar. No nordeste da Inglaterra, a ocorrência do diabetes é 45% maior entre as mulheres e 28% maior entre os homens do que a média nacional. Entre pessoas negras e de grupos étnicos minoritários a incidência é seis vezes maior.

ÁFRICA

Na África, estima-se que o número atual de pessoas com diabetes, 13,6 milhões, dobrará nos próximos 25 anos, chegando a quase 27 milhões, segundo o professor Jean-Claude Mbanya, vice-presidente da Federação Internacional do Diabetes.

> É preocupante também a manifestação precoce do diabetes, especialmente na África subsaariana, onde cada vez mais pessoas com trinta ou quarenta e poucos anos estão desenvolvendo diabetes tipo 2. Elas correm grande risco de ter complicações associadas à doença, como problemas cardíacos, úlceras nos pés e envelhecimento precoce.[19]

Até pouco tempo atrás, não havia dados sobre a epidemiologia do diabetes melito na África. Na última década, começaram a surgir mais informações sobre o tipo 2, ainda que limitadas, mas ainda não há dados adequados sobre o diabetes tipo 1 na África subsaariana. Em relação ao tipo 2, embora a incidência seja baixa em algumas populações rurais, taxas moderadas ou altas têm sido relatadas por outros países. Em populações com baixo índice da doença, a taxa moderada ou alta de intolerância à glicose é um possível indicador do estágio inicial de uma epidemia de diabetes.[20] De acordo com a seção africana da Federação Internacional do Diabetes:

> A incidência de diabetes tipo 2 é baixa nas comunidades bantas rural e urbana, mas é dez vezes maior em comunidades hindus e muçulmanas da Tanzânia e da África do Sul, e na comunidade chinesa das ilhas Maurício. O diabetes tipo 1, apesar de ainda raro, está começando a aumentar. [A doença é mais comum em populações urbanas, emigrantes e descendentes de africanos que vivem em outros países.] O diabetes já é considerado um problema importante de saúde pública e seu impacto está prestes a disparar, caso nada seja feito para frear o aumento de pessoas com intolerância à glicose, que hoje passa de 16% em alguns países.[21]

ORIENTE MÉDIO

Em Israel, principalmente entre a grande população imigrante não europeia, o diabetes já acomete 7% dos habitantes, com 400.000 pessoas diagnosticadas com a doença. Outras 600.000 têm algum tipo de pré-diabetes ou síndrome metabólica (síndrome X), fortemente associada à resistência à insulina entre judeus imigrantes como iemenitas, curdos e etíopes, os quais, em seu ambiente nativo, tinham índices extremamente baixos de diabetes. Com sua chegada a Israel, eles adotaram os piores hábitos alimentares europeus, a cultura *junk food*, pararam de se exercitar e deram início à grande escalada do diabetes. Os iemenitas são o grupo étnico com maior incidência da doença.

Em um estudo sobre homens e mulheres árabes da Galileia, em Israel, o doutor Mohammed Abdul-Ghani, médico de família e especialista em diabetes da cidade de Nahf, descobriu que 26% de seus pacientes eram diabéticos e não sabiam, enquanto 42% tinham intolerância à glicose e estavam em risco. Apenas 31% não tinham sintomas da doença. Não se trata apenas dos árabes israelenses; na Arábia Saudita, 25% da população é diabética, e, em Bahrein, 32%. Algo na genética dos árabes os torna mais suscetíveis ao diabetes.

Nos países árabes, obesidade e sobrepeso são muito comuns, particularmente entre as mulheres, em lugares muito distintos, como o Egito e os Estados do Golfo. As taxas de obesidade chegam a 25-30% na Arábia Saudita e no Kuwait, e os Emirados Árabes Unidos e Bahrein não ficam muito atrás. No Irã, ela varia entre as populações rurais e urbanas, chegando a 30% entre as mulheres de Teerã. No norte da África, a incidência da obesidade entre a população feminina é alta. Metade está acima do peso (índice de massa corporal, ou IMC, maior que 25), sendo 50,9% das tunisianas e 51,3% das marroquinas, e as taxas de obesidade (IMC > 30) são, respectivamente, de 23% e 18%, o que significa que triplicou ao longo de vinte anos.[22]

EUROPA

A Organização Mundial da Saúde calcula 53 milhões de casos de diabetes na Europa a partir de 2007, e estima que, em 2025, sejam 64 milhões. Na Inglaterra, há 1,4 milhão de diabéticos, e prevê-se que o número de casos no Reino Unido chegue a quase 3 milhões em 2030.

O diabetes é conhecido desde a Antiguidade; foi até mencionado por Hipócrates. O termo para diabetes melito em sânscrito, *madhumeda*, aparecia em escritos aiurvédicos de milhares de anos atrás. *"Madhumeda"* significa "urina de mel", pois os médicos da época no início diagnosticavam a doença examinando a urina do paciente para ver se, como o mel, atraía formigas.[23] Há pinturas do Egito Antigo mostrando alguém com o que chamamos de atrofia muscular e urinando profusamente. Um dos mais antigos relatos conhecidos sobre o diabetes, escrito em papiro por Hesy-Ra, um médico egípcio da terceira dinastia, fala em urinação frequente, ou poliúria, como um de seus sintomas.[24] No primeiro século da Era Cristã, Arateus descreveu a doença como "o derretimento da carne e dos membros em urina", e o médico grego Galeno de Pérgamo considerava-a uma forma de insuficiência renal.[25] Naquela época, isso era raro; hoje, é uma pandemia. O que vemos atualmente é um retrato do estado de espírito e, consequentemente, do estilo de vida de nossa cultura mundial. O comportamento e os hábitos que geram o diabetes tipo 2 são um Crime Contra o Bom Senso. É o estilo de vida e a alimentação baseada em açúcar refinado, gordura animal saturada e alimentos industrializados que provocam um desarranjo no metabolismo de carboidratos, lipídeos e proteínas.

Sim, o diabetes tem um claro componente genético, principalmente o tipo 2. O tipo 1 também tem, mas neste caso o fator genético é menos importante. Ambos podem ser associados ao diabetes gestacional (que ocorre durante a gravidez). O tipo 2 também tem relação com deficiências de vitaminas e minerais – entre os quais magnésio, cromo, vanádio, manganês e potássio –, bem como com sedentarismo e obesidade. Tornou-se uma pandemia porque as pessoas não estão vivendo de forma a se manter em equilíbrio. Estão vivendo o estilo de vida da Cultura da Morte. É por isso que chamamos esse comportamento de Crime Contra o Bom Senso, um termo aiurvédico antigo que descreve bem a situação.

CULTURAS

A incidência do diabetes tipo 2 parece ser maior em civilizações nativas em que há mínima defesa genética. Quando essas culturas entram em contato com alimentos industrializados, transgênicos, feitos com açúcar refinado e farinha branca, e passam de um estilo de vida ativo para um mais sedentário, tendo a obesidade como consequência, o risco de desenvolver diabetes é muito grande.

A dieta inadequada e a obesidade estão intimamente relacionadas. A obesidade é o resultado de uma alimentação rica em gorduras saturadas animais cozidas e açúcar. Os americanos se tornaram grandes consumidores de açúcar e de alimentos e bebidas doces. O consumo *per capita* de adoçantes calóricos, sobretudo de sacarose (açúcar de mesa feito de cana-de-açúcar e beterraba) e de adoçantes à base de milho (particularmente xarope de milho rico em frutose), aumentou 19,5 quilos, ou 39%, entre 1950-1959 e 2000. Em 2000, cada americano consumiu em média 69 quilos de adoçantes calóricos. Isso equivale a 189 gramas, ou 52 colheres de chá, diários por pessoa[26]

– algo inédito na história da humanidade. O doutor Thomas Cleave realizou uma pesquisa histórica após a Segunda Guerra Mundial sobre culturas nativas nas quais o açúcar refinado e a farinha branca haviam sido introduzidos. Ele descobriu que, em todas aquelas em que houve surto de diabetes tipo 2, a doença ocorreu em torno de vinte anos após a introdução desses dois ingredientes. A mensagem é evidente. Embora as pessoas geralmente considerem o diabetes como um desequilíbrio glicêmico, na verdade ele é um distúrbio que afeta o metabolismo de proteínas, gorduras e carboidratos. Esse distúrbio metabólico está inter-relacionado com a dieta e o estilo de vida caracterizado pela obesidade e pela ausência de exercícios, combinadas com o consumo de alimentos com alto teor glicêmico, ricos em gorduras animais e pobres em fibras.

Pessoas de classe social baixa e sem acesso à educação manifestam o diabetes numa porcentagem muito maior, em especial os índios americanos, afro-americanos, asiáticos e hispânicos.

Não precisamos voltar muito na história para perceber que essa pandemia é relativamente nova. Estamos no planeta há talvez 3,2 milhões de anos. Até 1920, os índios americanos *pima*, tiveram apenas um único caso registrado de diabetes. Os *tarahumara*, que mantiveram sua alimentação natural, têm apenas 6% de incidência do mal, enquanto os *pima*, seus parentes genéticos, têm 51%. Em 1970, a atividade de pesca dos *pima* foi comprometida pelo represamento de alguns rios, e eles passaram a se alimentar de comida industrializada. Os números dispararam quando a genética e a alimentação diabetogênica ocidental se encontraram. A ocorrência da doença é extremamente influenciada pela predisposição genética em certas culturas, e muitos cientistas acreditam que a genética possa explicar o problema da obesidade entre os índios da América do Norte. O primeiro americano a estudar os *pima* mexicanos foi Leslie O. Schulz, professora de Ciências da Saúde da Universidade de Wisconsin, em Milwaukee. Com a cooperação da tribo, ela abriu uma clínica e uma área de pesquisa para testar diversas hipóteses sobre esses contrastes nos índices de diabetes. Desde 1991, fez quinze viagens a Maycoba e muitas visitas à reserva Gila River. Sua teoria do "gene econômico" é relatada a seguir.[27]

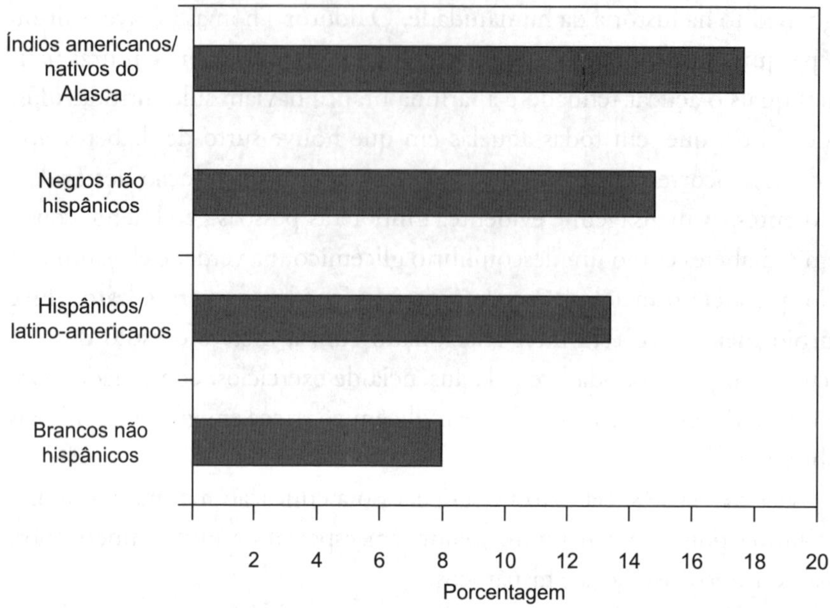

Fonte: Para os índios americanos a prevalência total foi calculada com a estimativa de casos diagnosticados a partir do banco de dados de pacientes em tratamento ambulatorial do Sistema de Saúde Indiano e da estimativa de casos não diagnosticados feita pela National Health and Nutrition Examination Survey de 1999-2002.

Para os outros grupos, os dados da NHANES 1999-2002 foram projetados para o ano de 2006.

• Gráfico e informações obtidos do Website do CDC.

Figura 8: Incidência de diabetes estimada por idade em pessoas de 20 anos ou mais por raça/etnia, Estados Unidos, 2005.

Antes de serem desenvolvidos métodos de preservação e transporte de alimentos nos Estados Unidos, as populações indígenas da América do Norte dependiam exclusivamente do que era produzido localmente, da mesma forma que as populações indígenas mexicanas, como os *pima*, fazem hoje. Quando a colheita era fraca, comia-se menos. Longos períodos de estiagem e escassez de alimentos eram comuns em regiões de deserto, como a habitada pelos *pima*.

"A teoria é que os índios americanos têm o que chamamos de 'gene econômico'", explica Schulz. "Eles são geneticamente equipados para conservar e economizar suas calorias, para não desperdiçá-las em caso de escassez de alimentos. Eles são aqueles que irão sobreviver."

Segundo Schulz, a disponibilidade contínua de alimentos nos Estados Unidos hoje parece ter contribuído para os problemas de obesidade dos *pima*. O gene econômico, que, no México, permite a sobrevivência dos indígenas por longos períodos de escassez, é prejudicial aos da reserva americana de Gila River. "De repente, há um suprimento constante de alimentos, como temos agora, 24 horas por dia. Nunca falta comida, por isso eles começaram a ficar tão acima do peso e, como consequência, passaram a desenvolver o diabetes tipo 2."

INCIDÊNCIA TOTAL DE DIABETES POR RAÇA/ETNIA[28]

Brancos não hispânicos: 13,1 milhões, ou seja, 8,7% de todos os brancos não hispânicos de 20 anos ou mais têm diabetes.

Negros não hispânicos: 3,2 milhões, ou seja, 13,3% de todos os negros não hispânicos de 20 anos ou mais têm diabetes. Após adaptar esse dado para as diferenças de idade da população, concluiu-se que os negros não hispânicos têm 1,8 vezes mais chances de desenvolver diabetes do que os brancos não hispânicos.

Hispânicos/latino-americanos: Após adaptar os dados para as diferenças de idade da população, concluiu-se que os americanos de origem mexicana, o maior subgrupo hispânico/latino-americano, têm 1,7 vezes mais chances de manifestar a doença do que os brancos não hispânicos. Se a incidência de diabetes entre americanos de origem mexicana for aplicada à população hispânica/latino-americana total, segundo dados de 2006 do CDC, cerca de 13,5% dos hispânicos/latino-americanos de 20 anos ou mais teriam diabetes. Não há dados suficientes para estimar a incidência total de casos de diabetes (diagnosticados e não diagnosticados) em outros grupos hispânicos/latinos. Contudo, sabe-se que os habitantes de Porto Rico têm 1,8 vezes mais tendência a apresentar a doença do que os americanos brancos não hispânicos.

Índios americanos e nativos do Alasca: 99.500, ou o equivalente a 12,8% dos índios americanos e nativos do Alasca de 20 anos ou mais que receberam atendimento do Indian Health Service, tinham diagnóstico de diabetes em 2003. Estima-se que 118.000 (15,1%) dos índios americanos e nativos do Alasca de 20 anos ou mais têm diabetes (diagnosticado ou não). Ajustando as diferenças de idade, este grupo é 2,2 vezes mais propenso a desenvolver a doença do que o grupo dos brancos não hispânicos.

Americanos asiáticos e habitantes de ilhas do Pacífico: Para este grupo, não existem dados disponíveis, seja de casos diagnosticados ou não. No entanto, no Havaí, os asiáticos, nativos e habitantes de outras ilhas com mais de 20 anos têm mais que o dobro de tendência a ter diabetes do que os caucasianos, ajustando diferenças de idade entre as populações, e também são mais suscetíveis a apresentar sobrepeso. Da mesma forma, na Califórnia, os asiáticos são 1,5 mais propensos ao diabetes do que os brancos não hispânicos. Outros grupos dessas populações também têm maior risco de desenvolver a doença.

CIDADES

Nova York é um microcosmo amplificado desses dados, com 800.000 pessoas com diagnóstico de diabetes – ou seja, uma em cada oito pessoas. É a única doença significativa que cresce na cidade. A porcentagem de diabéticos em Nova York é um terço maior e cresce duas vezes mais rápido do que no resto dos Estados Unidos. Na última década, houve um aumento de 140% nos casos. A proporção é maior do que em Los Angeles, Chicago e Boston. Em Nova York, o índice é maior nos grupos étnicos com maior tendência genética ao diabetes.

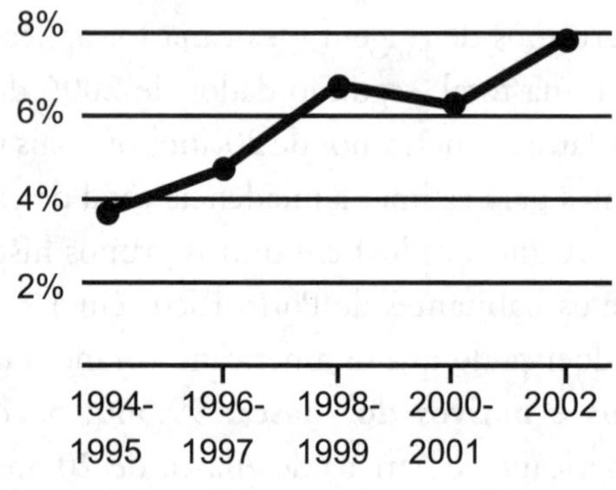

Fontes: Departamento de Saúde e Higiene Mental da Cidade de Nova York; CDC; OMS

Figura 9: Índices de casos de diabetes em Nova York. (Fonte: Departamento de Saúde e Higiene Mental da cidade de Nova York.)

A região com mais casos é East Harlem, onde, segundo levantamento do departamento de saúde, entre 16% e 20% dos adultos são diabéticos, ou seja, um em cada cinco, ficando atrás apenas da tribo de índios *pima* no Arizona, em que metade da população sofre da doença. Em East Harlem, o número de amputações decorrentes do diabetes também é maior do que no resto da cidade. E, é claro, é o lugar com maior porcentagem de pessoas acima do peso – gente que tem péssimos hábitos alimentares, não se exercita o suficiente e vive em considerável pobreza.

Segundo o CDC, uma em cada três crianças manifestará a doença em algum momento de sua vida. Mas Nova York não é o único lugar onde esse mal é epidêmico. Conforme citação do jornal *The Daily Texan*, em 2005, "no Texas, estado de origem do presidente George W. Bush, o chefe do serviço de saúde do estado, doutor Eduardo Sanchez, afirmou: 'Metade das crianças nascidas no Texas a partir do ano 2000 desenvolverá diabetes'".

IDADE COMO FATOR

A incidência do diabetes também aumenta com a idade. A doença poderia ser considerada um sinal de envelhecimento acelerado.

Atualmente, um em cada cinco nova-iorquinos com mais de 65 anos tem diabetes. E Nova York nem apresenta a maior taxa de sobrepeso. Na cidade, ela corresponde a 20% da população, enquanto no restante do país é de 20-30%. No entanto, em Nova York, como na Inglaterra, o diabetes tipo 2 está intimamente ligado a fatores raciais, genéticos e econômicos. Parece ser inversamente proporcional à renda. A pobreza está associada com menor acesso a frutas e vegetais frescos, exercícios e atendimento médico. A taxa de pobreza em Nova York é de aproximadamente 20%, mais alta do que no restante do país, que é de 12,7%.

A incidência do diabetes entre afro-americanos, latinos, mexicanos e porto-riquenhos que vivem nos Estados Unidos é praticamente o dobro do que entre os brancos. Na Inglaterra, a proporção entre as raças é a mesma. Os americanos de origem asiática e das ilhas do Pacífico também são mais suscetíveis e parecem desenvolver o diabetes apresentando um peso comparativamente menor. Não há dúvida de que a genética contribui, mas o estilo de vida é o fator determinante, e aquele que o mundo está seguindo é um grande Crime Contra o Bom Senso.

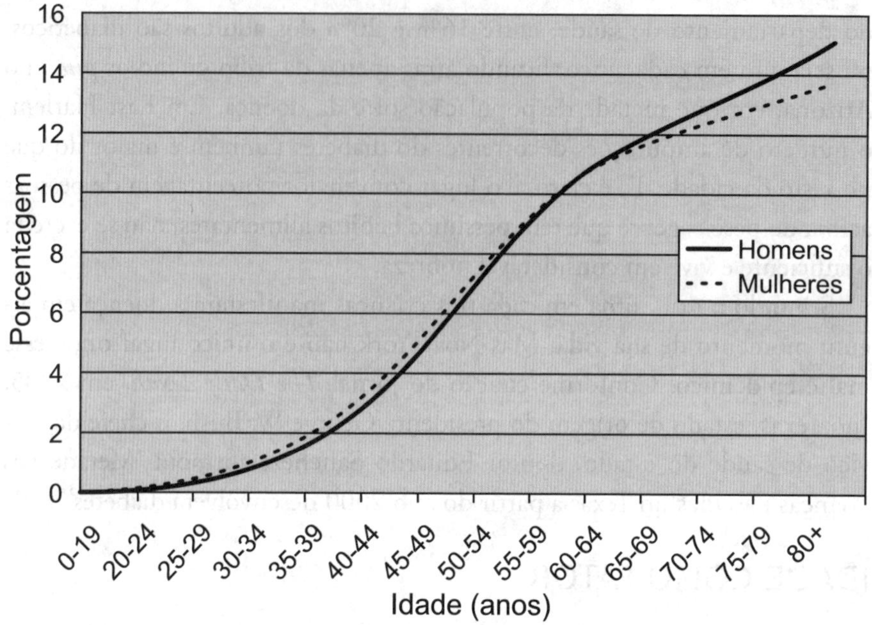

Figura 10: Percentual de diabetes em homens e mulheres de 0 a 80 anos ou mais. (Fonte: Diabetes Care, 2004, Associação Americana de Diabetes.)

Na cidade de Nova York – onde vivem pessoas um tanto esclarecidas –, uma pesquisa do departamento de saúde, em 2002, descobriu que 89% dos diabéticos não sabiam quais eram suas taxas de HbA1c[29] (teste da hemoglobina glicosilada); esse importante exame mede o nível de açúcar que se liga de forma não enzimática à hemoglobina e, assim, ajuda a controlar o grau do diabetes. Se o resultado for superior a 6, a pessoa é considerada diabética. Em Nova York, metade dos estudantes está acima do peso e, arredondando, um em cada quatro é obeso (mais de 10 quilos acima do peso). Enquanto o estado tentava promover maior prática de exercícios, a cidade aprovava um orçamento escolar que diminuía as atividades físicas. Segundo o CDC, a frequência nas aulas de Educação Física caiu de 42%, em 1991, para 28%, em 2003. O governo federal dos Estados Unidos na verdade fez propostas para reduzir ainda mais os exercícios. O diabetes apenas reflete o desequilíbrio da cultura.

As crianças americanas estão assistindo a 20.000 horas de comerciais de *junk food*. Elas podem comprar esses alimentos processados diretamente de máquinas em suas escolas. Agimos como se isso não estivesse acontecendo, mas os dados relativos à pandemia de diabetes mostram a dura realidade. O incrível aumento nos casos do tipo 2 entre crianças é um sintoma da Cultura da Morte que nos dá uma ideia de como será nosso futuro. Por quanto sofrimento e inépcia ainda precisamos passar para abandonar essa alimentação e esse estilo de vida fatais?

O PREÇO PAGO PELA SOCIEDADE

Em 2025, o maior aumento dos índices de diabetes acontecerá nos países em desenvolvimento. A cada ano, 7 milhões de pessoas em todo o mundo manifestam a doença. Um número ainda maior morre por enfermidades cardiovasculares, cuja piora é decorrente de hipertensão e distúrbios de lipídeos associados ao diabetes.[30] Pessoas diabéticas encaram o que é praticamente a certeza, e, em muitos países pobres, a realidade implacável, da morte prematura. O tipo 1 tem um custo bastante alto no que se refere a mortalidade em países pobres, onde muitas crianças acabam perecendo porque o fornecimento de insulina não é subsidiado pelo governo (em alguns lugares, existe ainda alto imposto sobre o valor do hormônio) e, muitas vezes, não existe nem para comprar. Estudos recentes ressaltam uma verdade cruel: em Zâmbia, uma pessoa dependente de insulina tem uma sobrevida média de onze anos; em Mali, trinta meses; e, em Moçambique, ela morrerá dentro de doze meses.[31] Na Tanzânia, descobriu-se que a mortalidade entre os pacientes com diabetes insulinodependente é de 40% após cerca de cinco anos.[32] As principais causas dessas mortes em hospitais foram cetoacidose (50%) e infecção (32%) – refletindo os padrões vistos na Europa e nos Estados Unidos na era pré-insulina.[33] A partir de números da Organização Mundial da Saúde sobre anos de vida perdidos por cada pessoa que morre de diabetes, chega-se ao total de mais de 25 milhões de anos de vida perdidos anualmente para a invalidez e a reduzida qualidade de vida gerada por complicações evitáveis dessa doença.[34]

IMPACTO ECONÔMICO

O impacto econômico gerado pelo diabetes é considerável e é mais sentido nos países mais pobres, onde os pacientes e suas famílias têm de arcar com quase todo o custo do tratamento médico a que têm acesso. Na América Latina, as famílias pagam do próprio bolso de 40 a 60% dos custos com o tratamento da doença. Na Índia, os diabéticos mais pobres comprometem 25% de sua renda com atendimento particular. A maior parte desse dinheiro é usada para manter-se vivo evitando picos de glicose no sangue.

Pelo fato de estar aumentando mais rapidamente nas economias menores do que nos países desenvolvidos, o mundo em desenvolvimento é que vai arcar com o prejuízo no futuro. Mais de 80% do investimento com atendimento médico a diabéticos é feito nos países mais ricos. Menos de 20% é investido nos países de economia média ou pequena, onde, em breve, viverão 80% dos diabéticos. Os Estados Unidos abrigam 8% da população mundial com diabetes e comprometem mais de 50% dos gastos globais com tratamento para a doença.

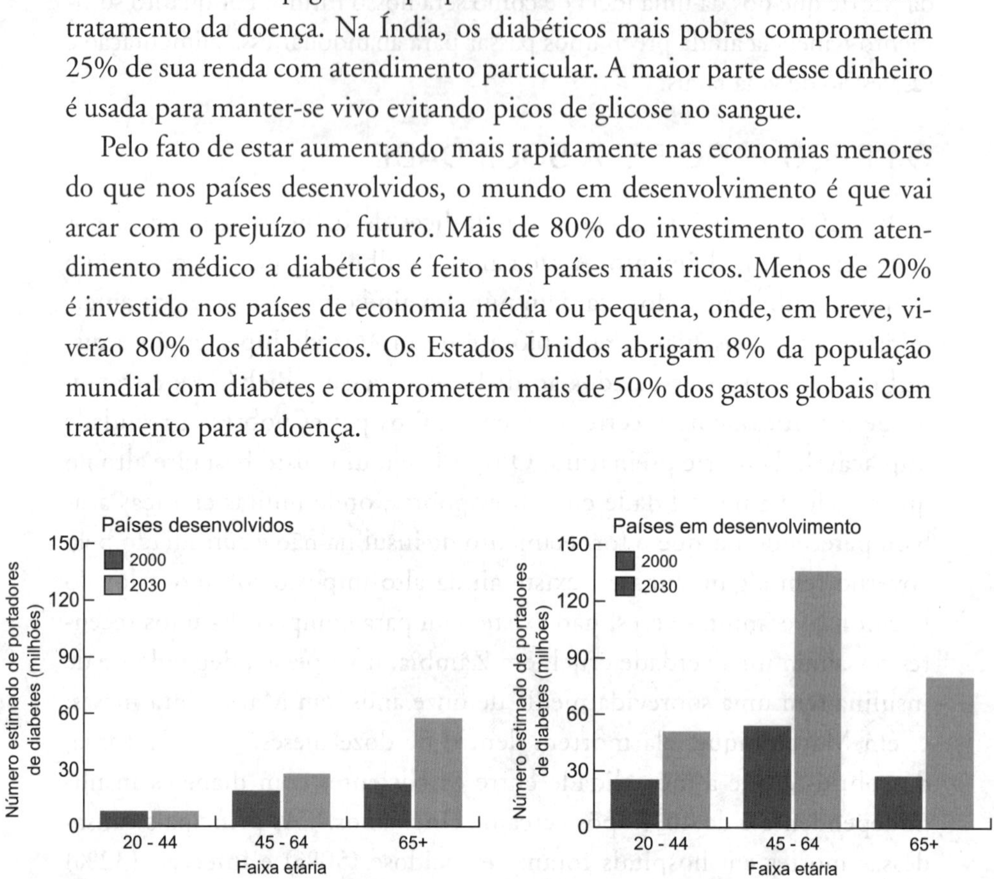

Nos Estados Unidos, em 1997, o total com gastos médicos por parte de diabéticos foi de 77,7 bilhões de dólares, ou 10.071 dólares anuais *per capita* para produtos e serviços médicos, contra 2.669 dólares por pessoa sem essa doença.[35] Problemas associados também saem caro: 30.400 dólares em caso de infarto ou amputação; 40.200 dólares se a pessoa tiver um AVC; e 37.000

dólares em caso de doença renal terminal. De acordo com o CDC, em 2002 o custo anual com o diabetes nos Estados Unidos ficou na faixa de 264 bilhões de dólares.[36] Abaixo, uma relação dos custos:

- 132 bilhões de dólares no total (diretos e indiretos)
- 92 bilhões de dólares com despesas médicas diretas
- 40 bilhões de dólares com gastos indiretos (invalidez, licença do trabalho, morte prematura)

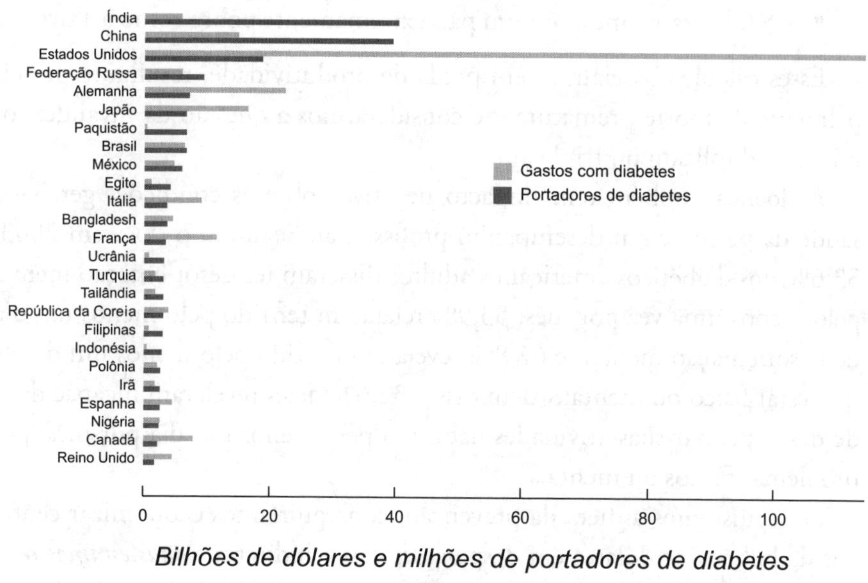

Figura 11: Despesas médicas anuais com o diabetes (em dólares internacionais) comparadas com o número de pessoas diabéticas nos 25 países com maior incidência da doença, em 2007.

Os orçamentos governamentais do mundo todo vão enfrentar o grande peso do diabetes com o pagamento de pensões por invalidez, serviços médicos e sociais e perda de receita.

O diabetes afeta toda a sociedade, e não só aqueles que convivem com a doença. A OMS calcula que as mortes provocadas por diabetes, infarto e AVC custaram cerca de 250 bilhões de dólares internacionais na China,

225 bilhões na Federação Russa e 210 bilhões na Índia em 2005, e muitos desses casos de infarto e AVC estavam associados ao diabetes. A OMS estima que os três problemas de saúde somados irão custar aproximadamente:

- 555,7 bilhões de dólares em perda de receita nacional na China nos próximos dez anos
- 303,2 bilhões na Federação Russa
- 333,6 bilhões na Índia
- 49,2 bilhões no Brasil
- 2,5 bilhões até mesmo num país extremamente pobre como a Tanzânia

Esses cálculos baseiam-se em perda de produtividade, resultante principalmente de morte prematura. Se considerarmos a questão da invalidez, os números duplicam ou triplicam.

A doença também tem impacto negativo sobre as condições gerais de saúde da pessoa e seu desempenho profissional. Segundo o CDC, em 2003, 33,6% dos diabéticos americanos adultos disseram ter desorientação mental pelo menos uma vez por mês; 53,9% relataram ter tido pelo menos um dia de desorientação mental; e 62,8% revelaram ter tido pelo menos um dia de mal-estar físico ou mental. Além disso, 32,6% deles revelaram incapacidade de desempenhar suas atividades habituais pelo menos um dia por mês, por problemas físicos ou mentais.

Se seguíssemos a dieta da prevenção, conseguiríamos economizar centenas de bilhões de dólares em despesas diretas e indiretas – *mas estamos realmente dispostos a fazer isso?* Por que não tomar a atitude óbvia? Em torno de 40 bilhões de dólares em subsídios federais serão destinados a plantações de milho, de modo que o xarope de milho venha a substituir a cana-de-açúcar. O xarope de milho foi eleito por muitos especialistas da área de saúde como um dos principais responsáveis pelo aumento da obesidade, uma vez que não sacia a fome. Desde sua invenção, o consumo de todos os adoçantes disparou, assim como o peso das pessoas.

De acordo com um estudo publicado em 2004 no *American Journal of Clinical Nutrition*, o crescimento do diabetes tipo 2 desde 1980 ocorreu paralelamente ao aumento do consumo de adoçantes, sobretudo o xarope de milho. Os dados coletados pelo estudo, realizado com 51.603

enfermeiras nos Estados Unidos, mostraram que as mulheres que bebiam uma dose de refrigerante não dietético ou ponche de frutas diariamente, adoçados ou com açúcar ou com xarope de milho com alto teor de frutose, engordaram em média 4,5 quilos a mais do que as mulheres que bebiam menos de uma dose por mês. O estudo foi realizado ao longo de quatro anos. Além disso, as que consumiam açúcar ficaram 82% mais suscetíveis a desenvolver diabetes tipo 2. "Moral da história: qualquer um que se preocupe com a própria saúde ou com a saúde da família não irá consumir essas bebidas", afirma Walter C. Willett, da escola de saúde pública de Harvard, que participou da condução do estudo. "Pais que cuidam da saúde de seus filhos não devem ter [bebidas que contenham açúcar refinado] em casa."[37] A declaração do doutor Willett deixa muito claro: os lucros produzidos pela Cultura da Morte estão em conflito direto com nossa capacidade de zelar por nossas crianças e por nós mesmos. A capacidade de amar e cuidar de nossos filhos e de nós mesmos é uma característica saudável da Cultura da Vida. Então, escolhemos a vida ou a morte?

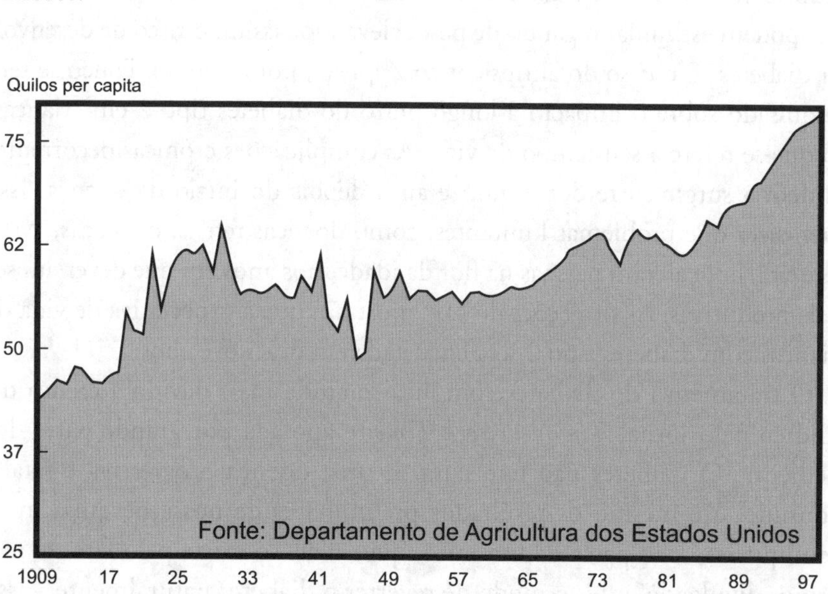

Figura 12: Consumo de açúcar entre os americanos, 1909-1997.

Pesquisas também indicam que o xarope de milho com alto teor de frutose interfere no aproveitamento, pelo coração, de minerais fundamentais, como magnésio, cobre e cromo, além de implicar a elevação do colesterol e o surgimento de coágulos. Todos esses fatores contribuem para o aparecimento de doenças cardiovasculares – a principal causa de morte entre diabéticos. Descobriu-se que o xarope de milho rico em frutose também inibe a ação dos glóbulos brancos, tornando-os incapazes de defender o corpo contra agentes externos nocivos.[38]

Não há casualidade aqui, isso é elementar. Trata-se de uma tragédia evidente e em andamento. A Associação Americana de Diabetes estima que a doença esteja custando 132 bilhões de dólares por ano. Como base de comparação, o custo de todos os tipos de câncer juntos, nos Estados Unidos, soma 171 bilhões de dólares por ano. Temos uma grande epidemia, e tudo o que fazemos é torná-la ainda pior.

Essa pandemia tem diversas causas secundárias. Alguns médicos estão um pouco preocupados, pois cada vez mais crianças têm tomado medicamentos antipsicóticos para tratar ansiedade e distúrbios como autismo, e esses remédios podem estimular o ganho de peso, elevando, assim, o risco de desenvolver diabetes. É o caso do antipsicótico Zyprexa, por exemplo. Pouco se tem pesquisado sobre o impacto a longo prazo do diabetes tipo 2 em crianças, no que se refere a seu tempo de vida. As complicações crônicas decorrentes tendem a surgir entre dez e quinze anos depois do início da doença. Isso quer dizer que problemas limitantes, como doenças renais, cardíacas, AVC e cegueira, hoje afetam pessoas na flor da idade, nos anos em que deveriam ser mais produtivas. As projeções do CDC mostram que a expectativa de vida de crianças com diabetes tipo 2 será encurtada em dezenove anos.

O tratamento do diabetes complica-se ainda mais devido à crença difundida pelo jornal *The New York Times* e apoiada por grande parte dos médicos: "O diabetes não tem cura. É uma doença progressiva e fatal". Contudo, até mesmo os resultados preliminares de nossa pesquisa mostram que isso não passa de um mito, que, aliás, só existe pelo fato de não termos divulgado antes o modo de reverter o diabetes naturalmente – isso porque, em 1920, o doutor Max Gerson curou Albert Schweitzer recorrendo à alimentação viva.

O diabetes é, sem dúvida, uma pandemia criada pelo estilo de vida mundial da Cultura da Morte. As estatísticas são aterradoras. O que está em jogo é nada menos que a saúde de todas as sociedades. Então, é preciso contribuir para a transição mundial para a Cultura da Vida, o que deve ser feito no âmbito pessoal. Antes de começarmos a falar sobre como reverter facilmente nossa atual pandemia para criar um mundo livre da doença, precisamos avaliar cientificamente os hábitos pessoais que favorecem seu desenvolvimento e, a partir dessa abordagem científica, desenvolver um programa que nos ajude a escolher um estilo de vida mais responsável, que criará condições mais saudáveis.

CAPÍTULO 2

Estilo de vida e fatores de risco que favorecem o diabetes

Quando desrespeitamos as leis da natureza, elas deixam de nos respeitar também. Neste capítulo, você verá coisas de que talvez goste muito como parte do que considera como sua identidade. É muito importante que você reconheça a parte saudável de si mesmo que não quer o diabetes e também a alimentação e o estilo de vida que geram a doença. Qualquer apego ao diabético que éramos antes, e à dieta e aos hábitos que nos acompanhavam, precisa ser abandonado. "Meus preciosos fardos", disse o poeta Walt Whitman, "carrego-os comigo aonde quer que eu vá."

Analisaremos agora nossos preciosos fardos e, no capítulo 4, iremos desenvolver um espaço mental e hábitos de vida que nos ajudarão a deixá-los de lado por uma vida que nos traga apenas coisas boas. O capítulo 5 mostrará como seguir uma alimentação antidiabetogênica da Cultura da Vida acessível e saborosa, não importa o quanto sua vida seja corrida. Se tiver alguma dúvida ao longo deste livro, *dê uma olhada nas histórias de sucesso no capítulo 4*. Você verá a realidade que vai querer para si mesmo, para sua família e para a sociedade. Pense que poderá se tornar uma das pessoas mais saudáveis e vigorosas que conhece. Vamos orientá-lo nessa conquista. Com isso em mente, avaliaremos esses fardos preciosos, esses hábitos arraigados que precisam ser transformados de modo a reverter o diabetes tipo 2.

A seguir, há uma lista dos fatores de risco que fazem parte da Cultura da Morte. Neste capítulo, analisaremos cada um deles, além de outras questões, como envelhecimento acelerado, genética, diabetes em crianças, resistência à insulina, diabetes gestacional, mal de Alzheimer e tipos de câncer associados com a doença. Entre os hábitos pessoais, escolhas e doenças para as quais se tem predisposição e que são diabetogênicos estão:

- Sedentarismo, sobretudo o ato de ver televisão.
- Sobrepeso e obesidade – como o hábito de comer alimentos processados, cozidos, pasteurizados e expostos a irradiação, com altos índices glicêmicos e de insulina, pobres em fibras, constituídos de carne, gorduras e produtos tóxicos, incluindo os encontrados nos peixes.

- Consumo de leite e derivados.
- Colesterol no sangue.
- Estilo de vida estressante e hipertensão.
- Cândida.
- Depressão.
- Síndrome metabólica (síndrome X).
- Intoxicação por metais pesados e pela água.
- Vacinas.
- Café e outras bebidas com cafeína.
- Tabagismo.

SEDENTARISMO

Segundo o Centro de Controle e Prevenção de Doenças – CDC, 37,7% dos diabéticos dizem ser fisicamente inativos. A falta de atividade física estimula o diabetes tipo 2 e aumenta a necessidade de insulina em quem tem o tipo 1, pois não provê as proteínas especiais que levam glicose para as células. Essencialmente, a atividade física funciona como uma injeção de insulina, pois reduz os níveis de glicemia. Exercitar os músculos com maior frequência e esforço aumenta sua capacidade de utilizar a insulina e absorver a glicose. Isso alivia o trabalho das células beta, produtoras de insulina no pâncreas.

Uma nova teoria sobre os exercícios funcionarem como a insulina vem das chamadas proteínas transportadoras GLUT-4, que conduzem a glicose às células musculares. As atividades físicas fazem com que essas proteínas especiais cheguem à superfície da membrana celular, onde podem fazer a glicose em circulação mover-se para um lado e para o outro na célula, aumentando a sensibilidade à insulina e diminuindo a sua necessidade. Descobertas feitas pelo Nurses' Health Study e pelo Health Professionals Follow-Up Study indicam que caminhar rapidamente por trinta minutos todos os dias reduz em 30% os riscos de desenvolver diabetes tipo 2. Os benefícios da atividade física, com sugestões e informações, serão apresentados com mais detalhes no capítulo 3.

PROGRAMAÇÃO DA TV

Vamos analisar o ato de assistir a programas de TV especificamente. Um estudo realizado pela Associação Americana de Diabetes avaliou 41.811 homens com idade entre 40 e 75 anos, por um período de dez anos. Observou-se uma associação direta entre os hábitos televisivos e o risco de desenvolver diabetes. Aqueles que ficavam sentados em frente à TV por mais de dezenove horas por semana eram 150% mais propensos a se tornar diabéticos do que os homens que assistiam a até três horas semanais de TV. Steve Allen chamou isso de "chiclete para os olhos". Ficar sentado em frente ao aparelho é uma forma de sedentarismo, e há cada vez mais evidências de que os exercícios físicos previnem o desenvolvimento do diabetes melito tipo 2.

A cada duas horas da semana que você passa assistindo a programas de TV, em vez de procurar algo mais ativo para fazer, suas chances de desenvolver diabetes aumentam em 14%.[1]

SOBREPESO E OBESIDADE

É importante compreender sobrepeso e obesidade, juntos ou separadamente, como reflexos da alimentação e dos hábitos da Cultura da Morte, como causas subjacentes da resistência à insulina e do diabetes. Dados do CDC mostram que, entre os diabéticos, 82,1% estão acima do peso ou são obesos e 48,1% são obesos com base em altura e peso declarados por eles mesmos. O sobrepeso e a obesidade são precondição para muitas doenças fatais evitáveis do mundo desenvolvido de hoje. Segundo notícia publicada no *New England Journal of Medicine*, atualmente a obesidade é um fator tão importante na expectativa de vida que "tem mais peso que o efeito negativo de todas as mortes inesperadas juntas (em acidentes, homicídios, suicídios etc.), e acredita-se que ela chegará perto ou até superará os efeitos negativos que a doença isquêmica do coração ou o câncer têm sobre a expectativa de vida".[2] E prossegue: "A partir de nossa análise a respeito do efeito da obesidade sobre a longevidade, concluímos que o aumento constante da expectativa de vida visto nos dois últimos séculos está perto de chegar ao fim".

Vamos, agora, analisar algumas das causas que teoricamente estão por trás do excesso de peso e da obesidade.

ALIMENTOS PROCESSADOS, COZIDOS, PASTEURIZADOS E EXPOSTOS A RADIAÇÃO

Não há por que abrir mão da saúde e abreviar a vida só para que alguém lucre com o comércio de produtos com maior prazo de validade, as chamadas comidas "de conveniência". Continuar a ingerir esses alimentos é renovar o título de membro da Cultura da Morte.

Segundo o Instituto Max Planck, quando cozinhamos os alimentos coagulamos metade de suas proteínas. Outra pesquisa mostra que entre 70 e 90% das vitaminas e minerais e até 100% dos fitonutrientes são destruídos durante o cozimento da comida. Processamento, cozimento, pasteurização e irradiação são métodos de tratamento que destroem as propriedades antidiabetogênicas que os alimentos fornecem em seu estado natural. Por causa desses processos que eliminam pelo menos 50% do valor nutricional dos alimentos, precisamos comer mais para obter os nutrientes que os alimentos crus e integrais nos teriam fornecido. Essa alimentação excedente gera ganho de peso. Isso tem tudo a ver com o motivo que nos leva a propor uma dieta de alimentos vivos rica em nutrientes, como veremos no capítulo 4. Além disso, a comida pronta nos enche de calorias vazias, deixando-nos com mais fome e ávidos por comida.

Para ilustrar bem essa situação, fazer as compras na parte do supermercado onde estão os alimentos processados *pode* provocar diabetes. O pesquisador sobre obesidade da Universidade de Washington, Adam Drewnowski, queria descobrir por que os americanos de baixa renda constituem o indicador mais certeiro da obesidade. Com 1 dólar hipotético para gastar, Drewnowski usou-o para comprar o máximo de calorias que conseguisse. Ele descobriu que compraria mais calorias por dólar nos corredores de alimentos processados e bebidas doces. E que 1 dólar era capaz de comprar 1.200 calorias em bolachas e batatas fritas, mas apenas 250 calorias em cenouras; ou 875 calorias em refrigerante contra apenas 170 calorias num suco de laranja.[3] Assim, compreendemos mais claramente por que as pessoas das classes mais baixas têm os maiores índices de diabetes nas culturas ocidentais.

Indo mais fundo no aspecto psicoespiritual, ao contrastar a Cultura da Morte com a Cultura da Vida, o que tenho a dizer é que "para a alma faminta, nunca há alimento suficiente". A Cultura da Morte cria uma experiência espiritual ansiosa e vazia, que tentamos satisfazer com comida, em vez de com amor e carinho. A Cultura da Vida enche nossa alma de amor.

ÍNDICES GLICÊMICOS E DE INSULINA

A alimentação com alto índice glicêmico é a que inclui açúcar refinado, farinha branca, arroz branco, mel, melado, álcool, café, trigo, alimentos prontos e a maioria das frutas (algumas, porém como as frutas vermelhas, têm índice glicêmico de moderado a baixo). Também fazem parte desse tipo de alimentação beterraba e cenoura cozidas, nabo, abóbora de verão, inhame cozido, abóbora, batata-inglesa, damasco, figo, uva, uva-passa, melão, manga, banana, mamão, pera, pêssego, ameixa, abacaxi, kiwi, sapota, tâmara e frutas secas. Todos os sucos de frutas, de cenoura e de beterraba também têm alto teor glicêmico. Entre os alimentos com alto índice de insulina – que têm baixo teor glicêmico, mas ainda assim são diabetogênicos – estão as carnes vermelha, de frango, de peixe e os laticínios.

Recomendamos não consumir frutas por um período de três a seis meses, até que a glicemia de jejum se estabilize em 85 ou menos, e, depois que isso acontecer, ingerir apenas as que têm baixo índice glicêmico, como as frutas vermelhas (morango, amora, framboesa), cereja, frutas cítricas, bagas de goji, cranberry e, às vezes, maçã.

POUCAS FIBRAS

As fibras constituem a parte do vegetal que não pode ser digerida ou absorvida pelo corpo. Consistem em um carboidrato obtido de verduras, frutas, nozes e sementes. E podem ser solúveis em água ou não. As fibras solúveis em água são muito benéficas para diabéticos, pois retardam o ritmo pelo qual os alimentos passam pelo estômago. Isso faz com que haja menor absorção de glicose pela corrente sanguínea, amenizando as oscilações bruscas de glicemia. Tudo isso conduz ao aumento da sensibilidade à insulina, combatendo a resistência ao hormônio e auxiliando seu trabalho no transporte de glicose para as células.

Segundo o doutor Julian Whitaker:

> Um dos primeiros estudos a mostrar o poder da fibra alimentar no tratamento do diabetes foi conduzido por Perla M. Miranda e David L. Horwitz e publicado no *Annals of Internal Medicine*, em 1978. Cada um dos oito sujeitos, que tinham diabetes insulinodependente, consumiram ora 20 gramas de fibras por dia em forma de pão rico em fibras, ora apenas 3 gramas de fibras. Todos os outros elementos da dieta foram mantidos constantes, assim como a dosagem de insulina. Durante o período de baixo consumo de fibras, a média de glicemia dos pacientes foi 169,4 mg/dL. Já no período de alto consumo de fibras, ficou em 120,8 mg/dL.[4]

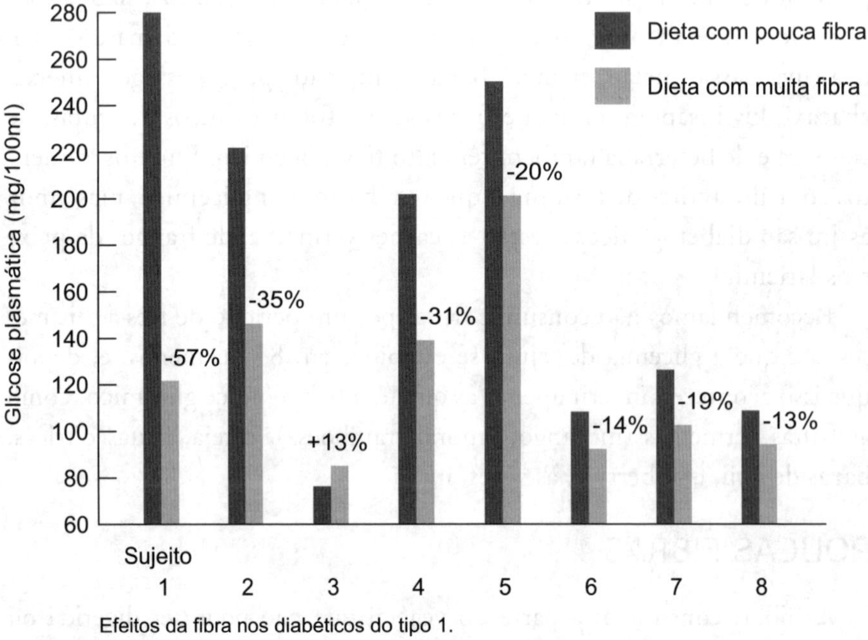

Figura 1: Efeitos do consumo de fibra em diabéticos do tipo 1. (Fonte: Julian Whitaker, *Reversing diabetes*, p. 116.)

GORDURA ANIMAL: CONSUMO DE CARNE

"Um diabético em potencial pode se tornar um diabético de fato com refeições sem carboidratos baseadas em carne e gordura."

Doutor I. M. Rabinowich, 1930

"Cem gramas de carne elevam os níveis de insulina dos diabéticos tanto quanto a mesma medida de açúcar."

Diabetes Care *7, 1984, p. 465*

"Queijos e carnes aumentam mais as taxas de insulina do que os 'temidos' alimentos cheios de carboidratos, como as massas."

American Journal of Clinical Nutrition *50, 1997, p. 1264*

"Um único hambúrguer ou três fatias de cheddar aumentam mais as taxas de insulina do que o equivalente a duas xícaras de macarrão cozido."

American Journal of Clinical Nutrition *50, 1997, p. 1264*

Estamos sugerindo aqui que o êxito da reversão do diabetes depende do retorno à alimentação viva, rica em enzimas, em alimentos não processados, que é parte da Cultura da Vida. Essa dieta é similar àquela que o homem seguiu por pelo menos 3,2 milhões de anos. A mudança aconteceu cerca de 10.000 anos atrás, quando a agricultura e a criação de gado ficaram em primeiro lugar nas culturas tribais e passamos a nos transformar em uma civilização baseada no cultivo de grãos e no gado. A criação de gado introduziu, pela primeira vez na história, grandes quantidades de carne em frequência constante na nossa alimentação. Antes disso, a espécie humana não ingeria muita carne. De acordo com Robert Leakey, um dos mais importantes antropólogos médicos do mundo, a alimentação humana consistia, primeiro, em uma dieta vegana como a dos chimpanzés, contendo eventualmente um pedaço de carne. Pela lógica, podemos perceber que um urso-pardo é evidentemente mais carnívoro do que o homem – basta olhar para suas patas e dentes –, mas ainda assim entre 95 e 97% de sua alimentação é composta de vegetais crus. A alimentação dos *hunza*, povo longevo do norte do Paquistão, contém menos de 1% de carne. Entre 1840 e 1974, a quantidade de carne consumida por pessoa nos Estados Unidos praticamente quintuplicou. Mais ou menos na mesma época, o país deixou de ser a nação mais saudável do mundo, em 1900, entre cem avaliadas, para ficar em último em 1990.[5]

A alimentação que, historicamente, mostrou-se a melhor para a saúde e para a prevenção do diabetes tipo 2 na verdade é aquela rica em carboidratos complexos, sem gordura animal e com gordura vegetal moderada (15-20%); baixa em índices de glicose e insulina; e rica em fibras. Na Segunda Guerra Mundial, o professor H. P. Himsworth observou que, quando a escassez de alimentos tirou de circulação a farinha branca, o açúcar comum e as carnes, com suas proteínas e gorduras típicas da alimentação britânica, *a taxa de mortalidade por diabetes caiu pela metade.*

Estudos mostraram que homens da Igreja Adventista do Sétimo Dia que comiam carne seis ou mais dias por semana tinham 3,8 vezes mais chances de ter o diabetes mencionado no atestado de óbito se comparados com os adventistas do Sétimo Dia que eram ovolactovegetarianos.[6] Não é de admirar, já que a carne contém uma quantidade considerável de colesterol e gordura saturada, o que aumenta o risco de aterosclerose, a principal causa de morte entre diabéticos. O que realmente surpreendeu, no entanto, foi descobrir que, vinte anos antes, no início do estudo, aqueles que não eram diabéticos se tornariam mais propensos a ter diabetes se passassem a consumir carne com frequência.

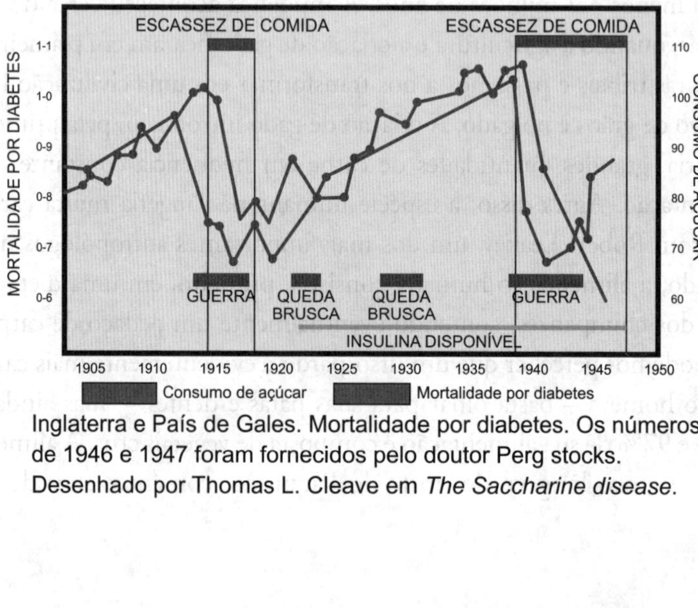

Inglaterra e País de Gales. Mortalidade por diabetes. Os números de 1946 e 1947 foram fornecidos pelo doutor Perg stocks. Desenhado por Thomas L. Cleave em *The Saccharine disease.*

No *China study*, T. Colin Campbell cita um estudo que avaliava alimentação e diabetes entre a população nipo-americana masculina no estado de Washington. Entre esses homens, filhos de japoneses que migraram para os Estados Unidos, extraordinariamente a incidência do diabetes era quatro vezes maior do que na média dos japoneses da mesma faixa etária que permaneceram no Japão. Entre os nipo-americanos, aqueles que manifestaram a doença também comiam mais proteína animal, gordura animal e colesterol, todos encontrados apenas em alimentos de origem animal.[7] O consumo total de gorduras também era maior entre os diabéticos. As mesmas características alimentares também resultavam em excesso de peso. Essa segunda geração de nipo-americanos tinha uma dieta com mais carne e menos vegetais do que os nascidos no Japão. Como escreveram os pesquisadores: "Aparentemente, os hábitos alimentares dos japoneses que vivem nos Estados Unidos estão mais próximos da dieta dos americanos do que da dos japoneses". O resultado é a incidência quatro vezes maior de diabetes.[8]

Os benefícios de uma dieta de alimentos vegetais é profissionalmente reconhecida. A Associação Dietética Americana, a maior organização de dietistas profissionais do mundo, publicou as seguintes declarações em junho de 2003, sobre o estilo de vida e a dieta vegetarianos:[9]

> Tem sido relatado que os vegetarianos têm menos massa corporal do que os não vegetarianos, além de menores índices de morte por doença isquêmica do coração; eles apresentam também taxas inferiores de colesterol no sangue, pressão arterial mais baixa e menos ocorrências de hipertensão, diabetes tipo 2 e câncer de próstata e de cólon. A alimentação vegana e outros gêneros de dietas vegetarianas, se bem planejadas, são adequadas para todos os estágios do ciclo da vida, incluindo gravidez, lactação, infância e adolescência. A alimentação vegetariana oferece diversos benefícios nutricionais, como menores índices de gordura saturada, colesterol e proteína animal, além de mais carboidratos, fibras, magnésio, potássio, folato e antioxidantes como vitaminas C e E e fitoquímicos. [...]
> Do ponto de vista da Associação Dietética Americana e do Dietistas do Canadá, as dietas vegetarianas bem planejadas são saudáveis, nutritivas e proporcionam benefícios para a saúde na prevenção e no tratamento de certas doenças.

O consumo de carne é diabetogênico em qualquer caso, e de maneira alguma a carne é um alimento ou fonte de proteínas ideal para o ser humano. Esse hábito cria precondições para o diabetes, além de acelerar suas complicações uma vez que a doença já tenha se manifestado. Uma pesquisa citada no livro *Nutrição evolutiva* revela que a proteína da carne pode aumentar a resistência à insulina, uma precondição para o diabetes e para seu processo degenerativo. Vamos investigar os aspectos negativos da ingestão de carne e então pensar se essas realidades devem fazer parte ou não da dieta e dos hábitos antidiabetogênicos da Cultura da Vida, delineados para reverter completamente a doença.

Segundo T. Colin Campbell, diversos estudos mostram que os vegetarianos e veganos são mais esbeltos, pesando sempre entre 2,3 e 14 quilos a menos do que aqueles que comem carne.[10,11,12,13,14,15,16] Nossos resultados no Programa de 21 Dias do Tree of Life confirmam essa informação. Durante o programa de trinta dias para o filme, os participantes, que antes comiam carne, perderam entre 9 e 14,5 quilos.

Entre os que ingerem carne, as doenças cardiovasculares são significativamente mais comuns. Em 1961, a American Medical Association [Associação Médica Americana] declarou que 97% das doenças cardíacas seriam eliminadas se as pessoas parassem de comer carne e adotassem uma dieta vegetariana.

Em seu livro *Fats that heal, fats that kill* [Gorduras que curam, gorduras que matam], Udo Erasmus diz que diversas espécies de peixes contêm gorduras e óleos tóxicos. Um exemplo é o ácido graxo cetoleico, presente no arenque, na savelha, na anchovinha e até no óleo de fígado de bacalhau!

Mulheres mais jovens que comem carne vermelha com frequência parecem enfrentar risco maior de ter uma forma comum de **câncer de mama**, segundo um estudo extenso e conhecido de Harvard sobre saúde feminina, publicado no *Archives of Internal Medicine*, em novembro de 2006. Tendo avaliado mais de 90.000 mulheres, o estudo mostrou que quanto mais carne vermelha elas consumiam na faixa dos 20, 30 e 40 anos, maior era seu risco de desenvolver câncer de mama estimulado por hormônios nos doze anos seguintes. As que consumiam carne vermelha sempre tinham quase o dobro de risco quando comparadas às que a consumiam eventualmente.[17]

Homens cujas mães quase não consumiam carne, em comparação com homens cujas mães comiam muita carne, são mais viris. Os primeiros têm concentrações de espermatozoides 24,3% maiores que os últimos. Entre estes,

18% tinham níveis de espermatozoides abaixo do que a Organização Mundial da Saúde considera como o limite inferior de subfertilidade – esse índice de infertilidade é três vezes maior do que o dos filhos de mães que consumiam pouca carne vermelha. Generalizando, temos duas teorias possíveis: filhos de mulheres veganas são mais viris, e homens veganos são mais viris.

Eliminar a carne da dieta e consumir apenas alimentos de origem vegetal pode amenizar ou até curar a asma. Trinta e cinco pacientes que sofriam de asma brônquica havia cerca de doze anos, todos sob medicação de longo prazo, vinte deles com cortisona, foram submetidos a uma alimentação unicamente vegetal por um ano. Em quase todos os casos, a medicação pôde ser retirada ou reduzida drasticamente. Houve diminuição significativa dos sintomas. Vinte e quatro pacientes (69%) concluíram o tratamento. Destes, 92% relataram melhora dentro de um ano, sendo 71% em apenas quatro meses.[18]

A ocorrência de **osteoporose** é bem maior entre consumidoras de carne, ou mesmo em mulheres que ingerem três ou mais copos de leite por dia. Pesquisas indicam que grandes quantidades de proteína criam acidez do plasma, o que faz com que os ossos rejeitem o cálcio para neutralizá-la.

A grande concentração de fósforo na carne literalmente empurra o cálcio para fora dos ossos. O que acontece de fato é que, do ponto de vista da saúde, particularmente do diabetes, a proteína obtida da carne animal – inclusive de peixe – é de qualidade inferior à de origem vegetal. Esse fato científico inconteste é confirmado pelo China Study, realizado por T. Colin Campbell e pelas evidências epidemiológicas de 6.500 chineses em 65 províncias. O estudo mostrou que quanto mais proteína animal era consumida, maior era a incidência de câncer. Segundo o Instituto Max Planck, o cozimento coagula aproximadamente 50% da proteína, tornando a comida menos digerível, mais grossa e potencialmente inflamatória. No fim, cozinhar a proteína da carne faz com que se aproveite apenas a metade da proteína ingerida, e a outra metade acaba agindo como toxina inflamatória.

As melhores e mais assimiláveis fontes de proteína são algas (aproximadamente 79% de proteína), sementes oleaginosas, sementes, pólen de abelha, verduras, grãos e feijão. A espirulina, a alga azul esverdedada, a *chlorella*, sementes de cânhamo, azeitonas, todos os brotos (incluindo cereais e feijões germinados), o pólen de abelha, vegetais verdes (sobretudo espinafre, agrião, rúcula, couve, brócolis, couve-de-bruxelas, salsa), verduras e superalimentos verdes em pó são exemplos de alimentos vivos ricos em proteínas.

TOXICIDADE AMBIENTAL NOS ALIMENTOS

Os animais acumulam alimentos vegetais para formar seus tecidos. Mas, se houver toxicidade no ar, na água e/ou no ambiente do alimento – produtos químicos, pesticidas, herbicidas, larvicidas, fungicidas, detergentes, água sanitária, solventes tóxicos –, tudo isso acaba se acumulando nos animais. Os derivados do leite contêm cinco vezes mais pesticidas do que as frutas e verduras encontradas no mercado. E as carnes, como frango ou peixe, que estão no topo da cadeia alimentar, contêm quinze vezes mais resíduos de pesticidas do que as frutas e verduras.

De um ponto de vista prático, comer peixe é potencialmente perigoso por causa da poluição das águas, que está cada vez maior. Os maiores contaminantes da água são o bifenil policlorado (*polychlorinated biphenyl* – PCB) e o mercúrio. O PCB, junto com a dioxina, o DDT (dicloro difenil tricloroetano) e o dieldrin, está entre os produtos químicos mais tóxicos do planeta. Segundo John Culhane, em seu artigo escrito em 1980 "PCBs: The poisons that won't go away" [PCBs: Os venenos que não vão embora], apenas algumas porções por bilhão dessas substâncias podem provocar câncer e defeitos de nascença em animais de laboratório.[19] O décimo Conselho sobre Qualidade Ambiental, conselho anual patrocinado pelo governo dos Estados Unidos, declarou presença de PCB em todas as amostras de esperma humano. E, conforme artigo de 1979, publicado no jornal *The Washington Post*, o PCB é considerado um dos principais motivos pelo fato de a contagem média de esperma dos americanos ser hoje aproximadamente 70% do que era há trinta anos. O artigo também chama atenção para o fato de que 25% dos estudantes universitários eram estéreis na época, contra 0,5% trinta anos antes. Muitos especialistas em toxicidade concordam que a principal origem da contaminação humana é o consumo de peixes oriundos de águas com grandes concentrações de PCB, o que hoje significa praticamente todos os lugares. A Environmental Protection Agency calcula que os peixes podem concentrar até *9 milhões de vezes* o nível de PCB da água em que vivem. A substância já foi encontrada em peixes das partes mais remotas e profundas dos oceanos.

Peixes e frutos do mar acumulam toxinas naturalmente, pois vivem e se banham nessas águas. Ostras, mariscos, mexilhões e vieiras filtram 38 litros de água por hora. Em um mês, uma ostra acumula toxinas numa concentração 70.000 vezes maior do que a água em que vive. Mas deixar de comer peixe não é a solução – afinal, metade dos peixes pescados são dados como alimento para animais de criação. Segundo o livro *Diet for a new America*, de John Robbins, esses animais, nos Estados Unidos, consomem mais peixe do que toda a população humana de todos os países da Europa Ocidental. Testes periódicos feitos nos Estados Unidos detectaram ovos e galinhas altamente contaminados com PCB após serem alimentados com peixes contaminados pela substância.

A intoxicação por mercúrio por meio de ingestão de peixe é outra fonte conhecida de doenças. Os dois tipos mais perigosos de mercúrio são o comum e o metilmercúrio, que é cerca de cinquenta vezes mais tóxico. Embora a opinião geral seja que o mercúrio das plantas é menos tóxico, os especialistas não entraram num acordo sobre se o mercúrio nos peixes é armazenado originalmente na forma do metilmercúrio, mais tóxico. De qualquer maneira, crianças e adultos que consumiram peixes das águas contaminadas por mercúrio da baía de Minamata, em 1953, e do rio Agano, em Niigata, em 1962, ambos no Japão, e em regiões do Iraque, Paquistão e Guatemala, sofreram as consequências: lesões cerebrais e neurológicas, coma e até morte.

Pesquisadores de Taiwan constataram que o tóxico composto de mercúrio presente em alguns frutos do mar prejudica as células produtoras de insulina do pâncreas. Em seus experimentos, Shing-hwa Liu e seus colegas expuseram culturas de células beta produtoras de insulina ao metilmercúrio. Foram usadas as mesmas concentrações do metal que as pessoas consumiriam por meio da carne de peixe dentro dos limites recomendados pela Food and Drug Administration – FDA, dos Estados Unidos.[20]

A contaminação por peixe é muito comum. Segundo o doutor Rudolph Ballentine, a intoxicação por mercúrio tem sido relatada com cada vez mais frequência por médicos e dentistas. A alimentação rica em peixe e o uso de amálgama (que contém mercúrio) em procedimentos dentários são as principais causas. Apenas o consumo de peixe já pode ser suficiente para causar intoxicação. Um artigo da Associação Médica Canadense, de 1976, relatou que índios do norte do Canadá, que comiam em torno de meio quilo de peixe por dia, apresentavam sintomas de envenenamento por mercúrio. Um estudo realizado em 1985 na Alemanha Ocidental, com 136 pessoas que consumiam peixes do rio Elba regularmente, descobriu uma correlação entre os níveis de mercúrio e pesticidas no sangue e a quantidade de peixe consumida.

Um estudo publicado na *Diet and Nutrition Letter*, da Universidade Tufts, nos Estados Unidos, mostrou que quanto maior a quantidade de peixes do lago Michigan ingerida por gestantes, mais seus bebês apresentavam reflexos anormais, fadiga geral, reações lentas a estímulos externos e sinais de depressão. Descobriu-se que as mães que comiam peixe apenas duas ou três vezes por mês geravam bebês com peso entre 200 e 260 gramas a menos que o normal no nascimento e com cabeça menore.[21] Num estudo subsequente, relatado no *Child Development* em 1986, Jacobsen constatou que a quantidade de peixe consumida pelas mães e o desenvolvimento cerebral dos bebês estavam intimamente relacionados, mesmo que a ingestão se desse apenas uma vez por mês. Quanto maior o consumo de peixe pelas mães, menor o QI verbal dos filhos.[22] Além disso, essas crianças, dezessete ou dezoito anos depois, demonstravam desempenho inferior nas avaliações para entrar na faculdade. A crianças em geral são mais sensíveis a toxinas, e são os principais indicadores do que pode estar acontecendo com os adultos num grau menor. Segundo um estudo realizado na Suécia em 1983, o leite de mães que consumiam sempre peixes gordurosos do mar Báltico tinham maiores concentrações de PCB e pesticidas até do que aquelas que comiam carne vermelha. *No estudo, as que apresentaram as menores concentrações de resíduos de pesticidas foram as lactovegetarianas.*

CONSUMO DE LATICÍNIOS

"Ora, todo aquele que se alimenta de leite é inexperiente na palavra da justiça, porque é criança. Mas o alimento sólido é para os adultos, para aqueles que, pela prática, têm as suas faculdades exercitadas para discernir não somente o bem, mas também o mal".

Hebreus, *5, 13-14*

Crianças com tendência genética ao diabetes que bebem leite de vaca têm índices de diabetes juvenil onze a treze vezes maiores do que aquelas que se alimentam do leite materno por, pelo menos, três meses. Embora muitos não saibam, o diabetes juvenil está diretamente associado ao consumo de leite. Com base nesses dados, em 1994 a Academia Americana de Pediatria fez uma grande campanha para que famílias com histórico de diabetes não dessem leite de vaca ou derivados a suas crianças por pelo menos dois anos. O que explica isso é a existência de mais de cem antígenos no leite, e a causa do aumento do diabetes juvenil é o fato de as crianças formarem muito mais anticorpos para os antígenos do leite de vaca. De acordo com um estudo de Outi Vaarala, relatado no periódico *Diabetes* em 1999, detectou-se uma quantidade oito vezes maior de anticorpos contra a proteína do leite em crianças consumidoras de laticínios que também desenvolveram diabetes juvenil.[23] A Finlândia, que apresenta o maior consumo de leite do mundo, tem também o maior índice *per capita* de diabetes insulinodependente.[24] O problema é que os anticorpos que atacam os antígenos do leite reagem com as células beta do pâncreas, gerando inflamações e cicatrizes, o que bloqueia ou anula a produção de insulina pelas células beta.

Isso não é novidade. Em 1992, o *New England Journal of Medicine* publicou um estudo realizado com crianças entre 4 e 12 anos, na Finlândia. Foram medidos os anticorpos que elas criavam contra a seroalbumina bovina. Das 142 crianças com diabetes juvenil, todas apresentaram contagem de anticorpos maior que 3,55, e nenhuma das 79 não diabéticas ultrapassou esse limite. Essa total ausência de coincidência de contagem de anticorpos nos dois grupos levou a alguns estudos muito esclarecedores sobre a relação entre o consumo do leite de vaca e o diabetes juvenil.

Um estudo no Chile[25] constatou que crianças geneticamente suscetíveis que tiveram o leite materno substituído pelo de vaca muito cedo – antes dos três meses de idade – apresentam 13,1 vezes mais risco de desenvolver diabetes juvenil do que as crianças não propensas à doença ou que mamaram no peito pelo menos até terceiro mês de vida. Outro importante estudo nos Estados Unidos[26] comprovou que a incidência de diabetes tipo 1 é 11,3 vezes maior em crianças com tendência genética que passaram a tomar leite de vaca no lugar do materno antes dos três meses do que entre aquelas que não têm tendência e foram amamentadas com leite materno até pelo menos os três meses de idade. A visão estatística geral é de que qualquer dado que seja três ou quatro vezes maior é considerado uma descoberta significativa.

Avaliando o consumo de leite de vaca entre 0 e 14 anos e o início da manifestação do diabetes tipo 1, pode-se ver a relação entre uma coisa e outra.[27] Não é à toa que a incidência do diabetes tipo 1 entre as crianças japonesas, que representam o menor consumo de leite, é 36 vezes menor do que entre as finlandesas, que são as que mais consomem leite no mundo.

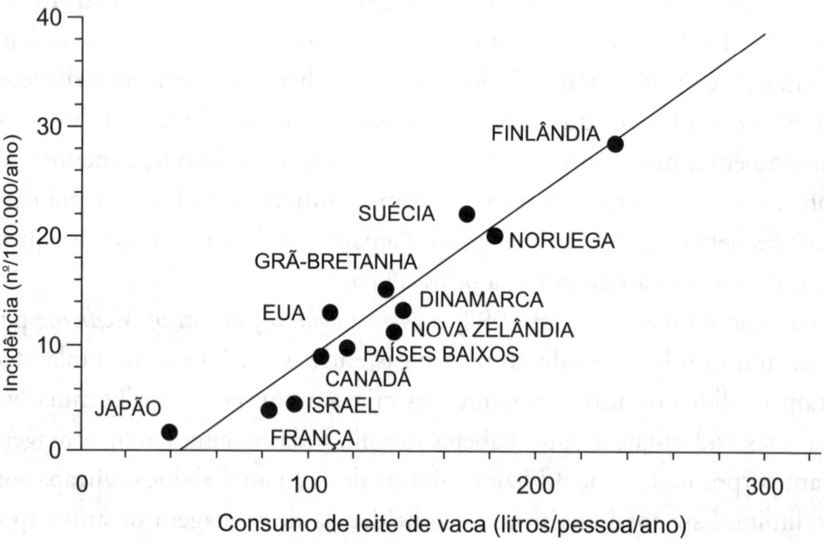

Figura 2: Relação entre o consumo de leite de vaca e a incidência de diabetes tipo 1 em diversos países. (Fonte: T. Colin Campbell, *The China study*.)

Unindo os dados das crianças geneticamente suscetíveis com os das não suscetíveis, há 1,5 mais risco para as que começam a tomar leite de vaca antes de três meses de idade, o que representa um aumento de aproximadamente 50% na incidência do diabetes tipo 1. Outro estudo na Finlândia revelou que o consumo do leite de vaca aumentou a ocorrência do tipo 1 em 500-600%.[28]

Os resultados como um todo indicam que o leite de vaca, sobretudo em crianças geneticamente propensas e que deixaram de mamar no peito antes do terceiro mês de vida, aumenta significativamente o risco de desenvolver o diabetes tipo 1. O consumo do leite tem muitas outras implicações na saúde e no espírito, que vão além do escopo deste livro.

ALERGIAS E INTOLERÂNCIA À LACTOSE

Segundo a Associação Americana de Gastrenterologia, o leite de vaca é a causa número um das alergias alimentares entre bebês e crianças.[29] A maioria das pessoas começa a diminuir a produção de lactase, a enzima que ajuda a digerir o leite, aos 2 anos de idade – o que pode levar à intolerância à lactose.[30] Esse problema atinge milhões de americanos, e estima-se que 90% dos americanos de origem asiática e 75% dos de origem africana ou nativos sofram desse mal, que pode causar distensão abdominal, flatulência, cólica, vômitos, dor de cabeça, erupções na pele e asma.[31] Estudos também constataram que autismo e esquizofrenia em crianças podem ter ligação com a incapacidade do corpo em digerir a caseína, uma das proteínas do leite; os sintomas dessas doenças diminuíram ou desapareceram em 80% das crianças que tiveram o leite excluído de sua alimentação.[32] Um estudo no Reino Unido mostrou que pessoas que sofriam de arritmia, asma, dor de cabeça, fadiga e problemas de digestão "tiveram melhora notável e muitas vezes total em sua saúde depois de cortar o leite da dieta."[33]

OSTEOPOROSE

Walter Willett é presidente do departamento de nutrição da escola de saúde pública de Harvard e foi coautor de um importante estudo com mais de 75.000 enfermeiras americanas, que descobriu que as mulheres que consumiam mais cálcio por meio de laticínios na verdade sofriam muito mais fraturas do que aquelas que ingeriam menos leite. Citando um estudo de 1980 publicado no periódico *Clinical Orthopedics and Related Research*, Mark Hegsted, da Universidade Harvard, defende que os Estados Unidos e os países escandinavos são os lugares onde mais se consome laticínios no mundo, e, apesar disso, têm os maiores índices de osteoporose.[34] Conforme alertam o *Conscious Eating* e o *American Journal of Clinical Nutrition*, existe um problema de proteína em demasia na alimentação. Tal excesso de proteína animal cria acidez e grande concentração de fósforo, que tira o cálcio dos ossos, sendo essa, portanto, uma explicação plausível para o fato de as pessoas que consomem mais derivados do leite terem índices maiores de osteoporose. Em 1985, o *American Journal of Clinical Nutrition* publicou um estudo que sugere que os laticínios não previnem a osteoporose, provavelmente pela grande concentração de proteínas do leite.[35]

A deficiência de cálcio, então, não é uma ameaça a alguém que tem dieta baseada unicamente de alimentos vegetais. Na verdade, a insuficiência de cálcio aparentemente não constitui problema algum. Uma análise crítica do assunto no *Postgraduate Medical Journal*, em 1976, revelou que a deficiência de cálcio provocada por quantidade insuficiente de cálcio na alimentação é desconhecida nos seres humanos.[36]

CÂNCER

T. Colin Campbell fez um estudo de 27 anos, publicado como *The China study*, organizado juntamente por Cornell, Oxford e pela Academia Chinesa de Medicina Preventiva. Financiado pelo National Institutes of Health, pela Sociedade Americana do Câncer e pelo Instituto Americano para a Pesquisa do Câncer, o estudo foi chamado pelo jornal *The New York Times* de "O Grande Prêmio de Epidemiologia". Sua equipe de pesquisa investigou o papel das proteínas na promoção do câncer e encontrou uma que em muito favorecia a doença – a caseína, presente no leite de vaca. Ela constitui 87% das proteínas nos laticínios e estimula todos os estágios do processo cancerígeno.

E adivinhe quais eram as proteínas saudáveis? As de origem vegetal. O que foi constatado de fato pela pesquisa foi que pessoas que consumiam mais alimentos de origem vegetal eram as mais saudáveis e tinham menor probabilidade de desenvolver doenças crônicas. Acima de tudo, a partir de descobertas de outros pesquisadores e clínicos de diversas partes do mundo, descobriu-se que "a alimentação que frequentemente tem sido apresentada para reverter e/ou prevenir [doenças provocadas pelo consumo de proteína animal] é a mesma dieta à base de vegetais e alimentos integrais tida como promotora da saúde ideal nas pesquisas de laboratório e no *China study*. *As descobertas têm fundamento*".[37]

LINFOMA

Na Noruega, foi feito um acompanhamento de 15.914 indivíduos por onze anos e meio. Entre aqueles que bebiam dois ou mais copos de leite por dia, a incidência de câncer nos órgãos linfáticos era 3,5 maior.[38] Um dos artigos mais reflexivos sobre o assunto foi escrito por Allan S. Cunningham, de Cooperstown, Nova York, no periódico *The Lancet*, de 27 de novembro de 1976 (página 1184), intitulado "Lymphomas and animal-protein consumption" [Linfomas e o consumo de proteína animal]. Cunningham acompanhou o consumo de carne vermelha e laticínios em gramas por dia por um período de um ano, 1955-1956, em quinze países. A Nova Zelândia, os Estados Unidos e o Canadá apresentaram o maior consumo, nessa ordem. O Japão teve o consumo mais baixo. A diferença entre o maior e o menor foi de quase trinta vezes: 43,8 gramas/dia entre os neozelandeses contra 1,5 grama entre os japoneses. Nos quinze países analisados, Cunningham descobriu uma significativa relação entre mortes por linfoma e ingestão de carne vermelha e derivados do leite. No caso dos laticínios, a explicação é que seu consumo cria um estresse crônico no sistema imunológico que torna os animais de laboratório mais suscetíveis a linfomas, e possivelmente os seres humanos também. É sabido que a ingestão do leite de vaca pode produzir linfopatia generalizada, inchaço no fígado ou no baço e hipertrofia da adenoide. Pode-se admitir a hipótese de que a proteína da carne some seu efeito carcinogênico geral ao efeito carcinogênico específico dos laticínios sobre a linfa.

CÂNCER DE OVÁRIO

A ingestão de mais de um copo de leite por dia, ou o equivalente a isso, tem sido responsabilizada por aumentar em 3,1 vezes o risco de câncer ovariano em mulheres, em relação àquelas que não bebem leite. A faculdade de medicina de Harvard fez um estudo, analisando dados de

27 países diferentes, e encontrou a mesma relação entre consumo de produtos do leite e câncer de ovário.

Essa relação foi relatada pela primeira vez na publicação *The Lancet*, por Cramer *et al.* em 1989, quando foi sugerido que o consumo de lactose poderia ser um fator de risco para o câncer de ovário.[39] Mais recentemente, dados coletados do Nurses' Health Study, de Harvard, foram usados para avaliar o consumo de lactose, de leite e seus derivados em relação ao risco de câncer de ovário em mais de 80.000 mulheres. Em dezesseis anos de acompanhamento, foram confirmados 301 casos de um tipo particular de câncer de ovário nesse grupo. Os resultados mostraram que as mulheres que consumiam mais lactose tinham o dobro do risco de desenvolver esse tipo específico de câncer de ovário quando comparadas àquelas que consumiam menos. Supôs-se que a galactose (um componente da lactose) pode ser prejudicial às células ovarianas, tornando-as mais sujeitas ao câncer.[40]

Em 2004, Susanna Larsson e colegas do Karolinska Institutet, em Estocolmo, na Suécia, publicaram um estudo[41] no *American Journal of Clinical Nutrition* que investigava esse assunto. Nesse estudo, acompanhou-se a alimentação de 61.084 mulheres entre 38 e 76 anos por três anos. Após treze anos e meio, 266 participantes foram diagnosticadas com câncer de ovário. Os resultados revelaram que as mulheres que consumiam quatro ou mais porções de laticínios por dia tinham o dobro de chance de ter a doença, em comparação com as que consumiam pouco ou nenhum laticínio. O leite em si foi o produto que apresentou maior associação com o câncer de ovário.

CÂNCER DE PULMÃO

Um estudo de Curtis Mettlin, financiado pela Sociedade Americana do Câncer e citado no *International Journal of Cancer* em 15 de abril de 1989, mostrou que pessoas que bebiam três ou mais copos de leite integral por dia dobravam suas chances de manifestar câncer de pulmão.[42]

CÂNCER DE PRÓSTATA E DE MAMA

Em 1989, o periódico *Cancer* publicou que homens que ingeriam três ou mais copos de leite integral por dia tinham 2,49 mais risco de ter câncer de próstata.[43] Uma crítica de Harvard sobre a pesquisa, de 2001, abordou o assunto sem rodeios:

> Doze entre [...] catorze estudos caso-controle e sete entre [...] nove estudos de coorte observaram a existência de uma associação em certa medida entre o leite e seus derivados e o câncer de próstata; *é um dos mais consistentes indicadores do câncer de próstata na bibliografia especializada* [itálico meu]. Nesses estudos, os homens que mais consumiam esses alimentos diariamente praticamente duplicaram o risco de câncer na próstata, e até quadruplicaram as chances de desenvolver câncer de próstata metastático, ou fatal, em comparação com os que consumiam menos laticínios.[44]

Dados mundiais sobre câncer de mama e de próstata na China, Japão, Inglaterra, Escócia e Canadá (pela International Agency for Research, e nos Estados Unidos (pelo Programa de Vigilância, Epidemiologia e Resultados Finais do National Cancer Institute) corroboram essas informações. A Figura 3 mostra que a China e o Japão têm a menor incidência desses tipos de câncer, pois nesses países o consumo de laticínios e carne é muito pequeno. Como Jane Plant observa em *The no-dairy breast cancer prevention program* [Programa sem laticínios de prevenção do câncer de mama]:

> As cidades japonesas de Hiroshima e Nagasaki têm índices semelhantes de câncer de mama: e não podemos esquecer que ambas as cidades foram atacadas com armas nucleares, portanto, além dos cânceres provocados pela poluição, não seria surpresa encontrar casos associados à radiação. Se uma mulher americana adotasse o estilo de vida da mulher japonesa e vivesse numa Hiroshima industrializada e exposta à radiação, seu risco de desenvolver câncer de mama se reduziria pela metade ou para até um terço. A conclusão é inevitável. Está muito claro que algum fator de estilo de vida não relacionado com poluição, urbanização ou meio ambiente está aumentando drasticamente a probabilidade de as mulheres ocidentais desenvolverem câncer de mama.[45]

No gráfico a seguir, nota-se que um homem negro nos Estados Unidos tem 280 vezes mais chances de desenvolver câncer de próstata do que um homem na rústica Quidong, na China, e setenta vezes mais do que um homem na urbana Tianjin, também na China.

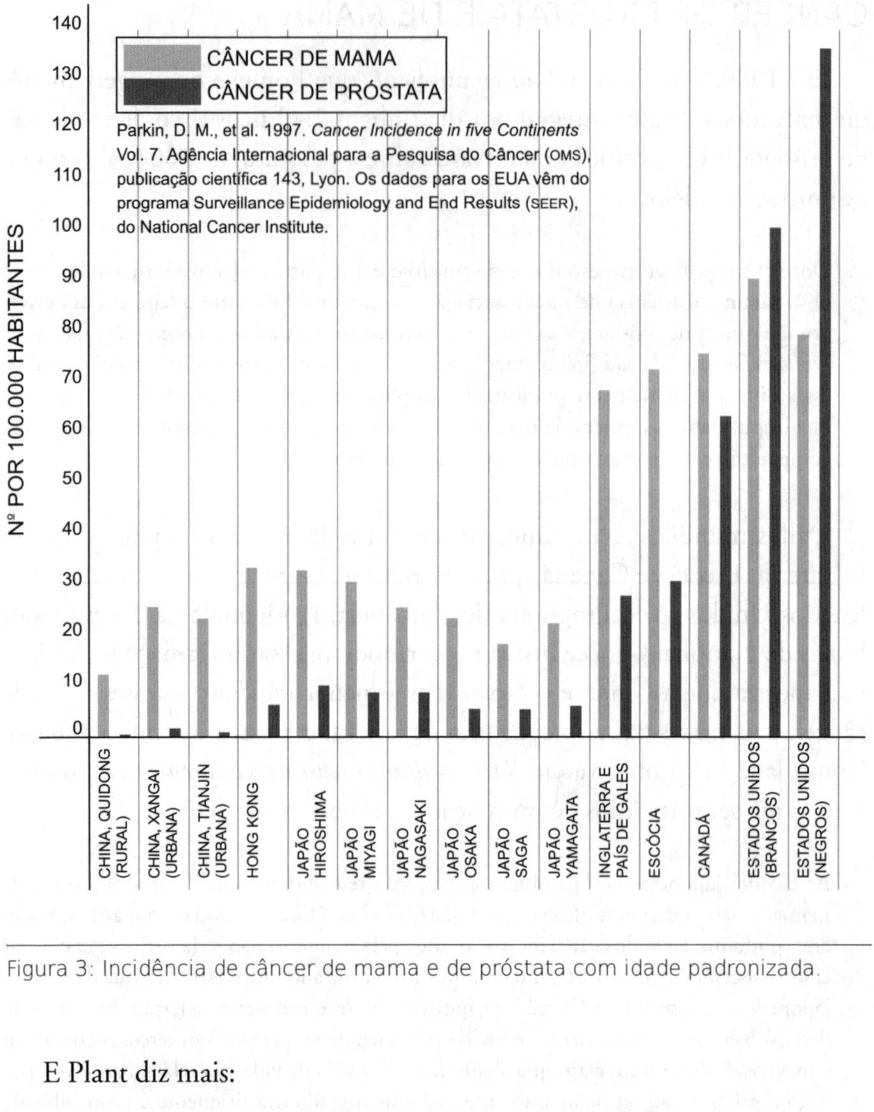

Figura 3: Incidência de câncer de mama e de próstata com idade padronizada.

E Plant diz mais:

Sabemos [...] que, qualquer que seja a causa da imensa diferença de ocorrência de câncer de mama e de próstata entre os países do Oriente e do Ocidente, ela não é genética. Estudos sobre migração mostram que, quando chineses e japoneses mudam-se para o Ocidente, dentro de uma ou duas gerações suas taxas de incidência e mortalidade por esses tipos de câncer aproximam-se das taxas dos países que os estão hospedando.[46]

Nos dois anos seguintes a esse estudo, Plant e seu esposo, Peter, avaliaram os resultados do Projeto China-Cornell-Oxford, de T. Colin Campbell, e concederam o mérito dos baixos índices de câncer de mama e próstata ao fato de os orientais não consumirem leite e seus derivados. Abra um livro de receitas asiáticas – você não encontrará menção alguma a laticínios.

CÉLULAS SOMÁTICAS

Um centímetro cúbico (cm^3) de leite de vaca comercial pode ter até 750.000 células somáticas (de pus) e 20.000 bactérias vivas e 750 milhões de células somáticas por litro. Segundo Robert Cohen, autor do livro *Don't drink your milk* [Não beba seu leite], na Flórida o litro de leite tem em média 633 milhões de células somáticas, a taxa mais alta do país. Montana tem a menor, 236 milhões por litro. Nem uma taxa nem a outra são saudáveis. Além da presença de células somáticas e sangue, atualmente muito comum no produto durante a ordenha feita pela máquina, o leite também tem grande concentração de pesticidas, herbicidas, antibióticos, hormônios, iodo radioativo e agentes patológicos, como a proteína causadora da doença da vaca louca e o vírus da leucemia bovina. Somado a isso, uma pesquisa citada por Robert Cohen defendeu a ideia de que se formam quase quatro litros de muco extra no corpo como resultado do consumo de derivados do leite. A questão do muco está associada ao fato de que 87% do leite é constituído de caseína, o principal componente de um tipo de cola.

COLESTEROL ALTO

Todos os alimentos animais fazem aumentar as taxas de colesterol no sangue; isso inclui carne vermelha, peixe, frango, laticínios e ovos. Os alimentos de origem vegetal não contêm colesterol. O doutor Caldwell B. Esselstyn, autor de *Prevent and reverse heart disease* [Evite e reverta doenças do coração], em comunicação privada concedida em julho de 2007, disse que a taxa de LDL [colesterol ruim] superior a 80 aumenta o risco de doenças cardíacas, e abaixo disso é segura. Para ele, os níveis de LDL são os mais importantes indicadores do colesterol de propensão a problemas no coração. De acordo com o CDC, 55,9% dos diabéticos relataram ter colesterol alto, o que aumenta as chances de terem problemas cardíacos e pouco controle da glicose.

Em nosso programa Tree of Life, que inclui o uso moderado de oleaginosas (nozes, avelãs, amêndoas, castanhas-do-pará) e sementes cruas e saudáveis, além de uma dieta 100% viva, observamos quedas drásticas de LDL entre 21 e trinta dias. Houve casos de pessoas cujas taxas caíram de 148 para 86, de 86 para 46, de 216 para 88, 153 para 105 e de 142 para 85, numa queda média de 67 pontos, ou 44% do LDL em um mês. Nenhuma outra dieta consegue chegar perto desses resultados, e é por isso que recomendamos uma alimentação viva 100% vegetal. Apenas para termos uma base de comparação, na Universidade de Toronto, o doutor David Jenkins empregou uma dieta vegana com elementos veganos tradicionais cozidos, como oleaginosas, sementes, farelo de aveia, produtos de soja e esteroides de plantas. Num período de quatro semanas ele obteve uma queda de 29,6% no LDL. Com a alimentação vegana viva, o resultado no mesmo período foi 50% melhor, *sem uso de aveia ou soja.*

ESTILO DE VIDA ESTRESSANTE E HIPERTENSÃO

Quando o corpo está sob estresse, muitos hormônios são liberados, aumentando indiretamente a excreção de insulina e ao mesmo tempo criando resistência a ela, uma condição que precede o diabetes. Esses hormônios liberam energia em forma de glicose e gordura, que ficam à disposição das células do corpo, fornecendo combustível para o que costumamos chamar de reação de "luta ou fuga". Com o estresse há aumento na secreção de catecolaminas (adrenalina), sobretudo pelas glândulas adrenais, resultando em maior liberação de glicose pelo fígado na corrente sanguínea, e de glicocorticoides, que são hormônios esteroides secretados pelas glândulas adrenais, e o hormônio do crescimento, produzido pela glândula pituitária. Sabe-se que o estresse extremo por meses seguidos pode desencadear o início de um estado de saúde diabético.

Nos Estados Unidos, 62,5% dos adultos com diabetes disseram sofrer de hipertensão (fonte: CDC). A hipertensão está entre os muitos sintomas da síndrome X, que discutiremos em breve.

CÂNDIDA

A cândida, também comumente associada ao diabetes, é um grande sintoma do estilo de vida e da alimentação diabetogênica da Cultura da Morte. Trata-se de um fungo parasita que excreta substâncias tóxicas que podem atingir a corrente sanguínea e provocar distensão abdominal, depressão, prostração, halitose (mau hálito), dores menstruais, aftas, lapsos de memória, infecções recorrentes na bexiga ou na vagina, ansiedade, constipação, diarreia (ou ambos), sensibilidade a ambientes, piorando em dias úmidos ou abafados ou na presença de mofo, sensibilidade a alimentos, insônia, glicemia baixa, alterações de humor, tensão pré-menstrual, zumbido no ouvido e sensibilidade a cheiros de perfume, cigarro e outros. Dietas ricas em amido cozido (pão, batata assada, bolo, bolacha, massa) e carregadas de açúcar refinado e açúcar de frutas híbridas (sem sementes) alimentam a cândida. E o diabetes, com suas altas taxas de açúcar no sangue, torna as pessoas boas candidatas a ter o fungo.

O livro *Rainbow green live-food cuisine* [Culinária viva do arco-íris] avalia bem o microrganismo patogênico cândida e como sua presença no corpo aciona o botão de reciclagem, ou "compostagem", uma vez que a cândida tem função de reciclar o organismo que a hospeda para devolvê-lo ao solo. Essencialmente, a cândida acelera a taxa de fermentação do sistema. Na virada do século XIX, esse fungo foi detectado primeiro em pacientes terminais de câncer e de outras doenças graves, uma vez que a proliferação de fungos é o sétimo estágio de enfermidade (discutiremos os sete estágios de enfermidade no capítulo 3). Dependendo do grau de intoxicação, esse processo leva a doença crônica, sofrimento e até morte. O segredo para recuperar a saúde é minimizar ou eliminar as condições tóxicas para que o botão de compostagem seja desligado. Uma dieta não acidífera, com baixo teor de açúcar, baseada em alimentos vivos e um estilo de vida saudável, é o fator determinante para a reversão do processo degenerativo da candidíase crônica – ou seja, a alimentação e os hábitos antidiabetogênicos da Cultura da Vida delineados neste livro.

DEPRESSÃO

Segundo avaliação de vinte estudos realizados nos últimos dez anos, a incidência de depressão entre diabéticos é de três a quatro vezes mais alta do que no resto da população. Enquanto a depressão afeta 3-5% das pessoas, entre os diabéticos essa proporção sobe para 15-20%, de acordo com a Associação Americana de Diabetes. As mulheres são as que correm mais risco, conforme conclusão de outros estudos.[47]

Há muitos anos admite-se que essa doença é uma complicação do diabetes – hipótese quase certa, já que a alimentação e os hábitos diabetogênicos são os mesmos que criam um cérebro biologicamente alterado. Adicionalmente, deficiências de ácidos graxos, aminoácidos e toxemia também ocasionam a depressão. Pesquisas mais recentes, no entanto, apontam-na como uma possível causa ou um desencadeador do diabetes. Pesquisadores do Researches at Kaiser Permanente's Center for Health Research, em Portland, no Oregon, avaliaram 1.680 membros diabéticos de sua organização de apoio à saúde. Foi constatado que, em comparação com os não diabéticos, eles haviam feito tratamento de depressão em maior número dentro dos seis meses que antecederam seu diagnóstico de diabetes. Cerca de 84% desses diabéticos também disseram ter tido mais episódios anteriores de depressão do que os do grupo-controle. Gregory Nichols, que conduziu o estudo, diz que a pesquisa sugere que a depressão muitas vezes precede o surgimento do diabetes, mais do que o contrário.[48]

Um importante estudo feito em 2004 pela Universidade Johns Hopkins e por outros centros monitoraram 11.615 adultos inicialmente não diabéticos entre 48 e 67 anos, por um período de seis anos, e constataram que "sintomas de depressão prognosticavam a ocorrência do diabetes tipo 2". Em análises prospectivas, após ajustar por idade, raça, sexo e educação, indivíduos do quartil superior de sintomas depressivos apresentaram 63% mais risco de desenvolver diabetes em comparação com aqueles do quartil inferior.[49]

A boa notícia é que desenvolvi um programa de cinco passos para tratar a depressão naturalmente e que parece funcionar em cerca de 90% dos pacientes. Os detalhes podem ser conferidos em meu livro *Depression-free for life* [Sem depressão para toda a vida].

SÍNDROME METABÓLICA (SÍNDROME X)

O termo síndrome X foi criado pelo endocrinologista Gerald Reaven, na Universidade de Stanford, para descrever um grupo de sintomas originados por um distúrbio metabólico geral. Entre esses sintomas podem estar o diabetes tipo 2, obesidade com incapacidade de perder peso, colesterol alto, pressão alta, taxa de triglicerídios alta, baixo HDL [colesterol bom] e doença cardíaca coronariana. Em torno de 655.000 pessoas são diagnosticadas todos os anos, e calcula-se um número igual de casos não diagnosticados. Algumas estimativas mostram 47 milhões de pessoas com o conjunto de sintomas conhecido como síndrome X. Um sinal clássico da doença é o acúmulo de gordura no abdômen e a incapacidade de perder peso. Segundo o doutor Simeon Margolis, coautor de um relatório da Johns Hopkins sobre a síndrome X, a obesidade abdominal muitas vezes é o primeiro sinal visível da doença. E parece estar associada com a resistência à insulina. Alguns estudos de longo prazo têm indicado que, quanto mais altas as taxas de insulina no sangue em jejum e maior a quantidade de gordura abdominal, maior a probabilidade de morte causada pela síndrome X.

O distúrbio metabólico que criamos com a alimentação e os hábitos não naturais da Cultura da Morte tem fortes consequências sobre a saúde. Alguns pesquisadores estimam que envelhecemos 30% mais rápido quando as taxas de glicemia estão elevadas. Alguns dos impactos negativos estão relacionados com o processo de glicação, no qual a glicose reage com a proteína. Isso desordena as funções proteicas, criando ligações cruzadas e atrapalhando o trabalho da proteína na membrana celular e nas enzimas. A glicação também resulta em grande aumento na produção de radicais livres. Se não for tratada ou controlada, a síndrome X e o diabetes geram um processo acelerado de envelhecimento e morte.

Essas duas doenças criam também uma alteração química nos nervos, que pode debilitar a capacidade deles de transmitir sinais.

Dormência, formigamento, sensibilidade exacerbada ao toque, falta de sensibilidade dolorosa e térmica e perda de coordenação são alguns sintomas de lesão nos nervos. O excesso de açúcar também prejudica os vasos sanguíneos que levam oxigênio e nutrientes até os nervos. Portadores da síndrome X têm maior probabilidade de apresentar artérias obstruídas e, assim, baixo fluxo de sangue nas extremidades, o que aumenta a incidência de amputações. Até 70% das pessoas com essa síndrome revelam alguma forma de lesão nos nervos. Entre os fumantes, essa proporção é ainda maior. Há pessoas que acreditam que a síndrome metabólica é irreversível, mas, com o programa do Tree of Life, temos testemunhado muitos casos de reversão após um ciclo de três semanas.

INTOXICAÇÃO POR METAIS PESADOS E ÁGUA POTÁVEL

"O desenvolvimento do diabetes melito insulinodependente depende da interação de agentes ambientais com as células beta do pâncreas."[50]

Universidade de Calgary

Assim como o consumo de alimentos orgânicos é uma maneira de evitar a ingestão de toxinas, ter consciência da qualidade da água que se bebe e se usa é cada vez mais importante no mundo poluído de hoje, uma vez que ela é uma grande fonte de toxinas. De acordo com o livro *Diet for a poisoned planet* [Dieta para um planeta envenenado], menos de 1% da água da superfície da Terra é boa para se beber. Em algumas regiões dos Estados Unidos e de outros países, o termo "água potável" para água de torneira deve ser visto como nada mais que um eufemismo.

A água que a população em geral usa tem duas origens: subterrânea, como a de nascentes e poços, e de superfície, como a de rios e lagos. Só que, atualmente, essas fontes estão ficando cada vez mais poluídas por causa dos produtos químicos, da chuva ácida, do esgoto não tratado, dos agrotóxicos, do cloro, do flúor e do lixo radioativo que são despejados ou que vazam nelas. Um dos exemplos mais conhecidos de poluição tóxica das águas é o infame caso de Love Canal [bairro de Niagara Falls], onde, segundo o jornal *The New York Times*, em 1984 foram despejadas milhares de toneladas de produtos tóxicos, incluindo quase trinta quilos do veneno mortal dioxina.

A questão da poluição está tão fora de controle que, ao monitorar a incidência de câncer na Filadélfia, um pesquisador conseguiu relacionar as diferentes taxas e tipos de câncer com o rio específico perto do qual as pessoas viviam. Steve Meyerowitz, em seu livro *Water* [Água], afirma que o Centro de Prevenção de Câncer Ambiental constatou que houve 67% mais mortes por câncer de esôfago entre os moradores do lado oeste do rio Schuylkill do que entre os do lado leste. No rio Delaware, os moradores do lado leste sofreram 59% mais mortes por câncer no cérebro, 83% mais melanomas malignos e 32% mais cânceres colorretais do que os do lado oeste. Esse é apenas um dos muitos estudos que associam uma contaminação específica da água com o aumento na ocorrência de determinados tipos de câncer.

A medicina descobriu o quanto os receptores de insulina são sensíveis à contaminação química. Metais como cádmio, mercúrio, arsênico, chumbo, fluoreto[51] e possivelmente alumínio podem contribuir para a destruição das células beta ao estimular uma reação autoimune a eles após terem se ligado a essas células no pâncreas. É pelo fato de o mercúrio[52] e o chumbo ligarem-se a junções de proteínas extremamente vulneráveis que eles encontram sua grande capacidade de provocar alterações morfológicas no corpo. Mudanças no funcionamento do pâncreas estão entre os mecanismos patogênicos percebidos na intoxicação por chumbo.[53]

CÁDMIO

Metal pesado e contaminante, muito comum e encontrado no ar, no solo e na água, o cádmio pode se acumular no pâncreas e ter efeitos diabetogênicos nos animais. Num amplo estudo transversal, as taxas de cádmio na urina são significativamente e de acordo com a dose associados à glicemia de jejum alterada e ao diabetes.[54] Tais acúmulos aumentam as chances de ocorrer insuficiência ou falência renal, estimulam a atividade dos radicais livres e exacerbam complicações neuromusculares do diabetes tipo 2.[55,56,57,58] Entre as fontes de cádmio estão a água de torneira, fungicidas, maconha, carne processada, borracha, peixes e frutos do mar (bacalhau, hadoque, atum, ostra), esgoto, tabaco, refrigerantes (sobretudo os de máquina), ferramentas, materiais de soldagem, baterias, café instantâneo, incineração de plástico/borracha/pneus, cereais refinados, água doce, canos galvanizados, amálgama odontológico, doces, cerâmica, galvanoplastia, fertilizantes, tintas, óleo de motor e gás de escapamento.

MERCÚRIO

"Como o mercúrio encontra-se cada vez mais elevado em todas as formas de vida, podemos supor que mais pessoas terão deficiências nas funções pancreáticas. Proteger o pâncreas é cada vez mais necessário para a saúde ideal."

Doutor Garry Gordon, em contato pessoal

Em agosto de 2006, a Sociedade Química Americana publicou uma pesquisa que revelou de maneira conclusiva que o metilmercúrio leva a apoptose e disfunção das células do pâncreas.[59] O mercúrio é um notório agente tóxico que gera diversos tipos de danos às células e aos tecidos. Não obstante, bilhões de pessoas são expostas a concentrações do metal prejudiciais ao pâncreas. No caso do diabetes, o mercúrio é extremamente nocivo, pois afeta as células beta, a própria insulina e as áreas de recepção de insulina, desencadeando inúmeros distúrbios complexos no metabolismo da glicose.[60]

O mercúrio lidera na potência de sua toxicidade e na extensão de sua presença no meio ambiente, pelo ar, pela água e pelos peixes, bem como na medicina e na odontologia, por meio de vacinas e amálgamas dentários. Há quem diga que, só pelo ar, pela água e pelos alimentos, recebemos em torno de 1 micrograma de mercúrio por dia. Parece pouco, mas só até calcularmos que cada micrograma contém 3.000 trilhões de átomos, cada um destes com potencial de desativar a insulina e seus receptores, cruciais para seu funcionamento.[61]

ARSÊNICO

Estudos realizados em Taiwan e Bangladesh revelam que indivíduos expostos a grandes concentrações de arsênico – no solo e/ou na água de beber – têm maior risco independente de desenvolver diabetes tipo 2.[62,63] Comum em água de torneira, suspeita-se que esse perturbador de hormônios tenha uma grande contribuição para o surgimento do diabetes. O arsênico interfere na ação dos hormônios glicocorticoides, que pertencem à mesma família dos hormônios esteroides, como o estrogênio e a progesterona. Os glicocorticoides ativam muitos genes que ajudam a regular a glicemia e até mesmo prevenir o câncer. O consumo frequente de água contendo determinadas quantidades de arsênico tem sido associado ao aumento da incidência de câncer e diabetes. Hoje, acredita-se que o mecanismo por trás disso seja a perturbação hormonal.[64]

CHUMBO

A exposição ao chumbo tem sido relacionada com um maior risco de hipertensão e é um comprovado fator de risco para a doença renal. O chumbo afeta a pressão sanguínea tanto indiretamente, por alterações nas funções renais, quanto diretamente, sobre a vasculatura ou o controle neurológico da pressão sanguínea. Pesquisadores da faculdade de medicina de Harvard declararam:

> Nossas descobertas apoiam a hipótese de que o acúmulo de pequenas concentrações de chumbo a longo prazo (estimado pelo chumbo presente na tíbia) está associado um risco maior de comprometimento das funções renais, sobretudo entre diabéticos e hipertensos, pessoas que já apresentam maior probabilidade de deficiência no funcionamento dos rins.[65]

FLUORETO

Segundo o "Fluoride in drinking water: A scientific review of EPA's Standards" [Fluoreto na água potável: Uma revisão científica dos padrões da EPA], divulgado pelo National Research Council, em 2006:

> A conclusão dos estudos válidos é que certa exposição ao fluoreto pode levar ao aumento das taxas de glicose no sangue ou à intolerância à glicose, em algumas pessoas, assim como ao agravamento de certos tipos de diabetes. Em geral o mau metabolismo da glicose parece estar associado a concentrações de fluoreto no soro ou no plasma de cerca de 0,1 mg/l, ou mais, tanto em animais como em pessoas. Além disso, indivíduos diabéticos costumam ingerir mais água que o normal e, consequentemente, ingerem mais fluoreto, dada sua presença na água de beber. Cerca de 21 milhões de pessoas nos Estados Unidos têm diabetes melito; dessa forma, qualquer que seja a contribuição da exposição ao fluoreto para o desenvolvimento de intolerância à glicose ou diabetes, ela será potencialmente significativa.[66]

COMO FILTRAR A ÁGUA

Os filtros de carvão ativado são uma forma barata de proteção contra a poluição de carbono orgânico, pesticidas, herbicidas, inseticidas, PCBs, cistos, metais pesados, asbestos, compostos orgânicos voláteis e tri-halometanos (THM) em nossa água. Eles eliminam também cloro e mau cheiro. O problema, no entanto, é que eles não absorvem sais minerais como cloreto, fluoreto, sódio, nitratos e minerais solúveis. Por isso são melhores para sistemas das cidades e não para água de poço, que tem grande probabilidade de conter grandes quantidades de nitratos de resíduos agrícolas. Uma preocupação em relação ao filtro de carvão granular é sua tendência a ser uma área de cultura de bactérias, leveduras, fungos e sua incapacidade de remover certos poluentes. Alguns filtros mais sofisticados têm sistemas de retrolavagem para tentar compensar essa desvantagem. Outro problema é que o carvão pode se desfazer com o tempo ou pela ação de água quente e, assim, liberar os contaminantes de volta à água que será ingerida. A melhor maneira de evitar isso é ficar atento a qualquer mudança no gosto, no cheiro ou na cor da água, ou na redução de seu fluxo. Duane Taylor, especialista em água da North Coast Waterworks, em Sonoma, na Califórnia, em contato privado disse que o principal problema com os filtros de carvão é que o usuário não os substitui com a devida frequência. Ele recomenda adquirir um aparelho que interrompa o fluxo de água quando o filtro tiver esgotado sua capacidade, fazendo com que a pessoa o troque por um novo. Caso a pessoa não tenha um aparelho desse tipo, ele sugere que a troca seja feita quando tiver passado 75% do prazo de validade indicado pelo fabricante. Se esperar por alterações de cor, odor, gosto ou fluxo da água, corre-se o risco de ela já estar contaminada. O carbono ativado é avaliado por sua capacidade de remover iodo e fenóis. A quantidade de iodo deve ser superior a mil na escala de medida, e a de fenóis, quinze ou menos. Outra consideração importante sobre a eficácia do filtro de carbono é seu tempo de contato com a água. Quanto mais lento o fluxo e maior a quantidade de carbono no filtro, melhor é seu funcionamento.

A *osmose reversa* (OR) é um dos melhores métodos de obtenção de água pura sem emprego de muita energia. As unidades de OR eliminam bactérias, vírus, nitrato, fluoreto, sódio, cloro, substâncias particuladas, metais pesados, asbestos, compostos orgânicos e minerais dissolvidos. Mas não removem gases tóxicos, clorofórmio, fenóis, THMs, alguns pesticidas e compostos orgânicos de baixo peso molecular. Quando combinadas com filtros de carbono ativado, no entanto, podem limpar toda uma gama de impurezas da água, incluindo substâncias orgânicas e inorgânicas. Atualmente, muitas unidades de OR têm filtros antes e depois para eliminar quaisquer impurezas residuais que elas próprias não conseguem remover.

Na OR, os elementos em movimento das soluções mais e menos concentradas fazem a água a ser filtrada passar por uma membrana semipermeável. A membrana é permeável à água pura, mas não à maioria de suas impurezas. Em condições ideais de pressão e se a água não for excessivamente salobra, quase nenhuma energia é exigida para a operação dos sistemas de OR. Se a quantidade de sólidos dissolvidos for maior do que mil partes por milhão, uma bomba se torna necessária. A água fica tão pura quanto a destilada, com a vantagem de não ser aquecida e, portanto, suas propriedades não são destruídas. Quando a água contém sais minerais em excesso, é preciso usar uma bomba, o que requer energia elétrica. O principal problema com a unidade OR é a fragilidade da membrana semipermeável. Algumas membranas não resistem à água clorada ou muito alcalina, ou a temperaturas superiores a 37°C. Se for clorada, a membrana precisa ser de celulose, mas, se a água não contiver cloro, a membrana pode ser de polímero. Houve casos de membranas que não duraram os três anos previstos. Por isso, é recomendável verificar a pureza da água regularmente. Hoje há membranas mais novas e fortes no mercado, mas ainda temos o costume de checar a pureza da água a cada quatro meses e/ou quando há alteração no seu gosto. Enquanto as unidades de OR são semelhantes na aparência e no suposto funcionamento, existem muitas opções complexas e interdependentes em relação a pré-tratamento, escolha da membrana e pós-tratamento. Para escolher um sistema adequado ao tipo de filtragem necessário e assegurar a melhor manutenção, o melhor é informar-se com alguém que conheça bem todos os fatores envolvidos. Desse modo, uma unidade de OR será provavelmente a melhor maneira de proteger sua água sem gastar muita energia. Antigamente, tais unidades precisavam de uma grande quantidade de água para funcionar corretamente, o que era uma desvantagem, sobretudo em tempos de seca. Alguns dos modelos mais novos foram desenvolvidos para operar com o emprego mínimo de água.

Os *destiladores* de água, embora geralmente mais caros, eliminam praticamente tudo, como bactérias, fluoreto, nitratos, radioisótopos e/ou toxinas orgânicas e inorgânicas, bem como metais pesados como chumbo, mercúrio e cádmio e minerais solúveis como cálcio e magnésio. Alguns compostos orgânicos tóxicos, como os THMs e a dioxina, têm ponto de ebulição igual ou menor do que a água e, assim, não são removidos pelo processo de destilação. O aquecimento da água também interrompe possíveis padrões homeopáticos de toxinas que são deixadas na água na osmose reversa. Alguns dos destiladores mais caros possuem filtros pré e pós-aquecimento para resolver esse problema.

Os destiladores, contudo, têm duas grandes desvantagens. Uma é que gastam muita energia, a menos que seja usado um sistema de energia solar. A outra é que a água destilada, sem vida e sem suas propriedades, é tão estranha ao corpo que ao bebê-la a pessoa tem um aumento temporário na contagem de glóbulos brancos. Mas é possível ressuscitar essa água usando um produto chamado Crystal Energy. Em minha opinião, a destilação é o método mais seguro de purificação da água e, em meu livro *Nutrição evolutiva*, descrevo em detalhes como reativá-la.

VACINAÇÃO E O AUMENTO DAS TAXAS DE DIABETES JUVENIL[67]

No *New Zealand Medical Journal* de 24 de maio de 1996, J. Bart Classen, ex-pesquisador do National Institutes of Health, relatou um aumento de 60% nos casos de diabetes tipo 1 após uma campanha maciça na Nova Zelândia, entre 1988 e 1991, para vacinar bebês a partir da sexta semana de vida contra a hepatite B. A análise ele que fez de um grupo de 100.000 crianças neozelandesas acompanhadas desde 1982 mostrou que a incidência do diabetes antes dessa campanha de vacinação, iniciada em 1988, era de 11,2 casos a cada 100.000 crianças por ano, enquanto, após a campanha, passou a ser de 18,2 casos a cada 100.000 crianças no mesmo espaço de tempo. [68]

No periódico *Infectious Diseases in Clinical Practice*, de 22 de outubro de 1997, o doutor Classen apresentou mais dados que fundamentam suas descobertas sobre a relação entre a vacina e o diabetes. Segundo ele, a incidência de diabetes na Finlândia mantinha-se constante entre crianças menores de

4 anos até o governo realizar diversas mudanças no programa de vacinação infantil. Em 1974, 130.000 crianças entre 3 meses e 4 anos foram inscritas num teste em que eram vacinadas contra hepatite B ou doença meningocócica. Mais tarde, em 1976, a vacina contra a coqueluche usada no país foi reforçada com mais bactérias. De acordo com a notícia do National Vaccine Information Center – NVIC, "Juvenile diabetes and vaccination: New evidence for a connection" [Diabetes juvenil e vacinação: Novas evidências de uma conexão], entre 1977 e 1979 houve um aumento de 64% nos casos de diabetes tipo 1 na Finlândia em relação aos anos de 1970 a 1976.[69]

Em 1949 já havia relatos na literatura médica a respeito de crianças que haviam recebido vacina contra a coqueluche (tosse comprida) – que hoje faz parte da vacina DPT (contra difteria, coqueluche e tuberculose) – e começaram a ter problemas para manter sua taxa de glicose normalizada. Pesquisas de laboratório confirmaram que a vacina contra a coqueluche pode provocar diabetes em ratos.

Com os progressos nas pesquisas sobre o diabetes entre as décadas de 1960 e 1980, observou-se que as infecções virais podem ser um cofator para a manifestação do diabetes. A adoção das vacinas com vírus vivos, como a tríplice viral feita com vírus vivos atenuados de sarampo, caxumba e rubéola, aumentou a discussão sobre se as vacinas com vírus vivos podem contribuir para o surgimento de doenças crônicas como o diabetes.

Em 1982, outra vacina passou a fazer parte do calendário de vacinação da Finlândia. Crianças entre 14 meses e 6 anos receberam a tríplice viral. A isso seguiu-se outro teste com 114.000 crianças finlandesas acima de 3 meses com outra vacina experimental, a Hib. E, em 1988, o governo recomendou que todos os bebês fossem imunizados contra a hepatite B.

A introdução dessas três vacinas na Finlândia foi seguida de um aumento de 62% na incidência de diabetes na faixa entre 0 e 4 anos de idade e 19% de aumento entre 5 e 9 anos, nos períodos 1980-1982 e 1987-1989. Como mostrado no relatório do NVIC, Classen conclui:

> O efeito de rede foi a adoção de três novas vacinas para o grupo de crianças entre 0 e 4 anos, e um aumento de 147% na incidência do DMID [diabetes melito insulinodependente]. A adição de uma nova vacina para a faixa entre 5 e 9 anos resultou em um aumento de 40% na incidência do diabetes. Sem a adoção de novas vacinas entre 10 e 14 anos de idade, o

aumento nos casos de DMID foi de apenas 8% entre os anos 1970-1976 e 1990-1992. O aumento de DMID nas diferentes faixas etárias corresponde ao número de vacinas dado.[70]

O CDC publicou informações que corroboram a ligação entre a época da imunização e o desenvolvimento do diabetes.[71] Os dados do estudo preliminar do CDC sustentam a informação divulgada de que a imunização após os 2 meses de idade está associada a um maior risco de manifestar a doença. O estudo do governo dos Estados Unidos revelou que a vacinação contra a hepatite B a partir do segundo mês de vida está associada a praticamente a duplicação do risco de DMID.

CAFÉ E BEBIDAS COM CAFEÍNA

Segundo Hal Huggins em seu livro *It's all in your head* [Está tudo na sua cabeça], uma xícara de café pode elevar a taxa de glicemia o suficiente para serem necessárias três unidades de insulina para neutralizá-la. Pesquisadores da Universidade Queens, em Ontário, estudaram o efeito da ingestão de cafeína sobre a sensibilidade à insulina em homens sedentários magros ou obesos, portadores ou não de diabetes tipo 2. Eles também avaliaram os efeitos de exercícios constantes (um programa de exercícios aeróbicos de três meses) na relação entre a cafeína e a sensibilidade à insulina nessas pessoas. Os resultados mostraram que o consumo de cafeína foi associado a uma redução significativa na sensibilidade à insulina em proporções semelhantes entre os magros (33%), os obesos (33%) e os diabéticos (37%), em comparação com os grupos que ingeriram placebo. Após o programa de exercícios, a ingestão de cafeína ainda era associada à diminuição da sensibilidade à insulina entre os magros (23%), os obesos (26%) e os diabéticos do tipo 2 (26%) em relação àqueles do grupo-controle.

A figura 4 mostra que, com exercícios, a sensibilidade à insulina de fato aumenta, mas, em todos os grupos, seja de magros, obesos ou diabéticos do tipo 2, a ingestão de cafeína reduziu de maneira considerável a sensibilidade à insulina. Os pesquisadores concluíram que o consumo de cafeína está associado a uma redução substancial na absorção da glicose controlada por insulina, independentemente da obesidade, do diabetes tipo 2 e dos exercícios regulares.[72]

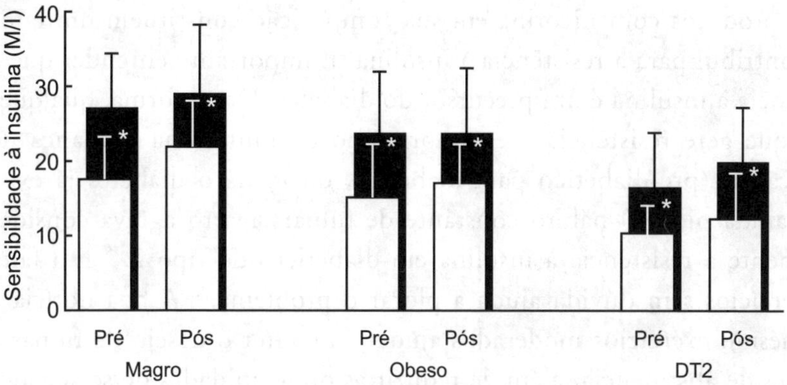

Sensibilidade à insulina em grupos de magros, obesos e diabéticos do tipo 2 antes e depois de três meses de exercíci
A sensibilidade à insulina é expressa como índice de aumento da glicose metabolizada em relação ao nível de insulin
plasmática [M - kgSM-1/l (μU/ml) x 100] durante os 30 últimos minutos do clamp euglicêmico.
* A absorção de glicose é significativamente menor ($p < 0,05$) no grupo que recebeu cafeína (barra preta) em relação ao grupo que recebeu placebo (barra branca), independentemente de outros fatores.

Fonte: So Jung Lee, Robert Hudson, Katherine Kilpatrick, Terry E. Graham e Robert Ross. "Caffeine ingestion is associated with reduction in glicose uptake independent of obesity and type 2 diabetes before and after exercise training". *Diabetes Care*. 28:566-572, 2005.

Figura 4: Sensibilidade à insulina em magros, obesos e diabéticos do tipo 2 com e sem ingestão de cafeína, antes e após três meses de exercícios.

OBRIGADO POR NÃO FUMAR

De acordo com o CDC, 17,7% dos adultos americanos com diabetes fumam, e os perigos são muito expressivos para quem tem a doença. Fumar afeta o metabolismo tanto de lipídeos quanto de carboidratos. Em um estudo com diabéticos, 114 fumantes foram comparados a 49 não fumantes. Os primeiros tinham de 15 a 20% mais necessidade de insulina e maior concentração de triglicerídios séricos. Nos fumantes inveterados, a necessidade de insulina era 30% maior. Os pesquisadores constataram que os fumantes de longa data eram mais propensos a ser resistentes à insulina, hiperinsulinêmicos e dislipidêmicos em comparação ao grupo de não fumantes. Acredita-se que as catecolaminas (adrenalina), um hormônio, são produzidas em maior quantidade nos fumantes e agem como um antagonista à ação da insulina.[73] Um estudo com quarenta pacientes com diabetes tipo 2 observou que a resistência à insulina era bastante agravada entre aqueles que fumavam.[74]

Os produtos com nicotina em sua composição constituem um fator que contribui para a resistência à insulina. É importante entender que a resistência à insulina é um precursor do diabetes. Dessa forma, qualquer coisa que gere resistência a esse hormônio estimula uma mudança de condição de pré-diabético para diabético, ou torna o diabetes já existente ainda pior. O hábito constante de fumar cigarro agrava consideravelmente a resistência à insulina em diabéticos do tipo 2.[75] E a falta de exercícios sem dúvida ajuda a piorar o problema.[76] A boa notícia é que mesmo exercícios moderados ajudam a conter o desejo de fumar e as crises de abstinência, além de reduzir as oportunidades de se acender um cigarro, conforme estudo publicado no periódico *Addiction*. Pesquisadores das universidades de Exeter e de Toronto examinaram catorze estudos já publicados e compararam os resultados: doze revelaram que uma sessão de exercícios diminuía rapidamente a vontade de fumar, os sinais de abstinência e outros efeitos negativos do vício em cigarro. Apenas cinco minutos de atividades simples como caminhar, fazer exercícios isométricos ou flexões musculares provaram ser tão eficazes quanto um adesivo de nicotina na redução da fissura por fumar.[77] Os exercícios não só ajudam a conter o desejo de fumar, como também melhoram drasticamente as condições e a resistência física e reduzem gordura localizada e a resistência à insulina.

Um estudo prospectivo com homens japoneses concluiu que a idade com que se começa a fumar e a quantidade de cigarros fumada são grandes fatores de risco para o diabetes.[78] Da mesma forma, dados do Estudo de Prevenção do Câncer dos Estados Unidos mostraram que, à medida que o tabagismo cresce, aumentam os casos de diabetes em homens e mulheres.[79]

A nicotina também tem sido associada a problemas de circulação periférica e, consequentemente, maior tendência a amputações. O ato de fumar eleva a secreção de adrenalina em 23%, aumentando assim a taxa de glicose no sangue. É claro que o fumo prejudica o funcionamento dos pulmões e diminui o oxigênio no organismo, e essa falta de oxigenação dos tecidos debilita a circulação periférica, aumentando as chances de ocorrer gangrena e, portanto, amputação. O tabagismo é um fator de risco documentado tanto para o desenvolvimento quanto para a progressão de diversas neuropatias (doenças no sistema nervoso periférico). Um estudo retrospectivo realizado em pacientes com diabetes tipos 1 e 2 constatou que fumantes e ex-fumantes são muito mais propensos a ter neuropatia do que pessoas que nunca fumaram (64,8% contra 42,8%).[80] Outro estudo mostrou que o ato de fumar cigarro duplicava esse risco.[81] Estudos revelam também que o fumo aumenta a probabilidade de desenvolver doença periodontal, fator que contribui para o baixo controle glicêmico. Na verdade, fumantes têm cinco vezes mais chances de apresentar problemas nas gengivas do que não fumantes. Para os fumantes que sofrem de diabetes, o risco é ainda maior. Se você é diabético e fumante, com 45 anos ou mais, tem vinte vezes mais tendência a ter uma doença periodontal grave do que uma pessoa sem esses fatores de risco.[82]

O DIABETES E O ENVELHECIMENTO ACELERADO

Muitas vezes o diabetes não é diagnosticado até suas complicações começarem a aparecer. Entre as principais complicações crônicas estão a retinopatia, que leva à cegueira; a neuropatia, que é a degeneração do sistema nervoso; a nefropatia, ou doença renal; a aterosclerose coronariana; e a aterosclerose. Cerca de 85% de todos os diabéticos manifestam retinopatia, entre 20 e 50% desenvolvem doença renal e entre 60 e 70% têm lesões nos nervos de moderadas a graves. Os diabéticos têm de duas a quatro vezes mais probabilidade de desenvolver problemas cardiovasculares (fator envolvido em 75% dos falecimentos associados ao diabetes) e de sofrer um AVC. Diversos estudos mostram que a resistência à insulina multiplica por dois o risco de infarto até quinze anos antes do diagnóstico de diabetes, além do risco de AVC. As ocorrências de morte e infarto entre os diabéticos de meia-idade é duas vezes maior do que entre pessoas não diabéticas da mesma faixa etária. Além disso, diabéticos têm maior tendência a sofrer de depressão.

O Instituto Nacional de Diabetes e Doenças do Trato Digestório e Renais dos Estados Unidos divulgou, em 1993, que o diabetes é a principal causa de novos casos de cegueira entre adultos de 20 a 74 anos. Algo em torno de

12.000 e 24.000 novos casos de cegueira por ano são provocados por retinopatia diabética. Entre 60 e 70% dos diabéticos têm de sintomas moderados a formas graves de neuropatia diabética. A neuropatia é a principal causa de amputações dos membros inferiores não decorrentes de traumatismos, e estudos ainda sugerem que 70% dos amputados morrem dentro de cinco anos.[83] Muitas pessoas com diabetes sofrem de gastroparesia, ou esvaziamento gástrico retardado. Todos esses distúrbios parecem estar associados à hiperinsulinemia (alta taxa de insulina no sangue) e à hiperglicemia (alta taxa de glicemia).

O diabetes, em resumo, é um envelhecimento acelerado. Então a hiperinsulinemia se torna uma parte da sequência contínua do desenvolvimento do diabetes. É um alerta antes de a doença ser diagnosticada e do envelhecimento acelerado que chamamos de doença crônica. A hiperinsulinemia avisa que corremos mais risco de desenvolver doenças degenerativas crônicas. Nosso metabolismo de carboidratos requer atenção e é um dos mais importantes elementos para prolongar a vida. A dieta e o estilo de vida sugeridos aqui nos ajudam a manter taxas saudáveis de glicemia.

O cuidado adequado do metabolismo de carboidratos é o segredo para uma vida saudável e longeva. A taxa normal de glicemia de jejum, segundo dados da Associação Americana de Diabetes, é 100. No entanto, como já dissemos antes, pesquisas recentes mostram que, se sua taxa de glicemia é de 86 ou mais, você já está entrando nos primeiros estágios de um metabolismo anormal e num processo acelerado de envelhecimento, e seu metabolismo de carboidratos está começando a deixar de ser saudável.

Um importante estudo da Universidade Harvard, realizado ao longo de doze anos com 42.500 profissionais de saúde do sexo masculino entre 40 e 75 anos que inicialmente não tinham diabetes, doença cardiovascular ou câncer, observou dois padrões alimentares. Uma dieta era prudente, com ingestão de média a alta de verduras, frutas, peixe, aves e grãos integrais. A outra, típica do Ocidente, incluía muita carne vermelha, alimentos processados, gorduras, laticínios, grãos refinados, açúcares e doces. Os pesquisadores constataram que o padrão de alimentação ocidental estava associado a um aumento substancial no risco de desenvolver diabetes tipo 2. E que altas taxas de glicemia levavam a complicações como cegueira, insuficiência renal e doença cardíaca. O sobrepeso, o sedentarismo e a dieta inadequada eram os fatores determinantes. Eles concluíram que os três eram importantes e que era difícil separar a má alimentação do excesso de peso e da falta de atividade física. O estudo deixou bem claro o peso dos três fatores no desenvolvimento do diabetes tipo 2.[84]

A hiperinsulinemia, uma bomba-relógio metabólica, está associada a uma série de doenças degenerativas crônicas. Não só é um grande fator para a doença cardíaca coronariana, como também se relaciona com o aumento de radicais livres associado com o estresse oxidativo, que contribui para problemas do coração e diminuição das funções cerebrais. Os danos celulares resultantes das altas taxas de insulina e glicemia podem levar a doenças degenerativas como hipertensão e câncer.

A glicemia alta crônica contribui também para a formação de produtos finais da glicação avançada, também conhecidos como AGEs. Isso resulta da glicosilação não enzimática de proteínas. Uma vez glicosiladas, elas perdem suas funções, provocando, mais tarde, problemas crônicos como doenças cardiovasulares ateroscleróticas e insuficiência renal. Elas causam o que chamamos de ligações cruzadas, que constituem, na verdade, um processo acelerado de envelhecimento. Essa glicosilação também produz poliálcoois. Os AGEs dos poliálcoois são associados a neuropatias, danos nos vasos sanguíneos, rins, lentes dos olhos e pâncreas, e geralmente aceleram o processo de envelhecimento. A formação do poliálcool é ligada à catarata e à diminuição das funções dos nervos. Assim, o mínimo que temos a fazer é controlar a taxa de açúcar no sangue.

GENÉTICA

O diabetes tipo 2 tem um componente genético muito mais forte do que o tipo 1. Muito se pesquisou sobre a doença na Inglaterra, onde vive 1,9 milhão de diabéticos. A genética responde por até 70% dos casos. No tipo 2, o histórico familiar e a obesidade são os fatores de risco que mais contam. Identificou-se uma mutação genética como possível causa do diabetes tipo 2 – um gene transportador de zinco conhecido como SLC30A8, envolvido no controle de secreção de insulina.

Em outro estudo genético, uma equipe do Reino Unido descobriu que pessoas com duas cópias do gene mutante TCF7L2 tinham o dobro de chances de desenvolver diabetes tipo 2.[85] De acordo com o professor Stephen Humphries, o gene "parece estar causando tantos casos de diabetes no Reino Unido quanto a obesidade". Os pesquisadores descobriram que aqueles que tinham uma variante do gene TCF7L2 eram 50% mais propensos a manifestar a doença. Humphries, pesquisador chefe do estudo para o centro de genética cardiovascular da Universidade de Londres, afirmou: "Embora estar acima do peso seja um grande fator de risco para o surgimento do diabetes, é evidente que a constituição genética do indivíduo influencia em muito se ele desenvolverá a doença ou não". Ele disse ainda que 40% da população possui uma mutação do gene, enquanto 10% carregam os dois. Mais uma vez, a mensagem é clara: os genes carregam a arma, e o estilo de vida puxa o gatilho. Nossos genes não determinam o que somos – apenas nos tornam mais vulneráveis ao nosso estilo de vida. É o estilo de vida que faz a diferença.

Outro gene, o ENPP1, perturba a forma pela qual o corpo armazena energia e controla o açúcar bloqueando o hormônio insulina. Uma pesquisa de uma equipe da França e do Reino Unido revelou que crianças portadoras de uma versão defeituosa do ENPP1 muitas vezes se tornavam obesas já aos 5 anos.

O gene SUMO-4 ajuda a regular o sistema imunológico do corpo, que o defende de infecções, segundo foi constatado na Faculdade de Medicina da Georgia, nos Estados Unidos. O gene possibilita a produção de mais citocinas e comanda a aceleração da reação imunológica nas células produtoras de insulina do pâncreas. Em outras palavras, ele intensifica a inflamação.

Apesar do componente genético, não precisamos usar isso como desculpa e cair no fatalismo. Temos o controle do nosso destino e devemos ter coragem de adotar um estilo de vida que nos torne imunes ao diabetes. É disso que trata este livro.

O diabetes tipo 2, descrito aqui, é provocado pela própria pessoa, e sua incidência aumenta cada vez mais entre os jovens. Por causa da má alimentação e dos péssimos hábitos, ele está se tornando cada vez mais comum entre crianças de 5 a 10 anos. A dieta e o estilo de vida da Cultura da Morte estão acelerando a manifestação de uma tendência genotípica ao diabetes. No que se refere ao diabetes tipo 1, 85% das pessoas não têm predisposição genética, embora ela ainda exerça certa influência. O tipo 1 é conhecido como diabetes melito insulinodependente (DMID) porque as células beta do pâncreas são destruídas por uma espécie de processo inflamatório. Pesquisas indicam que entre 75% e 90% das pessoas com diabetes tipo 1 têm contagem de anticorpos bem aumentada contra suas próprias células beta. Esses linfócitos B parecem estar associados ao leite de vaca. Duas proteínas específicas do leite geram uma reação cruzada com as células beta do pâncreas. A ingestão de leite de vaca nos primeiros meses de vida por crianças geneticamente predispostas ao diabetes tem sido associada a uma incidência do tipo 1 de onze a treze vezes maior do que entre aquelas que não tomam leite de vaca.

Os sintomas do diabetes podem surgir de uma hora para outra. Altas taxas de açúcar no sangue e na urina, urinação frequente e/ou xixi na cama são muito comuns entre as crianças. Entre outros sintomas estão: aumento de apetite, sede em excesso, perda de peso, fraqueza, cansaço, irritabilidade, alterações de humor e náuseas. O tipo 1 também tem sido relacionado a diversas infecções virais. A diferença é que no tipo 2 muitos dos mesmos sintomas se manifestam mais lentamente, mas com infecções resistentes, visão turva, coceira, cândida e uma certa confusão mental. Os casos do tipo 1 podem surgir de exposição a vírus como sarampo, caxumba, mononucleose, hepatite infecciosa, *coxsackie* e citomegalovírus. Esses vírus causam uma reação imunológica inflamatória que destrói as células beta do pâncreas em um bebê. Uma pesquisa feita com bebês indica que a exposição à rubéola ainda no útero pode aumentar o risco de desenvolver diabetes tipo 1 em 40%.

O diabetes tipo 1 pode ocorrer entre parentes, mas a relação não é tão forte. Em torno de 85% das pessoas com diabetes tipo 1 não têm parentes próximos diabéticos. Se você tem um irmão gêmeo com diabetes tipo 1, seu fator de risco para desenvolver a doença é de um em três. A figura 5 mostra os fatores de risco associados a parentes diabéticos.

FATORES DE RISCO FAMILIARES PARA O DIABETES	
Se:	Seu fator de risco é:
Seu irmão gêmeo tem diabetes	1 em 3
Seu irmão tem diabetes	1 em 14
Um ascendente tem diabetes	1 em 25
Sua mãe tem diabetes	1 em 40-50
Seu pai tem diabetes	1 em 20
Nenhum parente tem diabetes	1 em 500

Figura 5: Fatores de risco familiares para o diabetes. (Fonte: Rotter, J. I., Anderson, C. E., Rubin, R., Congleton, J. E., Terasaki, P. I., e Rimoin, D. L. "HLA genotypic study of insulin-dependent diabetes: the excess of DR3/DR4 heterozygotes allows rejection of the recessive hypothesis", *Diabetes*, fev. 1983, 32(2):169-174.)

O DESENVOLVIMENTO DO DIABETES TIPO 2

Nos primeiros estágios, os diabéticos do tipo 2, ou não insulinodependentes (DMNID), produzem insulina, mas suas células são incapazes de usá-la adequadamente por serem resistentes aos sinais do hormônio. A produção normal de insulina é, em média, de 31 unidades diárias no sangue. No diabetes resistente à insulina, o pâncreas pode trabalhar mais para produzir em torno de 114 unidades de insulina.[86] O que gera a resistência à insulina é a quebra na comunicação entre a insulina, um mensageiro químico, e os receptores desse sinal, as proteínas transportadoras GLUT-4. Estas são proteínas internas das células que se deslocam até a membrana celular, pegam a glicose e a levam para dentro. Quando há resistência à insulina, as células não recebem a mensagem. Assim, com as células sem entender o sinal da insulina e recebendo açúcar, a glicemia se mantém elevada, fazendo com que as células beta do pâncreas bombeiem mais insulina na tentativa de que as outras entendam a mensagem. No início do processo da doença, é permitida a entrada da glicose. É o que chamamos de *resistência à insulina compensada*, uma vez que o pâncreas lança mais insulina e glicose para estabilizar por um tempo. À medida que isso acontece, as células beta do pâncreas vão se esgotando por estar produzindo até quatro vezes mais insulina do que o normal. No estágio seguinte, as taxas de glicose se mantêm elevadas nessa *resistência à insulina descompensada*, e, com o passar do tempo, a pessoa chega a um diabetes tipo 2 avançado com inflamação ou até "exaustão" das células beta. Aproximadamente 30% das pessoas com diabetes tipo 2 injetam insulina diariamente, pois suas células produtoras do hormônio se esgotam por excesso de trabalho. Assim, esses diabéticos do tipo 2, não insulinodependentes, se tornam insulinodependentes.

A resistência à insulina pode decorrer de diversos fatores. Os receptores de insulina externos à célula podem não aceitar o hormônio, ou há muito poucos receptores quando a glicose entra nas células, ou as células não a usam adequadamente, ou o excesso de gordura alimentar se acumula nas células, atrapalhando a absorção da glicose. Parte do problema reside no fato de que a capacidade de passar de glicogênio a glicose é impedida dentro das células, e lá existe uma reserva.

Todo esse sistema é, de alguma maneira, afetado pela produção de radicais livres associados à hiperinsulinemia. Essa grande produção de radicais livres ativa o NF-kB, um regulador que atua dentro do núcleo celular. Sua ativação intensifica respostas inflamatórias, resultando na produção de mais radicais livres e, eventualmente , na morte da célula beta. Dessa forma, percebemos que também existe uma ligação entre inflamação e diabetes. No final das contas, a inflamação ocorre não só pela inflamação autoimune que temos no diabetes 1, mas também como a inflamação mais crônica e menos intensa do tipo 2.

A **N-acetilcisteína** é precursora da glutationa (GSH) e um poderoso antioxidante que regula o metabolismo celular e a expressão gênica.

Acredita-se que a GSH previne a oxidação que prejudica a célula beta, e faz isso inibindo a ativação do NF-kB. Dessa maneira, é possível que a inflamação gerada pela ativação do NF-kB tenha grande influência no desenvolvimento do diabetes. E, nesse caso, a N-acetilcisteína, que inibe a ativação do NF-kB, pode prevenir ou retardar o início da doença.

Na presença de outros oxidantes, o NF-kB pode ativar as moléculas de adesão de célula vascular (VCAM-1, sigla em inglês para *vascular cell adhesion molecules*), em especial o endotélio. Quando ativadas, essas moléculas favorecem a ligação entre as células do plasma e o endotélio, criando, assim, mais obstruções, desde o nível capilar até as artérias. O aumento das VCAM-1 tem sido considerado um dos mais importantes eventos iniciais da aterosclerose. Observou-se que pacientes com diabetes tipo 2 e hipertensos com intolerância à glicose têm altas concentrações plasmáticas de VCAM-1.[87] Nos diabéticos, a N-acetilcisteína pode agir em conjunto com as vitaminas antioxidantes C e E; as três juntas reduzem a glicemia em ratos. Elas também aumentam a massa de células beta e preservam o conteúdo de insulina.

DIABETES EM CRIANÇAS

O diabetes tipo 1 cresce de maneira alarmante no mundo todo, na proporção de 3% ao ano. Por volta de 70.000 crianças de até 14 anos manifestam o diabetes anualmente.

Cada vez mais, elas têm desenvolvido também o tipo 2, tanto nos países em desenvolvimento como nos desenvolvidos, com relatos de crianças com diabetes tipo 2 já aos 8 anos de idade. Aproximadamente 2 milhões de jovens entre 12 e 19 anos têm diabetes tipo 2 diretamente relacionado com obesidade e inatividade. A cada catorze adolescentes, um tem a doença.

Num estudo publicado na edição de novembro de 2005 do *Pediatrics*, com base em dados envolvendo 950 crianças numa pesquisa de saúde realizada entre 1999 e 2000 nos Estados Unidos, constatou-se que, entre 177.000 americanos com menos de 20 anos, tanto o diabetes tipo 1 quanto o tipo 2 aumentaram. Cerca de 25% das crianças com diabetes agora têm o tipo 2, contra apenas 4% dez anos atrás. Aproximadamente 7% das que participaram do estudo eram pré-diabéticas – o correspondente a 2 milhões de crianças. Cerca de 16% das crianças do estudo eram obesas. O estudo sustenta a ideia de que nossas crianças estão à frente na corrida em direção a uma catástrofe diabética.

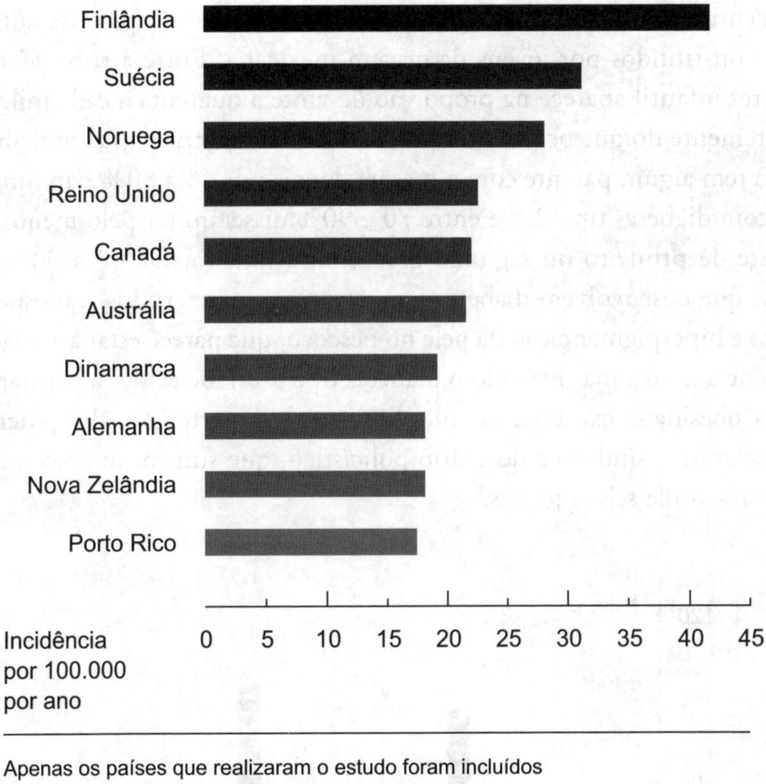

Figura 6: Os dez países com maior incidência de diabetes tipo 1 entre crianças de 0 a 14 anos. (Fonte: *Diabetes Atlas*, 3ª edição, Federação Internacional do Diabetes, 2006.)

Cerca de 5 milhões de crianças estão acima do peso nos Estados Unidos. O sobrepeso é considerado a nova epidemia entre elas, com um aumento geral de 33% na incidência do diabetes nos últimos dez anos. O diabetes tipo 2, de doença dos nossos pais e avós passou a ser uma enfermidade de nossas crianças. Em 1994, o tipo 2 foi responsável por 16% dos novos casos de diabetes infantil e, em 1999, ficou entre 8 e 45%, dependendo do estado.[88] Em Ohio e no Arkansas, crianças afro-americanas com diabetes tipo 2 representaram entre 70 e 75% dos novos casos de diabetes infantil.[89]

Em Ventura, na Califórnia, 31% dos casos de diabetes típico de adultos eram constituídos por jovens de origem mexicana. Entre a tribo *pima*, o diabetes infantil aparece na proporção de vinte a quarenta a cada mil. Diferentemente do que ocorre no tipo 1, a maioria das crianças com diabetes tipo 2 tem algum parente com a mesma doença; de 45 a 80% têm um dos pais com diabetes tipo 2;[90] e entre 70 e 90% disseram ter pelo menos um parente de primeiro ou segundo grau com a doença. De 60 a 90% dos jovens que desenvolvem diabetes têm acantose, caracterizada por espessamento e hiperpigmentação da pele no pescoço, que parece estar associada à resistência à insulina. Estando o diabetes tipo 2 estabelecido, a permanência da obesidade exacerba as complicações de hipertensão, dislipidemia, aterosclerose e síndrome de ovário policístico, que surgem mesmo que os pacientes ainda sejam jovens.[91]

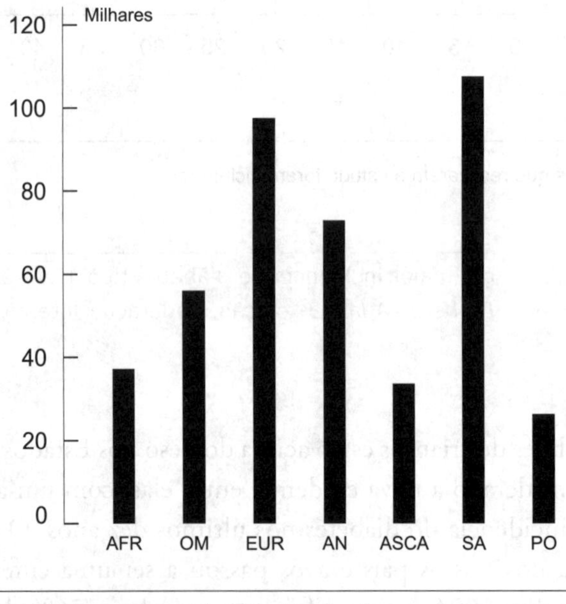

Figura 7: Incidência estimada de diabetes tipo 1 em crianças de 0 a 14 anos, por região. (Fonte: *Diabetes Atlas*, 3ª edição, Federação Internacional do Diabetes, 2006.)

Pesquisadores examinaram diferentes estudos da área de saúde com mais de 6.000 jovens americanos de 6 a 18 anos entre 1988 e 1994 e avaliaram dados de 3.000 jovens na China e 7.000 na Rússia. Nos Estados Unidos, cerca de 11% dos jovens eram obesos e pouco mais de 14% estavam acima do peso, contra 6% de obesos na Rússia e 10% com sobrepeso. Na China, 3,6% eram obesos e 2,4% estavam acima do peso.[92] Em comparação com os Estados Unidos e a Inglaterra, as crianças russas e chinesas de famílias mais abastadas tendiam a ser mais pesadas.

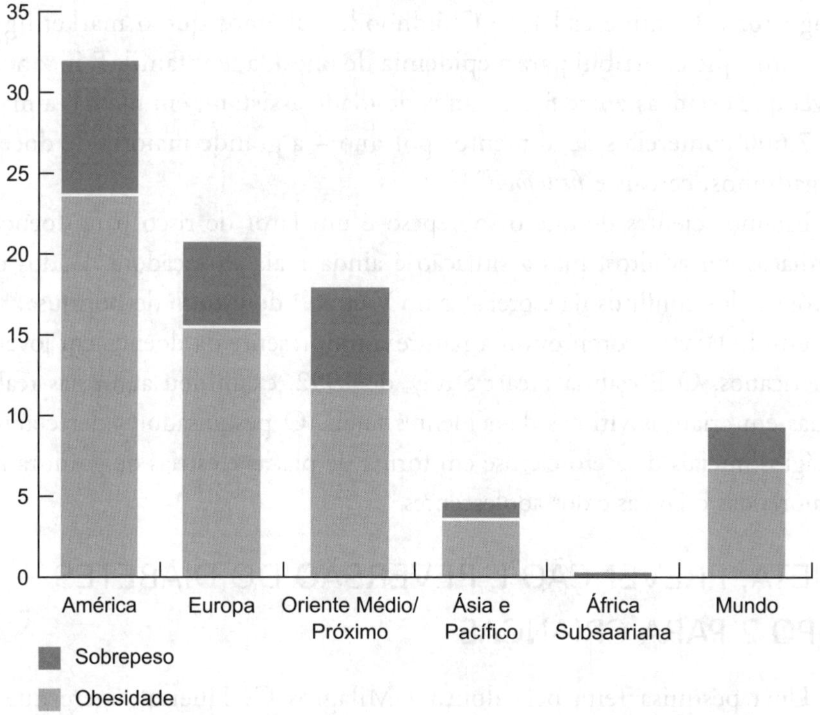

Figura 8: Sobrepeso e obesidade entre crianças em idade escolar (5-17 anos) em todo o mundo. (Fonte: *Diabetes Atlas*, 2ª edição, International Obesity Task Force [Força-tarefa Internacional contra a Obesidade], 2003.)

Diariamente, nossas crianças são empanturradas com propagandas de alimentos nocivos a elas. Um estudo da Kaiser Family Foundation analisou mais de 8.000 campanhas publicitárias usando informações detalhadas sobre os hábitos televisivos de crianças de três faixas etárias. Os pesquisadores constataram que crianças de todas as idades são bombardeadas com promoções de *fast-food*, *junk food* e refrigerantes, e as de 8 a 12 anos assistem à maioria das propagandas de alimentos. Esse mercado, o dos pré-adolescentes, é particularmente importante para os anunciantes porque abrange as idades em que os jovens começam a tomar suas próprias decisões de compra. Segundo a doutora Susan Linn, da Campaign for a Commercial-Free Childhood, "sabemos que o marketing é um fator que contribui para a epidemia de obesidade infantil. É inconcebível que crianças entre 8 e 12 anos de idade assistam, em média, a mais de 7.600 comerciais de alimentos por ano – a grande maioria de doces, salgadinhos, cereais e *fast-food*".[93]

Estamos cientes de que o sobrepeso é um fator de risco para doenças cardíacas em adultos, mas a situação é ainda mais ameaçadora. Dados de autópsia dos conflitos na Coreia[94] e no Vietnã,[95] do estudo de Bogalusa,[96] e do estudo PDAY [97] comprovam a natureza onipresente da doença em jovens americanos. O Bogalusa Heart Study, de 1992, examinou autópsias realizadas em crianças vítimas de acidentes fatais. O pesquisadores detectaram estágios iniciais de aterosclerose em forma de placas e estrias de gordura na maioria das crianças e dos adolescentes.[98]

DIETA, PREVENÇÃO E REVERSÃO DO DIABETES TIPO 2 PARA CRIANÇAS

Uma pesquisa feita pela doutora Milagros G. Huerta sugere que a deficiência de magnésio está relacionada com o diabetes tipo 2 entre crianças obesas, que apresentam maior tendência a ter resistência à insulina.[99] Esse estudo foi realizado para verificar se as crianças obesas obtinham magnésio suficiente em suas dietas e se a falta dele no organismo poderia gerar resistência à insulina e, consequentemente, diabetes tipo 2. Constatou-se que 55% das crianças obesas não obtinham quantidade suficiente desse mineral por meio dos alimentos que consumiam, contra apenas 27% das crianças magras. Os resultados mostram que crianças obesas ingeriam 14,4% menos magnésio por meio de alimentos do que as magras, mesmo que ambas consumissem mais ou menos a mesma quantidade de calorias por dia. Aquelas que tinham índices menores do mineral apresentavam maior resistência à insulina. Crianças obesas costumam ingerir mais calorias de alimentos gordurosos do que as magras. Além de não consumir alimentos ricos em magnésio, elas mostram ter problemas em aproveitar o pouco magnésio dos alimentos que ingerem. A gordura corporal em excesso pode impedir que as células do corpo usem esse mineral para quebrar carboidratos.

Entre os sintomas característicos do diabetes tipo 2 em crianças estão: sobrepeso, estágios iniciais de doença cardíaca, deficiência de magnésio e resistência à insulina. A clorofila, obtida em vegetais, é rica em magnésio e constitui um alimento essencial para o ser humano – o mineral é encontrado no centro de toda molécula de clorofila. Conforme mostra a figura 9, o sangue vegetal (clorofila) e o sangue humano (hemoglobina) não diferem tanto assim.

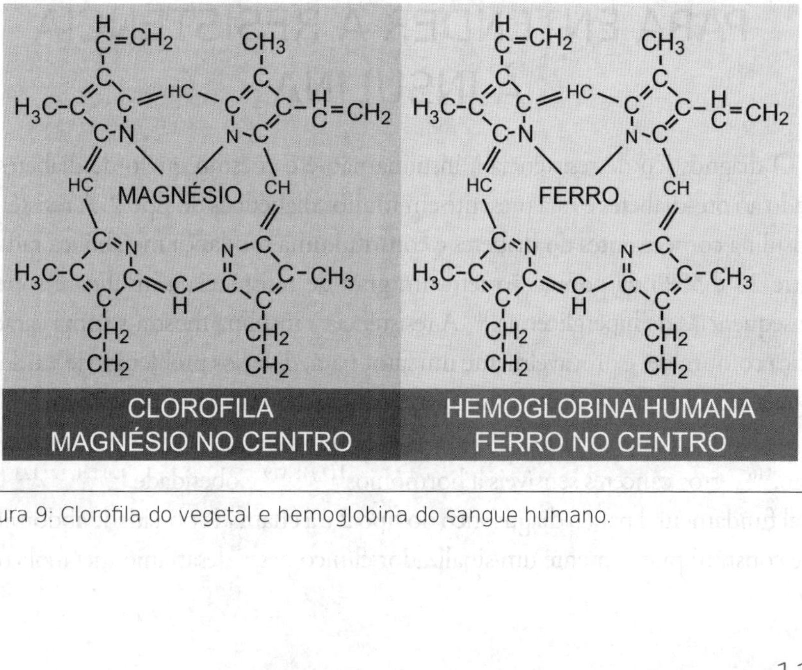

Figura 9: Clorofila do vegetal e hemoglobina do sangue humano.

O magnésio é dezessete vezes mais predominante no coração do que em qualquer outro tecido do corpo humano. O renomado cientista e pesquisador doutor Max Oskar Bircher-Brenner refere-se à clorofila como "energia solar concentrada" e diz:

> A clorofila melhora as funções cardíacas, atua sobre o sistema vascular, os intestinos, o útero e os pulmões. Aumenta a troca básica de nitrogênio, sendo, portanto, um fortificante que, considerando suas propriedades estimulantes, não pode ser comparado a nenhum outro.[100]

Uma das razões para a clorofila ser tão efetiva pode ser sua semelhança com a hemina. Esta é parte da hemoglobina, a fração de proteína do sangue humano que transporta oxigênio. Estudos que remontam ao ano de 1911 mostram que as moléculas de hemina e clorofila são surpreendentemente parecidas, com a diferença de que a clorofila é ligada por um átomo de magnésio e a hemina, por um de ferro.[101] Testes revelam que coelhos com anemia grave voltam rapidamente ao normal depois que a clorofila é administrada.[102] Embora a operação química exata não tenha sido comprovada, o corpo humano parece ser capaz de substituir o magnésio por ferro e recompor o sangue. É como se um paciente anêmico recebesse uma transfusão.

PARA ENTENDER A RESISTÊNCIA À INSULINA

O diagnóstico de resistência à insulina não é o mesmo que o de diabetes. É ligado ao pré-diabetes e está presente em muitos diabéticos do tipo 2. A resistência à insulina começa antes do diabetes e constitui uma mudança metabólica radical. Entre 25 e 35% da população tem um grau de resistência à insulina e sofre as consequências da hiperglicemia.[103] A resistência à insulina mostra-se uma característica comum de, e provavelmente um fator para, diversos problemas de saúde inter-relacionados como diabetes melito,[104] síndrome do ovário policístico,[105,106,107] dislipidemia,[108] hipertensão,[109,110] doença cardiovascular,[111,112,113,114,115] apneia do sono,[116] certos cânceres sensíveis a hormônios[117,118,119] e obesidade.[120,121,122,123] Um sinal fundamental para o diagnóstico do tipo 2 é a chamada obesidade abdominal, que constitui praticamente um sinalizador clínico desse desarranjo metabólico.

Em minha experiência clínica, a deficiência de magnésio é bastante comum, e ocorre em 90% das pessoas com diabetes. A resistência à insulina também está associada à hipertensão. Experimentos com deficiência de magnésio mostraram que ministrar magnésio melhora a sensibilidade do tecido à insulina. Se a dieta é destituída de potássio, também pode gerar resistência à insulina em locais pós-receptores.[124] Zinco, cromo e vanádio contribuem para reduzir a resistência à insulina, assim como a biotina, de acordo com pesquisas.[125] A vitamina E também tem seu papel. Cerca de 600 miligramas já eram suficientes para fazer a diferença.

A taurina e a glutationa parecem diminuir a resistência à insulina, bem como a coenzima Q10, que também melhora as taxas de açúcar no sangue, a pressão sanguínea e a absorção de vitaminas C, E e betacaroteno. O ácido alfalipoico é especificamente bom para melhorar a resistência à insulina. A dieta rica em fibras também, ao contrário da dieta rica em gorduras saturadas, que só faz piorá-la. As verduras reduzem a insulina em jejum e os alimentos ricos em vitamina A diminuem a resistência à insulina.

O estresse também tem sua influência. O estresse agudo parece estar claramente associado à resistência à insulina grave, embora reversível.[126] O estresse e seu tratamento merecem nossa atenção.[127] Um estudo feito por Nelson mostrou que o estresse psicossocial desempenha um papel na elevação crônica da hidrocortisona, resultando no aumento dos níveis de insulina no plasma. O hormônio leptina é secretado pelo tecido adiposo. Altas taxas de leptina teriam ação sobre o hipotálamo para reduzir a gordura corporal. Mas, conforme a porcentagem de gordura corporal aumenta, nem mesmo altos níveis de leptina conseguem executar seus processos metabólicos. Dessa forma, na obesidade, temos a resistência à leptina,[128] que pode diminuir à medida que a pessoa se torna mais sensível à insulina.

Resumindo, alguns dos fatores que contribuem para a resistência à insulina e, portanto, para o diabetes, são: alimentação rica em gorduras; alimentação pobre em proteínas; deficiência dos ácidos graxos ômega-3 e ômega-6; dieta rica em carboidratos simples; refeições com altos índices glicêmicos acompanhadas de açúcar refinado e amidos; estresse; baixo consumo de fibras; carência dos minerais cálcio, magnésio, cromo, vanádio, potássio e zinco; falta de carotenoides; baixa ingestão de vegetais; falta de exercício; hábitos televisivos; e nicotina.

DIABETES GESTACIONAL

O diabetes gestacional é a terceira principal categoria da doença que precisa de atenção. Ocorre em 5 a 14% das mulheres grávidas. É importante que o diagnóstico e o tratamento sejam feitos corretamente, pois o problema cria um grande risco para a manifestação do diabetes tipo 2 entre cinco e dez anos depois da gestação. Metade das mulheres que tiveram diabetes gestacional desenvolve o diabetes tipo 2.[129] Isso está associado às alterações metabólicas que ocorrem durante uma gravidez normal. Para reservar açúcar para o bebê, a placenta da mãe produz hormônios que naturalmente aumentam a resistência à insulina, redirecionando para o feto o açúcar que, antes da gravidez, ia direto para suas células. No início da gestação, o estrogênio e a progesterona da mãe aumentam e estimulam a hiperplasia das células beta do pâncreas e a maior liberação de insulina.[130]

O aumento da insulina eleva a utilização periférica da glicose e o armazenamento de glicogênio e abaixa as taxas de glicose. Contudo, isso muda no decorrer da gestação. Ocorre elevação das taxas de gonadotrofina coriônica humana, o que também leva à resistência à insulina. A hidrocortisona, que tem o maior poder de provocar diabetes, chega a seu índice máximo em 26 semanas. A progesterona, com propriedades anti-insulínicas, chega ao pico em 32 semanas. Esses dois marcos, a 26ª e a 32ª semanas, abrangem uma fase importante em que o pâncreas libera de 1,5 a 2,5 vezes mais insulina como reação à resistência.[131]

O PODER DIABETOGÊNICO DOS HORMÔNIOS NA GRAVIDEZ

Hormônio	Picos (semanas)	Poder diabetogênico
Prolactina	10	Fraco
Estradiol	26	Muito fraco
hcs	26	Moderado
Hidrocortisona	26	Muito forte
Progesterona	32	Forte

Figura 10: O poder diabetogênico dos hormônios na gravidez.

O diabetes gestacional é a complicação mais comum na gravidez. As mulheres que o manifestam têm um risco significativamente maior de desenvolver diabetes mais tarde. Isso pode acontecer imediatamente depois ou a longo prazo. O aumento nos casos de pré-eclâmpsia e, consequentemente, de cesarianas está estatisticamente associado a esse tipo de diabetes.

Um estudo realizado por Coustan e colegas revelou que 6% delas apresentaram tolerância irregular à glicose entre zero e dois anos após o parto; 13%, entre três e quatro anos; 15%, entre cinco e seis; e 30% entre sete e dez anos depois de dar à luz.[132] Outros estudos registraram a manifestação do diabetes tipo 2 em 30-50% dessas mulheres entre três e cinco anos após o parto.[133,134] Novas ocorrências de resistência à insulina, resultantes de outras gestações, aumentam as chances de desenvolver o diabetes tipo 2 no futuro. O risco relativo para o diabetes tipo 2 era de 1,95 para cada 4,5 quilos adquiridos durante a gravidez, além de aumentar a probabilidade de hipertensão, hiperlipidemia, alterações nas oscilações elétricas do coração e mortalidade.[135] Mulheres com diabetes melito gestacional (DMG) tinham triglicerídios, ácidos graxos, beta-hidroxibutírico e LDL acima do normal, e HDL abaixo do normal. Seus filhos mostraram maior incidência de doença e mortalidade perinatais. Um estudo mostrou um índice quatro vezes maior de mortalidade perinatal após gestações sem tratamento adequado de DMG.[136] Outros estudos indicaram maior número de natimortos associados com DMG.

A hiperglicemia maternal leva à hiperglicemia e à hiperinsulinemia fetal, com maior crescimento do feto, principalmente no tecido adiposo e no fígado.

Em estudos com filhos de mulheres com diabetes pré-gestacional e gestacional, constatou-se que a intolerância à glicose era treze vezes maior do que nos indivíduos-controle. Pode-se dizer que filhos de mulheres com DMG têm maior tendência à obesidade. Verificou-se também que o diabetes tipo 2 manifestou-se em 8,6% dos filhos de pré-diabéticas e em 45% dos bebês de mães diabéticas.[137]

ALZHEIMER ASSOCIADO AO DIABETES

Aproximadamente 4,5 milhões de americanos sofrem do mal de Alzheimer, e esse número deve triplicar em menos de cinquenta anos, segundo a Alzheimer's Association. Mais de 65% dos americanos estão acima do peso ou são obesos, e o CDC estima que 54 milhões de pessoas são consideradas pré-diabéticas.

O pré-diabetes e o diabetes significam alta taxa de açúcar no sangue, o que eleva em muito a probabilidade de desenvolver obesidade, doença cardíaca e, segundo pesquisas recentes, Alzheimer. Essa ligação pode prognosticar um drástico aumento nos casos de Alzheimer, a menos que sejam feitas intervenções alimentares e de estilo de vida imediatamente.[138]

O Alzheimer está começando a ser relacionado a esses fatores, e de maneira tal que os cientistas da faculdade de medicina da Universidade Brown têm se referido à doença como diabetes tipo 3.[139] Diversos estudos mostram que o acometimento de Alzheimer em pessoas com diabetes tipo 2 é o dobro da média. Um estudo do Karolinska Institutet, na Suécia, mostrou que mesmo pessoas com diabetes limítrofe (aquelas com glicemia alta) tinham 70% mais chances de desenvolver Alzheimer.[140] Aparentemente, o risco de demência é maior em pessoas com altas taxas de glicose no sangue – a má circulação sanguínea no cérebro causada pelo diabetes seria um fator fundamental. Um estudo de oito anos da Kaiser Permanente avaliou 22.582 pacientes de 50 anos ou mais com diabetes tipo 2 e observou que aqueles com maiores taxas de glicemia apresentaram maior risco de demência ou Alzheimer. Em comparação com aqueles com níveis normais de hemoglobina glicosilada (HbA1c menor que 6), os que tiveram HbA1c maior que 12 eram 22% mais propensos a manifestar demência, e entre os que apresentaram mais que 15 esse risco subia para 78%. Assim como a doença vascular periférica leva a amputações, deve haver uma demência vascular que é desencadeada pela má circulação de sangue no cérebro.

Novas pesquisas relacionando diabetes e Alzheimer sugerem que a alta taxa de glicemia do diabetes pode provocar a formação de produtos finais da glicação avançada, ou AGEs.[141] Essas substâncias são derivadas do açúcar e se formam no corpo pela interação de carboidratos e proteínas, lipídeos, ou ácidos nucleicos como o DNA. Os AGEs afetam a estrutura e as funções das proteínas e dos tecidos que as contêm.[142] Estudos recentes revelaram que tanto a formação quanto o acúmulo de AGEs são intensificados pelo diabetes.[143] De acordo com evidências fornecidas por Edward R. Rosick:

Os produtos finais da glicação avançada tornam-se ainda mais nocivos quando combinados com radicais livres formados durante a produção de energia nas células. Esses agentes altamente reativos geram estresse oxidativo, o que pode causar dano celular. Hoje os pesquisadores acreditam que o estresse oxidativo pode estar envolvido na formação dos AGEs, que, por sua vez, levam a estresse oxidativo maior ainda. A maioria dos AGEs que se acumulam nas proteínas é produzida sob condições de alto estresse oxidativo. Novas evidências mostram que este pode ser um importante fator que contribui para a resistência à insulina e para o diabetes tipo 2.[144,145]

Autópsias realizadas em cérebros de pacientes com Alzheimer detectaram sinais de considerável degeneração oxidativa por radicais livres, e pesquisas recentes indicam que os AGEs podem desencadear essa degeneração.[146] A degeneração oxidativa e o acúmulo de AGEs são os fatores bioquímicos comuns tanto no diabetes como no Alzheimer.

E nós temos, sim, proteção nutricional contra esse tipo de estresse oxidativo. Estudos mostram que o ácido alfalipoico ajuda a proteger o cérebro contra danos resultantes do estresse oxidativo causado por radicais livres, o que tem grandes implicações em sua potencial contribuição contra o mal de Alzheimer.[147,148]

Outra boa notícia é que a alta taxa de açúcar no sangue do diabetes e o maior risco de desenvolver Alzheimer estão relacionados com o consumo de alimentos processados de alto índice glicêmico, e não de alimentos naturais. Pesquisas recentes sugerem que os antioxidantes presentes em sucos de frutas e verduras diminuem o risco de Alzheimer. O Projeto Kame, um estudo de longo prazo com mais de 1.800 nipo-americanos conduzido em Seattle entre 1992 e 1994, começou a avaliar participantes que não sofriam de demência, com cerca de 71 anos de idade. O acompanhamento foi feito até 2001. Nesse período, 81 casos prováveis de Alzheimer foram diagnosticados em participantes que haviam concluído as avaliações alimentares. Aqueles que disseram tomar sucos de frutas ou verduras pelo menos três vezes por semana mostraram ter 73% menos tendência ao Alzheimer do que aqueles que bebiam suco menos de uma vez por semana.[149] É muito bom saber disso, afinal a dieta antidiabetogênica da Cultura da Vida inclui grandes quantidades de sucos de verduras frescas.

ASSOCIAÇÃO COM O CÂNCER

Além do diabetes, existe uma forte ligação entre taxas elevadas de insulina e alguns tipos de câncer. Em um estudo, dez mulheres na pós-menopausa com câncer no endométrio tiveram índices muito mais altos de insulina sérica em jejum do que as do grupo-controle. Os pesquisadores detectaram receptores de insulina nos ovários após a menopausa, um lugar incomum para encontrá-los.[150] Em um estudo com 3.358 mulheres (752 com câncer de endométrio e 2.606 controles), confirmou-se uma associação entre DMNID e a maior tendência ao câncer de endométrio.[151] Acredita-se que a insulina afeta o desenvolvimento do câncer de endométrio por suas propriedades de estimulação hormonal. Em um estudo com 22 pacientes com esse tipo de câncer, aquelas com hiperinsulinemia tinham muito mais receptores de hormônios esteroides na região do tumor do que as pacientes com baixa insulinemia.[152,153] Constatou-se, também, uma relação entre os níveis de insulina e o câncer de cólon. Em 102 casos de câncer colorretal, decobriu-se que aqueles com as taxas mais altas de glicose em jejum tinham quase o dobro de risco de desenvolver câncer de cólon. E os que apresentaram os índices mais altos de insulina em jejum também apresentaram maior probabilidade de manifestar esse câncer.[154]

Um estudo recente do *American Journal of Clinical Nutrition* revelou que pessoas que consomem grandes quantidades de açúcar refinado diariamente têm maior risco de ter câncer no pâncreas, responsável pela morte de cerca de 30.000 americanos todos os anos. Dos quase 80.000 homens e mulheres cujas dietas foram avaliadas entre 1997 e 2005, 131 tiveram câncer pancreático. Os que ingeriam bebidas carbonatadas, como refrigerantes, ou adoçadas com xarope de milho até duas vezes por dia eram 90% mais propensos a ter câncer no pâncreas do que aqueles que não consumiam essas bebidas. Aqueles que acrescentavam açúcar em suas comidas ou bebidas pelo menos cinco vezes ao dia mostraram ter 70% mais risco de desenvolver o câncer do que os outros.[155] É evidente que a maior demanda de insulina decorrente do grande consumo de açúcar sobrecarrega o pâncreas e aumenta o risco de câncer.

RESUMO DO CAPÍTULO 2

No capítulo 1 foram apresentados dados surpreendentes que revelam que o diabetes é uma pandemia mundial. No capítulo 2, o leitor percebe que, vivendo na Cultura da Morte (representada por um estilo de vida e uma dieta repletos de carboidratos, laticínios, farinha branca, açúcar refinado, alimentos de origem animal cozidos, gorduras saturadas, gorduras trans, nicotina, café, alimentos carregados de agrotóxicos e metais pesados, vacinas, ar e água de má qualidade e estresse), somos responsáveis pela pandemia do diabetes. Ou seja, o diabetes é um sintoma da Cultura da Morte.

Além dos hábitos da Cultura da Morte que agravam e são a gota d'água para a tendência genética, há também os fatores econômicos. As pessoas que vivem em piores condições são as mais suscetíveis, exceto em países como Brasil, China, Rússia e Índia, onde os mais abastados têm mais acesso a *junk food* e apresentam maiores taxas de obesidade, que está associada ao diabetes.

O que queremos mostrar, portanto, é que vivemos num mundo cujo estilo de vida e alimentação são um Crime Contra o Bom Senso. É muito claro. Ao leitor é dada a oportunidade de escolher a Cultura da Vida, em vez da Cultura da Morte. Os capítulos 3 a 6 deste livro lhe concedem a sabedoria para não ser mais vítima dos Crimes Contra o Bom Senso e mostram como fazer isso de maneira simples e descomplicada para que você tenha uma vida plena e livre do diabetes.

AS CONDIÇÕES FINANCEIRAS NÃO AFETAM OS DETERMINADOS

Queremos deixar bem claro que, nas sociedades ocidentais, pertencer à classe baixa não sentencia as pessoas a consumir alimentos processados e baratos que provocam o diabetes, apesar de ser difícil mudar essa tendência diabética. Habilitado, por este livro, a ingerir alimentos orgânicos, integrais e vivos, dos quais é necessário comer apenas a metade para obter os mesmos nutrientes em comparação com os alimentos cozidos, você pode prevenir ou reverter o diabetes. Ainda quero encontrar uma pessoa, independentemente de sua situação financeira, que não seja capaz de mudar para a alimentação e os hábitos da Cultura da Vida. E o mais impressionante é que, em nossa cultura avançada ocidental, temos acesso a alimentos e concentrados que nos proporcionam as mais poderosas formas de nutrição, com as quais nossos antepassados nunca sonharam. Isso quer dizer que podemos fazer muito mais do que apenas conquistar uma condição não diabética, mas uma condição pós-diabética em que a saúde da pessoa é ainda melhor do que era antes da doença, e melhor do que a de muita gente que nunca teve diabetes.

Mesmo nas sociedades em desenvolvimento, onde a urbanização – com sua dieta e seus hábitos – faz disparar a incidência do diabetes, voltar a adotar um estilo de vida do campo pode proporcionar a alimentação nativa que, por séculos, protegeu as pessoas do desse mal. É importante não esquecer que os índios *pima* – hoje com índice de 51% da doença – tinham apenas um caso registrado em 1920, época em que viviam em sua própria terra e dela obtinham seus alimentos. Quanto a seus primos, os *tarahumara*, que permaneceram em suas terras e mantiveram sua dieta, apenas 6% de sua população é diabética.

Acredito que esses resultados saudáveis serão repetidos em todas as culturas indígenas que abandonarem a farinha branca, o açúcar refinado, a gordura hidrogenada e animal cozidas e voltarem a suas terras e a seu estilo de vida nativo.

APRESENTAÇÃO DO CAPÍTULO 3

No próximo capítulo, discutiremos uma abrangente teoria das causas do diabetes que ajudarão a esclarecer como lidar adequadamente com seu metabolismo. É uma teoria que explica a efetividade dos resultados clínicos – e, como todas as outras, ela precisa ser comprovada. As teorias nos fornecem um caminho para investigar o que está acontecendo. Então, mais pesquisas são necessárias para contestá-las, ou comprová-las. A questão é que há resultados potencialmente significativos, e no próximo capítulo apresentaremos uma teoria que nos ajuda a desenvolver e entender a lógica do programa de 21 dias para curar o diabetes, sobretudo o tipo 2 e o gestacional, bem como fornecer um caminho para pesquisas futuras. Provar algo é mais difícil do que formular uma teoria – por exemplo, foram necessários mais de trinta anos para se provar a ligação entre tabagismo e câncer de pulmão. A beleza está no fato de a abordagem ser segura e extraordinária para criar o máximo de bem-estar – e, pela qual, só se tem a ganhar.

CAPÍTULO 3

Uma teoria abrangente sobre o diabetes

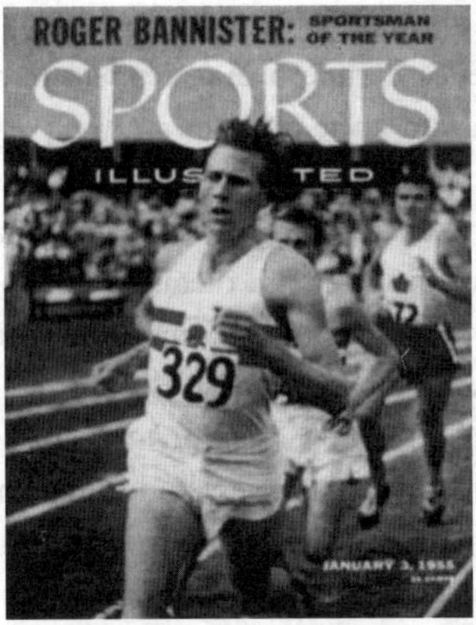

"Não mais consciente de meus movimentos, descobri uma nova união com a natureza. Eu encontrara uma nova fonte de força e beleza que nunca imaginei existir."

Roger Bannister,
ao quebrar o recorde de corrida de 1 milha em 4 minutos

Até 1954, quando Roger Bannister percorreu 1 milha em 4 minutos, ninguém acreditava que o ser humano fosse capaz de correr tão rápido. Bannister marcou o tempo de 3:59.4, superando uma barreira e, com ela, o paradigma e o conhecimento convencionais. Hoje, é comum vencer tal distância em menos tempo. Este livro declara que a barreira do diabetes foi superada e que temos a capacidade, se dispostos a isso, de reverter completamente o tipo 2 da doença.

Com um amplo conhecimento teórico sobre as causas do diabetes, tornamo-nos capacitados a desenvolver uma abordagem geral para a sua reversão. O termo "reverter" é diferente de atenuar, abrandar ou reduzir a necessidade de medicamentos. Não estou falando de controlar o diabetes tipo 2, que é o velho paradigma, publicado no *New York Times* e sustentado pela maioria dos médicos: "O diabetes não tem cura. É uma doença progressiva e fatal". Temos conhecimento clínico, técnica e experiência para reverter completamente a doença. Já superamos esse obstáculo. Agora, o que temos que fazer é deixar de lado a crença de que o diabetes não tem cura para, então, ter liberdade para acreditar no que é possível.

Na verdade, desde 1920, quando o doutor Max Gerson curou o doutor Albert Schweitzer do diabetes com nutrição baseada em alimentos vivos, muitos médicos têm recorrido a essa dieta. Ao longo dos últimos 25 anos, após adotá-la em minha vida e usá-la como ponto de partida para diversas formas de cura como médico holista, essa estratégia tem revertido o diabetes tipo 2 com frequência. Com a energia liberada pela compreensão desse fato vem a determinação de mudar nosso estilo de vida e nossos padrões alimentares para conquistar tal resultado. Segundo os mitos sustentados pela medicina alopática – que, aliás, não têm tido muito sucesso –, o diabetes é um caminho sem volta para a morte, acompanhado das mais diversas complicações. As estatísticas mostram que a forma pela qual o diabetes é atualmente tratado tira entre dez e dezenove anos da vida de uma pessoa. Quando nos libertamos da Cultura da Morte e passamos a adotar a Cultura da Vida, o que era irreversível passa a ter solução.

O diabetes tipo 2 é uma doença de etiologia ao mesmo tempo complexa e simples. Com base em experiências clínicas e pesquisas, o principal culpado é o incrível aumento do consumo de açúcar refinado, farinha branca e carboidratos refinados, em detrimento de carboidratos naturais complexos, como vagens e grãos. O livro do doutor Thomas Cleave publicado em 1975, *The saccharine disease: conditions caused by the taking of refined carbohydrates such as sugar and white flour* [A doença do açúcar: problemas causados pelo consumo de carboidratos refinados como açúcar e farinha branca], foi um divisor de águas ao mostrar que, vinte anos após a introdução desses ingredientes em uma cultura, ocorre um "surto" do diabetes. Sua análise estatística mostrou que é o açúcar, e não a gordura, o fator determinante.

De acordo com o doutor Cleave, em 1955 acreditava-se que a principal causa do diabetes estava relacionada com a ingestão de gorduras. Isso ocorria em virtude de dados apresentados por H. P. Himsworth[1] em 1949, segundo os quais, durante a Segunda Guerra Mundial, a mortalidade por diabetes caiu na mesma proporção que o consumo de gorduras.

O doutor Cleave mostrou que a mortalidade pela doença tem relação estatística muito maior com o consumo de carboidratos refinados – açúcar e farinha brancos – do que com o consumo de carboidratos em geral (tanto complexos como refinados). Essa correlação revelou-se muito maior do que a correlação com a ingestão de gorduras. Ele mostrou também que o aumento no consumo de gorduras entre 1900 e 1960 foi pequeno em comparação com o de carboidratos refinados, o que fez o diabetes saltar do 27º para o 7º lugar na lista de causas de morte. O drástico aumento no consumo desses produtos foi o único que coincidiu com os índices de mortes por diabetes. Isso ficou evidente pelo fato de o diabetes não ter tido crescimento significativo nas comunidades em que não houve introdução de carboidratos refinados.

Dessa forma, o doutor Cleave concluiu, assim como nós, que a adoção desses produtos por uma cultura é a principal, mas não a única, causa do grande aumento da incidência do diabetes. Entre os outros fatores estão o maior consumo de gordura animal cozida, gordura trans, metais pesados e agrotóxicos, e deficiência de vitaminas e minerais, geralmente decorrente de uma dieta baseada em alimentos industrializados, pobre em nutrientes, e com excesso de hormônios nocivos ou falta de hormônios benéficos. O estilo de vida também tem a sua influência: obesidade, estresse emocional, sono inadequado e ausência de exercícios. Seu trabalho, analisando diversas culturas, no entanto, chamou a atenção para a questão mais importante: o aumento excessivo no consumo de açúcar refinado.

Em 1959, G. D. Campbell[2] mostrou haver um período de vinte anos entre a introdução de carboidratos refinados em uma cultura e o início da eclosão do diabetes. Pesquisa realizada com zulus que viviam em área urbana foi publicada no *South African Medical Journal* em 1960.[3] A "regra dos vinte anos" também foi confirmada por Albertson em estudos na Islândia, onde, por volta de 1850, a alimentação era constituída por 85% de proteínas e gorduras, e nada de carboidratos refinados,[4] mas, a partir da introdução destes, as proteínas e as gorduras caíram para 45% da dieta e, seguindo a regra dos vinte anos, houve o surto de diabetes.

Em 1960, o estudo de A. M. Cohen com judeus iemenitas constatou uma baixa incidência do diabetes no Iêmen, que tem uma alimentação rica em gorduras e proteínas e o segundo menor consumo de açúcar do mundo.[5] Quando os judeus iemenitas migraram para Israel houve um aumento considerável no consumo de açúcar refinado, e esse povo, vindo de uma cultura onde a doença era praticamente desconhecida, passou a ter os mesmos índices apresentados pela sociedade israelense.

Os esquimós canadenses também tinham uma alimentação rica em gordura animal crua. Mas, vinte anos após a introdução de carboidratos refinados em sua cultura, os casos de diabetes aumentaram. Como escreveu o doutor Cleave: "Com a maior disponibilidade de açúcar e farinha brancos, o consumo do primeiro entre os esquimós canadenses aumentou para mais de 45 quilos anuais por pessoa e, passados os já mencionados vinte anos, a doença agora é comum entre eles".

Estudos feitos na Índia com grupos urbanos e rurais de mesma etnia mostraram que o diabetes é muito mais comum entre aqueles que vivem nas cidades, onde o consumo de carboidratos refinados é bem maior. Não é possível estabelecer uma relação com o consumo de gorduras, uma vez que essas culturas consomem a metade da quantidade considerada necessária para a saúde.

Nos Estados Unidos, os índios cheroquis seguiram a mesma tendência. Entre os nativos da tribo zulu da província de Natal, na África do Sul, o aumento do diabetes estava diretamente ligado à ingestão de carboidratos refinados (açúcar), pois a incidência do diabetes entre os que ingeriam caldo de cana (um carboidrato complexo) era menor. Os dados do doutor Cleave indicam que atualmente não há país onde o número de casos de diabetes não esteja diretamente relacionado com o consumo dos carboidratos refinados. Constatações semelhantes foram feitas com todas as tribos que migraram para centros urbanos, como os imigrantes curdos, os aborígines da Austrália[6] e da Nova Guiné,[7] e os polinésios em geral.[8]

Resumindo, estudos com diversas sociedades mostram os efeitos da introdução de carboidratos refinados em culturas onde o diabetes não era comum antes, tanto naquelas com alimentação pobre em proteínas e gorduras e rica em carboidratos complexos quanto nas que tinham uma dieta rica em gorduras e proteínas. A principal causa da pandemia mundial do diabetes tipo 2 é a adoção de açúcar refinado, farinha e arroz brancos, resultando numa "disparada" da doença vinte anos depois. Não é preciso dizer, portanto, que um programa alimentar bem-sucedido para curar o diabetes deve excluir qualquer tipo de carboidrato refinado.

O livro do doutor Cleave sintetizou e tabulou esses estudos e revelou que a "regra dos vinte anos" após a introdução de carboidratos refinados se aplicava a essas sociedades. Isso indica que a principal causa alimentar do diabetes é o açúcar industrializado. Com base em minha experiência clínica, bem como na discussão do doutor Esselstyn sobre a importância de evitar óleos por parte daqueles que sofrem de doença cardíaca avançada, descobri que até as frutas com índice glicêmico de moderado a alto aumentam as taxas de glicose no sangue de diabéticos e pré-diabéticos. Apesar de a ingestão limitada desses alimentos não ser tão prejudicial para essas pessoas, não a recomendo até que elas estejam em condições saudáveis (glicemia de jejum de 70 a 85 por no mínimo de seis meses a um ano). Nesse período, é mais prudente ingerir apenas frutas vermelhas, cerejas e frutas cítricas com baixo índice glicêmico.

GORDURA ANIMAL COZIDA E ÁCIDOS GRAXOS TRANS

O segundo principal fator para o desenvolvimento do diabetes é a presença de gordura animal cozida e ácidos graxos trans na alimentação. Além do diabetes, os cânceres de próstata e de mama, disfunções imunológicas e infertilidade também estão associados à ingestão em excesso dessas substâncias. Os médicos Walter Willett e Alberto Ascherio, da Escola de Saúde Pública de Harvard, calcularam que 30.000 mortes prematuras por ano são atribuídas ao consumo de gorduras trans.[9] Entre os alimentos ricos em ácidos graxos trans estão: margarina, pasta de amendoim, bolos, tortas, biscoitos, macarrão instantâneo, sorvetes e pratos pré-cozidos. Gorduras trans naturais também são encontradas em alguns alimentos de origem animal, como laticínios e gorduras presentes na carne, uma vez que o isômero trans é produzido por bactérias no trato gastrintestinal do gado bovino e de outros ruminantes. Essas gorduras trans naturais são responsáveis por 21% das fontes de alimentos de americanos adultos, segundo a FDA.[10] Os ácidos graxos trans prejudicam as funções da membrana celular porque deixam de ser gordura cis para se tornar ácidos graxos trans, ou mudam de uma forma curva para uma forma reta; sua estrutura molecular, portanto, se transforma e reduz o funcionamento da membrana celular, que alguns consideram a parte inteligente da célula e, certamente, crucial para a movimentação correta da glicose para dentro da célula. As gorduras parcialmente hidrogenadas têm grande concentração de ácidos graxos trans e são prejudiciais à membrana celular.

Mas é preciso deixar bem claro: nem todas as gorduras são nocivas. Os ácidos graxos ômega-3 e as gorduras monoinsaturadas melhoram o funcionamento da insulina. Um estudo realizado com 86.000 mulheres ao longo de dezesseis anos pelo Nurse's Health Study constatou que aquelas que consumiam em torno de 30 gramas de oleaginosas cinco vezes por semana reduziram em 27% o risco de desenvolver diabetes tipo 2. Evidências sugerem que uma dieta vegana crua, moderadamente rica em nozes, amêndoas e sementes de girassol, pode prevenir a doença e controlar a taxa de glicose no sangue. Isso ocorre porque os ácidos graxos ômega-3 e ômega-6 e as gorduras monoinsaturadas fortalecem e reparam a estrutura e a função da membrana celular. Já os outros tipos de gordura criam uma estrutura anormal da membrana celular, prejudicando a ação da insulina. O mau funcionamento da membrana celular reduz a imunidade da célula, cria pequenas inflamações e nos torna suscetíveis a doenças crônicas.

PARA NORMALIZAR A TAXA DE GLICOSE NO SANGUE

No Programa de 21 Dias do Tree of Life, muitas pessoas passam de taxas de glicemia de 300 a 400 mg/dL sob medicação para níveis de glicemia de jejum relativamente seguros ou normais sem medicamentos, ou mesmo insulina, dentro de um a quatro dias. Entre uma e três semanas, muitos têm suas taxas reduzidas a 85, considerada ideal. Algumas pessoas, sobretudo aquelas com síndrome metabólica, ou síndrome X, podem levar de três a quatro semanas, ou até um pouco mais – cada caso é um caso. O estresse psicológico, como já foi observado, eleva a hidrocortisona, aumentando inflamações e prejudicando nossa capacidade de controlar a insulina e a glicose. Seja depois de dias, semanas ou um ou dois meses, o que importa é que temos dentro de nós a capacidade de voltar a ter uma vida saudável, mantendo a taxa de glicemia em torno de 85.

O diabetes é um complexo desequilíbrio metabólico de carboidratos, lipídeos e proteínas que envolve inflamações, intoxicação por metais pesados, falta de nutrientes e desequilíbrios hormonais. Danos por radicais livres, acúmulo de sorbitol nos órgãos e tecidos do corpo e de proteínas glicosiladas são algumas das complicações resultantes, que antecipam em muito o processo de envelhecimento. Nesse contexto, o diabetes pode ser considerado um sinal de envelhecimento acelerado.

O diabetes é um sintoma da Cultura da Morte que hoje atinge a população como uma pandemia. Temos a chance de retornar à Cultura da Vida e adotar hábitos que nos protejam naturalmente dessa doença, assim como as tribos indígenas fizeram por milhares de anos. Tendo isso em mente, analisaremos a fisiologia dos diabetes tipo 1, tipo 2 e gestacional, que, embora distintos, têm algumas coisas importantes em comum. Mas, antes de tudo, vamos analisar as taxas de glicose no sangue e seu impacto em nossa saúde.

TAXAS DE GLICOSE NO SANGUE

As taxas de glicemia convencionalmente consideradas "normais" na verdade não são saudáveis. Atualmente, considera-se que a taxa ideal de glicemia de jejum – ou seja, o nível de glicose no sangue pela manhã, antes de se alimentar – deve ser de 85. Mas a faixa saudável é entre 70 e 85. O envelhecimento acelerado, e com ele a morte prematura, ocorre quando essa taxa alcança 86 ou mais. Agora é que começamos a entender que mesmo uma taxa normal de glicemia pode acabar se tornando uma séria ameaça à saúde. A questão é que precisamos nos dar conta dos complexos efeitos tóxicos que as altas taxas de glicose no sangue, ou hiperglicemia, geram no organismo. O que precisa ficar claro é que a glicemia alta prejudica as células por múltiplos mecanismos e acelera o envelhecimento em todos os aspectos.

A relação a seguir mostra os problemas que podem surgir com uma alimentação altamente glicêmica. Os itens marcados com asterisco (*) foram compilados e listados pela doutora Nancy Appleton, autora do livro *Lick the sugar habit* [Acabe com o hábito do açúcar] e publicados no *Health Freedom News*, em junho de 1994:

Hipoglicemia
Asma*
Diminuição e desequilíbrio de neurotransmissores
Enxaqueca*
Ansiedade
Aterosclerose*
Depressão
Úlcera gástrica e duodenal*
TPM (aumento de 275%)
Doença periodontal*
Aumento de triglicerídios
Alcoolismo*
Síndrome X
Interferência na absorção de proteínas *
Obesidade*
Grande produção de ácido pelo estômago*
Diabetes
Colesterol alto*
Elevação das lipoproteínas de baixa densidade (LDL, o colesterol ruim)*
Redução das lipoproteínas de alta densidade (HDL, o colesterol bom)*
Resistência à insulina
Artrite*
Hipertensão
Aumento de prostaglandinas inflamatórias
Catarata*
Candidíase e outras infecções fúngicas
Diminuição da capacidade de funcionamento das enzimas*
Perda do cálcio dos dentes por ter sido retirado do sangue e dos ossos pela combinação com o açúcar
Câncer de mamas, ovários, intestinos, próstata e reto*
Aumento dos produtos finais da glicação avançada AGEs, ou complexos de proteínas glicosiladas, que aceleram o envelhecimento

Maior risco de doença de Crohn e colite ulcerativa*
Hiperatividade, ansiedade, dificuldade de concentração e irritação em crianças
Reações exacerbadas de glicose e insulina em usuárias de contraceptivos orais*
Má absorção naqueles que sofrem de distúrbio funcional do intestino*
Envelhecimento da pele, decorrente de mudanças na estrutura do colágeno*
Deficiência de cromo
Debilitação da estrutura do DNA*
Diminuição da secreção do hormônio do crescimento
Eczema em crianças*
Doença cardíaca
Aumento de radicais livres na corrente sanguínea*
Enfraquecimento do sistema imunológico
Enfisema*
Apendicite*
Hemorroidas*
Problemas nos rins*
Desarranjo de minerais no organismo*
Taxas aumentadas de glicose e insulina de jejum*
Alteração na absorção de cálcio e magnésio*
Níveis elevados de adrenalina em crianças*
Veias varicosas*
Cálculos biliares*
Cáries dentárias*
Esclerose múltipla*
Deficiência de cobre*
Visão enfraquecida*
Osteoporose*
Acidez na saliva*
Sonolência e diminuição das atividades em crianças*
Alteração da estrutura das proteínas*
Alergias alimentares*

O segredo para curar o diabetes é manter a glicemia de jejum entre 70 e 85. Uma boa maneira de conseguir isso é restringir a ingestão de calorias. Sabe-se disso por meio de estudos com animais e por nossa experiência clínica, em que a restrição calórica levou a reduções significativas das taxas de glicose no sangue.[11,12,13] É muito simples: quanto menos comemos, mais vivemos, e maior é o controle que temos sobre a glicemia. Dessa maneira, reduzimos os riscos de doenças degenerativas e o processo de envelhecimento é retardado.[14,15,16,17,18,19,20,21,22] Pessoas que comem muito costumam ter taxas de glicose elevadas. Numa dieta de restrição calórica, a glicemia tende a se manter normalizada. Posso dizer isso por experiência, ao observar pessoas que carregam um sinal de alerta, pois têm diabetes tipo 1 ou são sujeitas ao tipo 2. Eu pedia a elas que provassem um alimento específico ou tentassem comer além da conta e observava seus índices glicêmicos. Não é tão preciso quanto o método duplo-cego, mas certamente me colocou no caminho certo. Com a idade, a glicemia de jejum aumenta e a saúde decai.

Para ilustrar melhor a questão, um estudo com 2.000 homens por um período de vinte anos revelou que aqueles com taxas de glicose em jejum acima de 85 tinham 40% mais risco de morrer por doenças cardiovasculares.[23] A partir dessa informação, não surpreende que o autor que vos fala defina a glicemia de jejum acima de 85 como intoxicação por glicose. Os pesquisadores concluíram que "a glicemia de jejum próxima do limite superior considerado normal aparentemente constitui um importante indicador de morte cardiovascular independente em homens de meia-idade não diabéticos".

E como os pesquisadores estabeleceram o limite de 85? O pâncreas é crucial para o controle da glicose, liberando insulina no organismo. A insulina leva a gordura para o interior das células, evita que a gordura seja liberada por elas e faz as pessoas sentirem fome. Altas taxas de insulina contribuem para a obesidade, pois levam gordura para dentro das células. A hiperinsulinemia é associada a sobrepeso, diabetes tipo 2, doença cardiovascular, doença renal e certos tipos de câncer. Numa pessoa normal, o pâncreas para de secretar insulina quando os níveis de glicose ficam abaixo de 83 mg/dL.[24,25,26] Isso é muito importante para compreendermos o que significa uma taxa saudável de glicose no sangue. Antigamente, aguardávamos que a taxa de glicemia de jejum chegasse a 109 para presumir um estado pré-diabético. Hoje, encaramos isso de forma bem diferente. A insulina continua sendo secretada quando a glicemia está acima de 83. Assim, nosso corpo está nos dizendo que o pâncreas quer manter as taxas de glicose baixas, em uma faixa mais saudável do que aquela que os alopatas consideram segura ou conveniente. O trabalho do doutor Roy Walford sobre restrição calórica mostrou que o baixo consumo de calorias diminui a glicose em jejum em cerca de 21%, de 92 para 74, em seres humanos. Além disso, ele descobriu que aqueles que restringiram as calorias tiveram também uma redução de 42% na insulina em jejum.[27] Antes de o pâncreas finalmente se exaurir, pessoas acima do peso ou obesas apresentaram altas taxas de insulina.[28,29] Esse estudo sustenta o dito "quanto menos se come, mais se vive". Essa afirmação também tem apoio nos indivíduos das sociedades mais longevas, que consomem em média 1.500 calorias por dia, contra aqueles das culturas ocidentais, que ingerem de 3.000 a 3.500 calorias diárias. Minhas observações clínicas indicam também que as taxas de glicose no sangue também se elevam quando diabéticos comem demais, mesmo que sejam alimentos saudáveis em excesso.

Neste livro, recomendamos que a glicemia de jejum fique entre 79 e 85. Segundo os padrões do Programa de 21 Dias do Tree of Life, de 86 a 99 é a taxa limítrofe de intolerância à glicose (um precursor do pré-diabetes); de 100 para cima já se pode considerar um estado pré-diabético. Isso é muito diferente do que se diz hoje em dia. Em 24 de outubro de 2003, o comitê científico da Associação Americana de Diabetes estabeleceu a condição de pré-diabetes ou intolerância à glicose numa taxa maior ou igual a 100. O ponto de referência foi reduzido de 109 para 100 mg/dL, o que hoje significa que a taxa igual ou maior que 100 pode levar a um diagnóstico de intolerância à glicose ou pré-diabetes. Segundo dados científicos, os que estão na faixa dos pré-diabéticos têm grande probabilidade de ser tornar diabéticos dentro de dez anos.

ÍNDICES GLICÊMICO E INSULÍNICO

Outra maneira de baixar a glicose no sangue é reduzir o consumo de alimentos com alto índice glicêmico e insulínico. O índice glicêmico (IG) é uma medida que mostra o que acontece com a glicemia quando se ingere alimentos específicos, ou seja, quanto uma porção (de 50 gramas) de certo alimento aumenta sua taxa de açúcar no sangue.

Embora útil, o IG não esclarece completa e detalhadamente toda a gama de alimentos e seus efeitos sobre o metabolismo da glicose. Alguns alimentos têm baixo índice glicêmico, mas alto índice insulínico. Outro ponto que ajuda a compreender como a alimentação influencia os níveis de insulina foi apresentado por Susanne H. A. Holt, Janette C. Brand Miller e Peter Petocz.[30] Eles afirmam que o conceito de índice glicêmico não leva em conta as reações insulínicas a determinados alimentos. Sua pesquisa propõe um método para fazer uma avaliação mais acurada de fatores alimentares para esse tipo de reação, com base em princípios isoenergéticos mais realistas. O índice insulínico baseia-se na reação insulínica a alimentos variados e específicos (como carnes magras ou proteínas), que parecem aumentar a reação da insulina apesar da ausência de carboidratos. Além disso, outros alimentos causam reação insulínica desproporcional para a quantidade de carboidratos. Holt e seus colegas observaram que as contagens de glicose e insulina estão relacionadas na maioria das vezes, mas alimentos ricos em proteínas e produtos de padaria (que contêm muita gordura e carboidratos refinados) "levaram a reações insulínicas desproporcionalmente maiores do que suas reações glicêmicas".

Diversos fatores, além dos carboidratos, têm influência na secreção de insulina. Por exemplo, alimentos ricos em proteínas ou a adição de proteínas a uma refeição com grande concentração de carboidratos podem estimular um leve aumento na secreção de insulina sem elevar a concentração de glicose no sangue. Da mesma forma, acrescentar gordura a uma refeição rica em carboidratos também aumenta a secreção de insulina, mesmo que a reação da glicose no plasma seja reduzida.

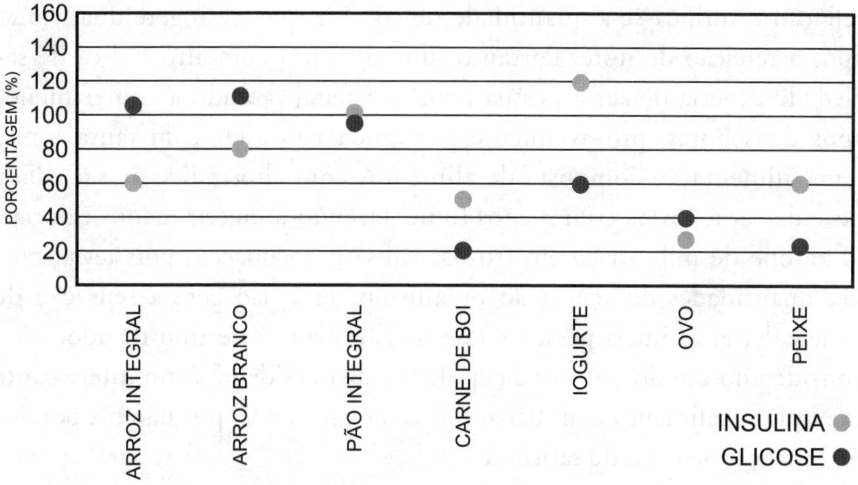

Figura 1: Contagem de insulina e glicose de alimentos selecionados (Fonte: Holt, Miller e Petocz, "An insulin index of foods: the insulin demand generated by 1000-kJ portions of common foods". *American Journal of Clinical Nutrition*, 1997, 66:1264-1276)

A partir dos dados acima, podemos supor que alguns carboidratos complexos não geram reações insulínicas muito maiores do que alimentos ricos em proteínas, como carne vermelha ou peixe. E, por incrível que pareça, os índices de insulina para carne e peixe são maiores que os de glicose, e o índice de insulina para iogurte é mais alto que os de glicose e insulina para alimentos ricos em carboidratos, como arroz integral, arroz branco e pão. Isso acaba com o mito de que alimentos de origem animal ricos em proteínas são de alguma maneira seguros no que se refere à insulina em comparação com alimentos ricos em carboidratos.

ÍNDICE DE SACIEDADE

O índice de saciedade é um conceito relativamente novo[31] que mede quanto a pessoa se sente satisfeita após ingerir determinada quantidade de calorias através de diversos alimentos. O cálculo é feito da seguinte forma: pede-se à pessoa que dê uma nota para a sua saciedade após uma refeição e verifica-se a quantidade de comida que ela ingere duas horas após a refeição de teste. Portanto, um alimento com alto índice de saciedade deveria deixar a pessoa mais satisfeita, fazendo-a comer menos após duas horas, provavelmente por ainda não estar com tanta fome. Uma alimentação composta de alimentos com alto índice de saciedade deve deixar a pessoa com menos fome, fazendo-a ingerir menos calorias. O xarope de milho rico em frutose causa preocupação, pois leva grandes quantidades de açúcar ao organismo, mas não gera a sensação de saciedade, e, assim, a pessoa come mais e mais. Esse tipo de adoçante, considerado um dos fatores da epidemia da obesidade, é um interessante exemplo de alimento com baixo índice de saciedade, por não proporcionar a reação natural de satisfação.

GLICAÇÃO

Associado à glicemia alta, temos o efeito devastador da glicose ao ligar-se à proteína num processo chamado glicação. Quanto mais alta a taxa de glicose no sangue, mais severo o processo de glicação. Quando a glicose se liga não enzimaticamente a moléculas de proteína, formam-se estruturas proteicas ineficazes no corpo. Isso resulta no mau funcionamento de enzimas, das membranas celulares e ligações cruzadas de proteínas em todos os tecidos. Duas proteínas extracelulares, o colágeno e a elastina, são particularmente afetadas, o que resulta na formação de rugas na pele. A formação de AGEs por todo o corpo leva a um processo de envelhecimento acelerado, daí a conveniente abreviação de glicação ou glicosilação como AGE. Acredita-se que as alterações de colágeno e elastina associadas com o AGE contribuam para o enrijecimento dos vasos sanguíneos e da bexiga urinária, bem como para o mau funcionamento dos rins, do coração, da retina e outros órgãos e tecidos. Além disso, as reações prejudiciais de glicação desencadeiam sinais inflamatórios, que os cientistas acreditam podem provocar deterioração de tecidos e cânceres.[32] Como veremos em breve, a inflamação é o quarto dos sete estágios da doença, seguido por ulceração (estágio 5) e proliferação de fungos (estágio 7, câncer). No diabetes, a rápida formação e acúmulo de AGEs geram complicações, como lesões em pequenos vasos sanguíneos (microangiopatia) que debilitam os rins e os olhos.

Além dos que se formam no corpo, os AGEs podem vir de fontes externas. O tabaco, por exemplo, contém precursores de produtos finais de glicação avançada, os quais elevam as taxas de AGE no corpo. Alimentos submetidos a processamento e aquecimento também atuam como fonte de AGEs.[33] Concordo com o doutor Julian Whitaker em que a frutose é uma "molécula altamente reativa que se liga rapidamente às proteínas, alterando suas estruturas e interferindo em suas atividades normais. Estudos mostram que a frutose acelera a glicosilação, danificando as proteínas num grau muito maior do que a sacarose ou a glicose".[34] Nossa mais notável fonte desse açúcar nocivo é o xarope de milho rico em frutose presente em refrigerantes, que, segundo o serviço de pesquisa econômica do Departamento de Agricultura dos Estados Unidos, compreende mais de 25% das bebidas consumidas por americanos em 1997. Um estudo de 2005 constatou que o baixo teor de AGE da dieta vegana pobre em gorduras é benéfico para os diabéticos.[35] A alimentação antidiabetogênica da Cultura da Vida não passa por processamento ou aquecimento; tem origem unicamente vegetal e baixo índice glicêmico, o que significa que a questão dos AGEs não tem mais importância, sendo, portanto, ideal para amenizar ou eliminar o diabetes e suas complicações.

ESTRESSE OXIDATIVO

A taxa elevada de glicemia é responsável também por criar estresse oxidativo. Pesquisas mostram que as vitaminas antioxidantes C e E inibem a formação de AGEs[36] e reduzem a glicosilação de proteínas tanto em experimentações em homens e animais (*in vivo*) como em experimentos laboratoriais (*in vitro*),[37,38] com resultados benéficos para o tratamento do diabetes tipo 2. As vitaminas C e E também neutralizam os radicais livres gerados pelas proteínas glicosiladas.[39] Davie *et al.* deram como suplemento 1 grama por dia de vitamina C a doze indivíduos não diabéticos, que demonstraram reduções significativas de 18% de hemoglobina glicosilada e 33% de albumina glicosilada num período de três meses.[40] Jain *et al.* constataram uma diminuição considerável de hemoglobina glicosilada e triglicerídios em 35 diabéticos do tipo 1 que tomaram 100 UI de d-alfa tocoferol por três meses.[41] O uso desses incríveis antioxidantes será discutido em mais detalhes no capítulo 4.

GLICEMIA DE JEJUM: ABAIXO DE 85

A glicosilação e o estresse oxidativo são grandes motivos para manter a glicemia de jejum igual ou abaixo de 85. A taxa superior a 85 pode indicar um distúrbio metabólico, que é o que estamos mostrando ser o diabetes. Isso leva a uma degeneração geral. Assim, analisando esse processo no que se refere a carboidratos, entendemos que há mais de um tipo. Os carboidratos simples – açúcar refinado, pão branco ou xarope de milho rico em frutose – diferem bastante dos carboidratos complexos. Estes, que compreendem vagens, grãos e verduras, na verdade são de grande valor na cura do diabetes. Um interessante estudo que chegou a essa conclusão foi conduzido há mais de cinquenta anos com indivíduos da tribo *o'odham*, do sul do Arizona, nos Estados Unidos, historicamente conhecidos como os *pima* e *papago*, que praticamente não tinham diabetes. Hoje eles têm um dos maiores índices de diabetes do mundo – em torno de 51%. Antes da introdução das comidas processadas, eles praticavam agricultura no deserto e colhiam alimentos silvestres, que continham carboidratos complexos e insulina, que os protegiam: eram alimentos com baixo teor glicêmico, como o feijão-de-lima, vagens de *Prosopis velutina* e bolotas de carvalho abrasivos não amargos. Sua dieta era baseada em legumes e alguns cereais. Na verdade, alguns alimentos continham bastante insulina, goma, pectina e carboidratos complexos. Essas plantas desérticas que absorvem e armazenam água revigorante são os mesmos agentes que tornam vagens, prosópis, plantago, bolotas, sementes de chia, tiras e frutos de cactos ótimos reguladores do açúcar no sangue. Devido a seu contato com a cultura e a alimentação típicas do Ocidente e a certas mudanças que limitaram seu acesso a alimentos antidiabetogênicos, passaram a adotar uma dieta rica em açúcar refinado e gordura animal cozida.

A maioria dos alimentos com alto teor glicêmico e insulínico acelera muito o desequilíbrio metabólico. Uma glicemia de 200 mg/dL após comer, ou mesmo em qualquer hora do dia, já caracteriza um diagnóstico de diabetes. Se sua glicemia de jejum aparece igual ou superior a 126 em duas ocasiões distintas, o diagnóstico da doença é provável e mais exames se tornam necessários.

O exame de tolerância à glicose é extremamente sensível para detectar o diabetes. A quantidade padrão é de 75 gramas de glicose dissolvidos em 300 ml de água, e, se a taxa de glicemia ficar acima de 190 após duas horas, o diabetes é confirmado. Duas horas após a ingestão da glicose, a taxa normal deve ser inferior a 140; entre 140 e 180 já se pode considerar pré-diabetes. Taxas acima de 180 na primeira hora, ou de 200 ao final da primeira hora, indicam diabetes. Índices acima de 140 também podem ser sinal de hiperglicemia, dependendo do padrão de um exame de cinco horas. No Tree of Life, usamos apenas 40 gramas de glicose num exame de cinco horas, pois o açúcar é um fator de estresse no organismo. Acreditamos que nossos resultados são altamente sensíveis e precisos com essa quantidade. Outro exame para diagnosticar o diabetes é o de hemoglobina glicosilada (HbA1c), que não é tão específico ou sensível quanto o de tolerância à glicose, mas muito mais fácil de realizar. Um valor igual a 6 indica que não há diabetes. O exame de hemoglobina glicosilada avalia que quantidade de hemoglobina presente nos glóbulos vermelhos é glicosilada. Pode-se recorrer a esse exame para monitorar o avanço do diabetes a cada três ou quatro meses.

E há também o exame de frutosamina, que pode ser feito mensalmente. Costumamos testar tanto a hemoglobina glicosilada quanto a frutosamina. Esses exames podem ser realizados em qualquer ocasião que gere intolerância à glicose, incluindo o uso de medicamentos como diuréticos, glicocorticoides, ácido nicotínico e fenitoína. Você terá maior precisão ao monitorar o processo de cura do diabetes fazendo dois testes, e não apenas um.

GORDURA ALIMENTAR E O DIABETES

Suspeita-se da influência do alto consumo de gorduras sobre o diabetes desde o início do século XX. Na década de 1920, o doutor S. Sweeney produziu um diabetes reversível em todos os seus alunos de medicina dando-lhes uma dieta muito rica em óleos vegetais por 48 horas. Nenhum deles apresentara diabetes antes.[42] Recentemente, o papel da gordura no diabetes foi apontado por Neal Barnard, em seu livro *Doutor Neal Barnard's program for reversing diabetes* [Programa do doutor Neal Barnard para reverter o diabetes]. Sendo vegano, ele compartilha da mesma opinião a respeito do papel da gordura animal como um dos fatores que contribuem para o diabetes e sobre o processo de reversão da doença até certo ponto. Sua pesquisa contrasta de maneira positiva com os resultados da dieta da Associação Americana de Diabetes. Assim como nós, ele observou que a alimentação rica em gordura animal está ligada à maior incidência do diabetes tipo 2.

Ele observou que, no Japão, na Tailândia, em outros países asiáticos e na África, entre pessoas que tinham uma alimentação tradicional havia menos casos de diabetes. Mas isso mudou assim que elas deixaram de comer alimentos ricos em carboidratos complexos, como arroz, vegetais repletos de amido, vagens e macarrão. Desde então, passaram a apresentar altos índices de diabetes. Com isso em mente, precisamos saber quando usar de maneira apropriada a palavra "carboidrato". Os carboidratos complexos não provocam diabetes – além da dieta rica em fibras, que, aliás, esses alimentos contêm, eles tornam mais lenta a quebra de glicose e, consequentemente, não sobrecarregam nem estressam o organismo. Esses alimentos têm índice glicêmico de moderado a baixo e índice insulínico baixo. Quando esses povos se depararam com a alimentação ocidental, a incidência do diabetes disparou. A obra do doutor Barnard enfatiza que a dieta com muita gordura, sobretudo gordura animal cozida (gordura saturada), aumenta o risco de diabetes.

A visão do doutor Barnard sem dúvida tem meu apoio como vegano: que essas gorduras, os ácidos graxos trans e a gordura animal saturada tendem a bloquear e desorganizar as membranas celulares de modo a interferir nos receptores de insulina dentro das células. Isso nos faz perceber que esses tipos específicos de gorduras – animal e trans – devem ficar de fora de nossos pratos.

O estudo de referência de doze semanas do doutor Barnard mostrou que uma pessoa comum com alimentação rica em carboidratos complexos, pobre em gorduras e com teor de proteínas de moderado a baixo perdeu mais de 7 quilos e mostrou uma taxa de glicemia de jejum 28% mais baixa. Dois terços dos participantes que estavam sob medicação para diabetes conseguiram parar de tomá-la ou reduzi-la.[43] O interessante nesse estudo é que não havia limites de calorias ou carboidratos e nem mudança nas atividades físicas.

O estudo que realizou em seguida incluía mulheres um pouco ou muito acima do peso, mas que não tinham diagnóstico de diabetes. Foi-lhes imposta uma dieta sem nenhuma gordura animal e pobre em óleos vegetais. O grupo de controle foi submetido a uma dieta para baixar o colesterol. O grupo vegetariano perdeu cerca de meio quilo por semana, e o grupo de controle, quase 4 quilos por pessoa no total.[44] As células corporais do grupo de estudo se tornaram cada vez mais sensíveis à insulina; em catorze semanas sua sensibilidade ao hormônio havia melhorado 24%. A partir desses resultados, ele supôs que uma dieta pobre em gorduras ativava a capacidade natural de abrir os receptores de insulina nas células para permitir a entrada de glicose no organismo.

Em outro estudo, ele acompanhou 99 pessoas por 22 semanas. Delas, 49 seguiram uma dieta vegana pobre em gorduras, sem alimentos de origem animal e com carboidratos complexos sem restrições. As outras cinquenta pessoas seguiram a dieta básica da Associação Americana de Diabetes. A dieta deste segundo grupo reduziu a hemoglobina glicosilada em 0,4%, mas a dieta vegana foi três vezes mais bem-sucedida, diminuindo a HbA1c em 1,2 pontos percentuais. Assim, a taxa média de hemoglobina glicosilada caiu de 8 para 6,8% em 22 semanas. É um dado bastante expressivo. Um estudo sobre diabetes no Reino Unido mostrou que a queda de 1 ponto na hemoglobina glicosilada no diabetes tipo 2 reduz o risco de complicações renais e oculares em 37%.[45] Essa alimentação vegana lembra um pouco aquela criada pelo doutor Dean Ornish em sua conhecida obra de 1990. A dieta era isenta de alimentos de origem animal e colesterol e continha baixo índice de gordura (10%). Após cerca de um ano, as angiografias revelaram que 82% das pessoas que, no início, tinham as artérias consideravelmente obstruídas estavam começando a mudar esse quadro. Para complementar, as pessoas faziam exercícios e meditação, e o cigarro era proibido.[46]

Um estudo[47] publicado em fevereiro de 2004 no *New England Journal of Medicine* avaliou jovens cujos pais ou avós tinham diabetes tipo 2. Eram pessoas saudáveis, mas que apresentavam certo excesso de gordura em suas células, a chamada gordura intramiocelular – 80% acima do normal. Em alguns casos, a gordura excedente começava a bloquear o funcionamento da insulina. É interessante notar que uma teoria sobre funções celulares mais recente, desenvolvida pelo doutor Bruce Lipton e apresentada em seu livro *A biologia da crença*, considera a membrana o cérebro da célula.

A membrana celular é bastante afetada pelos sinais extracelulares, e a insulina e a glicose são sinalizadores extracelulares; dessa forma, ambas influenciam os sinais intracelulares através de suas ações na membrana. Essas pessoas geneticamente predispostas tinham uma taxa muito maior de lipídeos intramiocelulares, o que é sugestivo. A gordura intramiocelular se acumula em certo grau e tende a interferir no processo de sinalização intracelular da insulina. A mitocôndria, que queima gordura e produz energia para as células, era incapaz de continuar metabolizando a gordura acumulada. O estudo mostrou que limitar a ingestão de gorduras possibilitava reverter a tendência de piora da resistência à insulina. Os pesquisadores também notaram que as pessoas com diabetes tipo 2 pareciam ter muito mais gordura em suas células e menos mitocôndrias do que o normal. Ou seja, pessoas diabéticas têm muito menos mitocôndrias que as necessárias para queimar a gordura acumulada. Outro estudo[48] realizado com pessoas com dieta vegana constatou que o lipídeo intramiocelular na panturrilha de cada participante era 30% menor do que entre as pessoas que comiam de tudo. Isso sustenta o fato de que a dieta vegana torna as pessoas menos sujeitas a ativar os genes do diabetes. No caso da gordura, seu acúmulo nas células corta a sinalização intracelular da insulina.

Pesquisadores do Centro de Pesquisa Biomédica de Pennington, em Baton Rouge, na Louisiana, avaliaram dez homens jovens com saúde razoavelmente boa, submetendo-os a uma alimentação rica em gorduras. Eles descobriram que, em apenas três dias, os participantes haviam acumulado consideravelmente mais gordura intramiocelular. A primeira conclusão a que se chega é a facilidade com que se acumula gordura intramiocelular com uma dieta como essa. Porém, o mais importante foi que eles testaram os genes associados com as mitocôndrias e sua produção de energia e descobriram que os alimentos gordurosos ingeridos pelos voluntários na verdade desligaram os genes que influenciavam a capacidade das células de queimar gordura. Os genes produtores de mitocôndrias eram de fato desativados.

Isso é compatível com nossa teoria de que a gordura interfere nas funções normais das células, entre elas a capacidade de responder adequadamente à sinalização intracelular da insulina. Com o acúmulo de gordura, a glicose não é metabolizada como deveria. Seja por não conseguirem transformar-se de glicose em glicogênio e assim criar uma reserva de glicose, ou pelo fato de a glicose não conseguir entrar na célula, os nocivos alimentos gordurosos parecem desativar os genes de modo a não conseguirem produzir mais mitocôndrias ou eliminar a gordura. O mais provável é que as duas coisas ocorram.

Teoricamente, a questão é que a alimentação rica em gordura animal saturada cozida, em ácidos graxos trans e em carboidratos refinados reduz a saudável manifestação genética anitdiabetes e precipita o desenvolvimento do diabetes tipo 2. Os alimentos gordurosos inabilitam os genes, o que quer dizer que nosso DNA tem uma expressão fenotípica menor, e dessa forma não conseguem produzir mais mitocôndrias ou eliminar gordura. O ponto fundamental é que aquilo que comemos comunica-se com nossos genes – e o grande consumo de gordura animal e de ácidos graxos trans passa uma mensagem negativa aos genes, aumentando a resistência à insulina e iniciando o processo diabético. Com base nessas suposições, o segredo para reverter o diabetes é ativar o aprimoramento da expressão fenotípica antidiabética.

Assim como o doutor Neal Barnard adquiriu uma percepção reveladora com a alimentação vegana cozida, trabalhando com diabetes desde 1973, e como adepto da dieta vegana com alimentos vivos desde 1983, eu também tive meus *insights* a respeito do que é gordura saudável e seu papel na saúde das pessoas. Observei diversas coisas em relação a quantidades diferentes de gordura. Um dos problemas que notei na dieta prolongada com 10% de gordura foi a possibilidade de deficiência de ômega-3, o que significa menor funcionamento da membrana celular, perda de transmissão nervosa e menor ação da serotonina. Ocorre tsmbém menor produção, transmissão e função local de receptores celulares de diversos neurotransmissores. Essa proporção de gordura na dieta (menor ou igual a 10%) também pode gerar deficiência de ômega-6.

A natureza da gordura é muito mais importante do que a sua quantidade, embora ambas devam ser consideradas. Estudos do doutor Edward Howell realizados com esquimós revelaram que, na época em que comiam grandes quantidades de gordura crua de cetáceos, eles não desenvolviam doenças cardíacas, pressão alta ou qualquer enfermidade significativa. Mas, quando passaram a cozinhar a gordura, começaram a ter problemas cardíacos e de pressão alta. Não há dados disponíveis sobre o diabetes antes e depois da mudança da gordura crua para a cozida, mas, desde a adoção da dieta ocidental contendo gordura animal cozida, açúcar refinado e farinha branca, não há dúvida de que houve aumento na incidência do diabetes. A mensagem complementar é que o cozimento destrói as enzimas e altera a estrutura da gordura. Quando a gordura saturada é frita ou cozida, torna-se nociva à saúde. Além disso, o processamento de gorduras por meio de hidrogenação faz com que mudem sua estrutura de cis para trans – é, na verdade, uma alteração física.

Infelizmente, não há dados suficientes sobre o assunto. Sob temperaturas entre 160 e 220°C, dependendo do óleo que está sendo usado no cozimento, a produção de ácidos graxos trans e de radicais livres dá início a nocivas reações em cadeia nas moléculas de gordura. Os antioxidantes presentes no óleo, como o betacaroteno e a vitamina E, também se esgotam. Além disso,

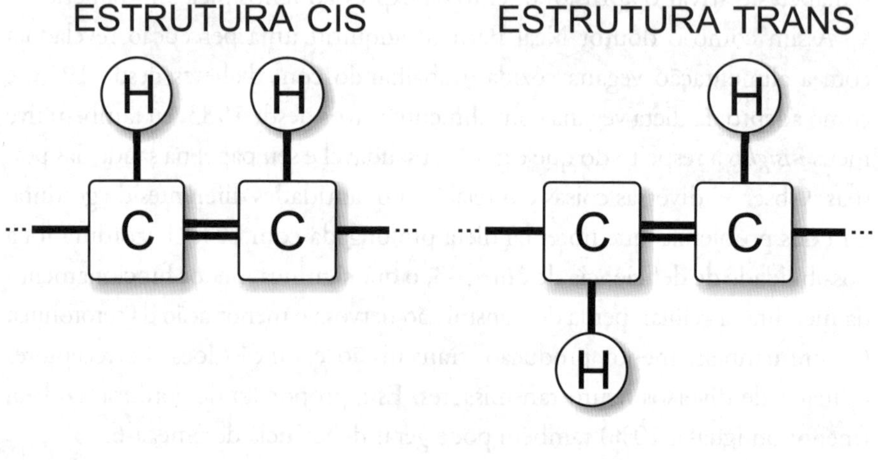

as lipases das gorduras de cetáceos cruas, necessárias para o metabolismo saudável de gorduras, são destruídas. O processo de hidrogenação usado para transformar óleos em gorduras sólidas ou quase sólidas requer temperatura de 220°C por diversas horas. Isso produz grandes quantidades de ácidos graxos trans, que têm consistência mais sólida que os cis. Nesse processo de alteração de estrutura, cada membrana celular do corpo é afetada negativamente. O sistema de defesa da membrana celular é minimizado, o sistema imunológico da célula se enfraquece e a capacidade de sinalização da membrana celular é comprometida – ela não consegue mais funcionar adequadamente como cérebro da célula.

No Tree of Life nos deparamos com resultados extremamente positivos na cura do diabetes submetendo as pessoas a uma alimentação viva com gordura moderada. Recomendamos de 15 a 20% de gordura não cozida, dependendo da constituição física da pessoa, o que ainda é relativamente baixo. Como os alimentos de origem vegetal não contêm colesterol, a concentração de lipídeos no sangue tende a se normalizar. Por esse motivo, não estamos convencidos de que a gordura em si é o problema, a menos que se trate de gordura cozida (ou de origem animal), cuja estrutura é alterada, determinando mudanças na membrana celular, o que compromete a sinalização celular. As gorduras vegetais vivas, como as presentes nas amêndoas e nozes, na verdade baixam o colesterol e ajudam a curar o diabetes. Podemos tomar como exemplo as pessoas de nosso estudo que tiveram uma queda média de 44% em seu colesterol LDL no período de 21 a 30 dias, e muitas chegaram a uma taxa de 80, que é o ponto ideal na prevenção de doença cardíaca.

Estudos etnográficos com diversas culturas sugerem que os povos antigos, mesmo nossos ancestrais de 3,2 milhões de anos atrás, tinham uma alimentação com teor relativamente baixo de gordura (menos que 30%) e praticamente baseada em vegetais (dieta típica do chimpanzé).

Os ácidos graxos poli-insaturados também requerem certo equilíbrio. O destaque que estamos dando aos tipos de gorduras, a transformação de cis em trans, aparece em algumas pesquisas[49,50,51] que mostram a existência de perfis anômalos de membranas fosfolipídicas na gordura cozida, de grande importância nos diabetes tipos 1 e 2. A insulina estimula e o glucagon inibe uma enzima específica, a qual influencia a viabilidade da assimilação de gorduras poli-insaturadas pela membrana. Esse é outro aspecto do efeito da insulina no metabolismo de gorduras, e uma demonstração de como a composição de ácidos graxos dos lipídeos da membrana interferem no funcionamento do hormônio. Pesquisas mostram que aumentar a fluidez da membrana pela ingestão de maior quantidade de ácidos graxos poli-insaturados, especialmente os ômega-3, na verdade aumenta o número de receptores de insulina, aumentando, assim, sua atividade.

No diabetes tipo 2 ocorre hiperinsulinemia e resistência à insulina em cerca de 75% dos pacientes em fase inicial.[52,53] As elevadas taxas de insulina ocorrem pelo fato de o hormônio não estar trabalhando corretamente.[54] Depois, surge um processo inflamatório das células beta do pâncreas, que estão sobrecarregadas, e então a queda na produção de insulina. A incapacidade das membranas celulares com diabetes tipo 2 de processar a insulina não resulta apenas da ação da insulina e do glucagon, mas, como foi dito anteriormente, se deve às grandes concentrações de insulina, que, por sua natureza bifásica, podem interromper a atividade dos receptores. Isso indica também – lembrando que se trata de uma teoria – que a manifestação do diabetes tipo 2 pode ser decorrente de anormalidades das membranas celulares. Um estudo que comparou 575 diabéticos com 319 não diabéticos mostrou haver um problema na anexação dos ácidos graxos poli-insaturados à membrana celular.[55] Todas as membranas dos glóbulos vermelhos dos diabéticos continham menos ácidos graxos poli-insaturados. Os ésteres de colesterol, triglicerídios e fosfolipídeos do plasma também foram prejudicados, o que sugere problemas no metabolismo de ácidos graxos poli-insaturados em pessoas com diabetes. Isso leva a crer que, no diabetes não insulinodependente, o mau funcionamento da insulina pode ser tanto causa quanto efeito na composição de ácidos graxos poli-insaturados da membrana. Isso não é simples, mas a intenção é mostrar que o diabetes tipo 2 está ligado ao metabolismo disfuncional de gordura.

A proporção entre ômega-6 e ômega-3 geralmente não é equilibrada no diabetes tipo 2, ocorrendo um nível muito elevado do primeiro. Esse desequilíbrio é piorado pelo fato os americanos ingerirem cerca de 13,3 gramas de ácidos graxos trans por pessoa.[56] As pesquisas revelam também que dietas relativamente ricas em gordura saturada e ácidos graxos trans, como nas carnes e nas gorduras hidrogenadas, podem afetar a eficiência da insulina e a reação à glicose. Quando aumentamos a proporção de ácidos graxos ômega-3 na alimentação, a resistência à insulina pode ser melhorada ou prevenida.[57,58,59] Pode-se assim inferir que o metabolismo de gordura poli-insaturada tenha um papel no DMNID (diabetes melito não insulinodependente).

Quando se aumenta a proporção de ácidos graxos poli-insaturados em relação à dos saturados, há melhora na função da insulina.[60] Ratos cuja alimentação era rica em gorduras se tornaram resistentes à insulina. Os ácidos graxos saturados se mostraram mais nocivos. O ácido linoleico foi o que gerou menos problemas. O uso do ômega-3 do óleo de linhaça normalizou a atividade da insulina no grupo de ácidos graxos saturados. Estudos também revelaram que, quanto maior a concentração de ácidos graxos saturados na membrana celular, maior a resistência à insulina.[61,62]

Em indivíduos com obesidade abdominal, não se pode descartar o hiperinsulinismo. Pessoas com esse problema podem ter diminuída a capacidade de aproveitar a glicose perifericamente; podem ter também aumento de ácidos graxos livres, que afetam o metabolismo da glicose e causam diminuição dos receptores de insulina.[63] Os indígenas do sul da Ásia e os *pima* têm predisposição genética ao DMNID, mas isso não havia se manifestado até a década de 1940, quando sua dieta foi alterada. A epidemia da doença nesses grupos parece estar diretamente associada ao aumento drástico da quantidade total de calorias de carboidratos refinados e gorduras, e ao desequilíbrio entre ômega-6 e ômega-3 em sua alimentação.

Resumindo, os ácidos graxos trans são também um problema, assim como a desproporção entre o ômega-6 e o ômega-3 dos ácidos graxos. Isso indica que uma dieta relativamente pobre em gordura, relativamente rica em ácidos graxos ômega-3 em estado natural e sem carboidratos refinados seria muito útil aos povos indígenas de todo o mundo, e a todas as pessoas, na prevenção e reversão do diabetes não insulinodependente.

DIABETES TIPO 1

A causa do diabetes tipo 1 de certa forma difere da do tipo 2. Seu componente genético não é tão direto, mas acredita-se que sua transmissão se deva a um cromossomo autossômico dominante, recessivo ou misto, embora nenhum mecanismo tenha sido comprovado. A genética leva a crer que, se um parente de primeiro grau tem diabetes melito insulinodependente (DMID), a criança descendente tem de 5 a 10% de chance de desenvolver a doença.[64]

As pesquisas genéticas têm sido bastante minuciosas em relação ao diabetes tipo 2. Supõe-se que os genes de suscetibilidade situem-se no sexto cromossomo, e os principais alelos que indicam risco são: HLA-DR3, HLA-DW3, HLA-DR4, HLA-DW4, HLA-B8 e HLA-B15. Os genes têm influência comprovada. A manifestação do diabetes tipo 1 parece estar ligada a uma agressão ambiental, de um alérgeno ou um vírus que desencadeie esse processo em pessoas geneticamente predispostas.

Essas agressões geram uma reação inflamatória chamada insulinite. O que acontece é que os linfócitos T infiltram-se nas células insulares do pâncreas. Os macrófagos e as células T parecem estar envolvidos no ciclo destrutivo, pois liberam citocinas que geram agressão por radicais livres. Essa morte das

PATOGÊNESE DO DIABETES TIPO 1

EVENTO	AGENTE OU RESPOSTA
Genética suscetibilidade ↓	HLA-DR3, DR4, DW3, DW4, B8, B15
Evento ambiental ↓	Vírus, proteína do leite de vaca ingerida pela mãe ou pela criança
Insulite ↓	Infiltração de linfócitos T ativados
Ativação de autoimunidade ↓	Internos ⟶ Externos
Ataque às células beta ↓	Anticorpos das ilhotas, imunidade medida por células
Diabetes Tipo 1	> 90% das células beta destruídas

Fonte: *Harrison's Princeples of Internal Medicine*

células beta das ilhotas induzida pelos radicais livres envolve quebras nas cadeias de DNA. A enzima que repara os danos do DNA produzidos por radicais livres exige grandes quantidades de NAD+. Isso cria uma depleção das reservas de NAD intracelulares, levando à morte das ilhotas celulares.[65] O diabetes tipo 1 resulta, antes de tudo, de uma resposta inflamatória da reação autoimune de anticorpos formados contra as células beta.

Certos vírus parecem atacar e destruir as células beta do pâncreas diretamente, e não por uma reação autoimune.[66] A ocorrência de caxumba anterior ao surgimento do diabetes foi detectada em 42,5% das pessoas estudadas contra 12,5% das do grupo controle.[67] Há taxas elevadas de anticorpos IGM do vírus de Coxsackie.[68] A exposição a infecções virais *in utero* ou durante a infância pode dar início à deterioração das células beta.[69] Rubéola e catapora não mostraram fazer muita diferença.[70] Algumas pesquisas sugerem que vacinações frequentes podem ter ligação com a inflamação das células beta do pâncreas, mas não há dados suficientes para afirmar isso com certeza.

Existe uma correlação considerável entre os anticorpos contra a proteína do leite de vaca, sobretudo contra a seroalbumina bovina, e o DMID.[71,72,73,74] Alguns dados indicam que de 75 a 90% dos casos de diabetes tipo 1 têm anticorpos contra as células beta do pâncreas, em comparação com 0,5 a 2% entre não diabéticos.[75]

O leite de vaca parece estar intimamente relacionado com o diabetes tipo 1. Pessoas com a doença apresentaram mais histórico de interrupção do aleitamento materno antes dos 3 meses de idade e de exposição ao leite de vaca antes dos 4 meses. Pesquisas mostram também que crianças que consumiram leite de vaca pasteurizado antes de completar 3 meses tinham onze vezes mais chance de desenvolver o diabetes tipo 1.[76] Em 1992, pesquisadores canadenses e finlandeses publicaram no *New England Journal of Medicine* exames de sangue de 142 crianças recentemente diagnosticadas com o tipo 1. Eles descobriram que uma grande porcentagem delas apresentava anticorpos contra certas proteínas do leite de vaca. Esses anticorpos tinham uma reação cruzada com as células beta do pâncreas.[77]

Um estudo realizado na Finlândia, Suécia e Estônia identificou 242 recém-nascidos com risco de desenvolver diabetes tipo 1 por terem parentes de primeiro grau com a doença. As mães foram incentivadas a amamentar os filhos no peito, e, ao desmamá-los, usar uma fórmula modificada específica em que as proteínas do leite eram quebradas em aminoácidos individuais. Às outras famílias permitiu-se o uso de leite de vaca normal. As crianças que foram alimentadas com a fórmula mostraram menor tendência a desenvolver anticorpos contra as células beta; com 62% menos risco.[78] Em 2002, num estudo que envolveu famílias de quinze países, constatou-se que grandes proteínas (macromoléculas) conseguem atravessar as placas de Peyer no intestino delgado e passar para todo o organismo, mesmo em adultos, indicando que até as mães que bebem leite de vaca podem transmitir o antígeno do leite para seus bebês. Em 1991 foi realmente comprovado que as proteínas do leite de vaca ingerido por mães que amamentavam chegavam a seu leite.[79] Em 1994, a Academia Americana de Pediatria divulgou um relatório após minuciosa avaliação da relação dos anticorpos contra a proteína do leite de vaca e o diabetes tipo 1 em crianças. Com base em mais de noventa estudos, a Academia Americana de Pediatria admitiu que, sem dúvida, o risco de diabetes poderia ser reduzido se os bebês não fossem expostos à proteína desse leite muito cedo.[80]

Portanto, se realmente quisermos proteger nossas crianças, não devemos deixá-las ter contato com produtos do leite, nem diretamente, nem indiretamente, por meio da mãe. A notícia é boa em diversos aspectos: o leite materno é melhor; e podemos também dar a nossas crianças leites caseiros de sementes para fornecer-lhes melhor nutrição sem risco para a saúde. Esses leites, encontrados na seção de receitas deste livro, fazem bem à mãe também, antes, durante e após a gravidez, pois satisfazem suas necessidades nutricionais.

DIABETES TIPO 2

No diabetes tipo 2, também conhecido como diabetes melito não insulinodependente (DMNID), pessoas obesas nos primeiros estágios da doença secretam em média 114 unidades de insulina, ou seja, mais que o triplo do normal, que seria de 31 unidades, enquanto as pessoas magras secretam entre 14 e 31 unidades diárias. As grandes variações para o diabetes tipo 2 são determinadas pelo estágio da doença. É importante destacar que isso é relativo, uma vez que existem dois estágios principais no diabetes tipo 2. Primeiro, a maioria tem uma produção excessiva de insulina, e depois, à medida que as células beta do pâncreas começam a se inflamar, surgem cicatrizes e o estado de hiperinsulinemia se transforma em dependência de insulina. Por isso é tão importante manter a glicemia de jejum igual ou inferior a 85, para evitar o desgaste das células pancreáticas, gerando um estágio de hipoinsulinemia. Pessoas que sofrem de diabetes tipo 1 secretam de 0 a 4 unidades de insulina.

COMPLICAÇÕES CRÔNICAS

"E fizemos de nós mesmos fossas vivas, e induzimos os médicos a dar nomes a nossas doenças."

Platão

As complicações crônicas do diabetes nos fazem entender a gravidade da doença. Primeiro, vamos tratar do diabetes tipo 1, e depois das complicações de longo prazo envolvidas nos tipos 1 e 2. No tipo 1, pode-se acidentalmente ter um excesso de insulina, o que pode levar a um choque insulínico. Existe a cetoacidose diabética, que é, antes de tudo, um problema do diabetes tipo 1, em que a gordura é quebrada para produzir energia e as cetonas criam acidez. Outro problema é a chamada síndrome hiperosmolar não cetótica, com rápida desidratação pelo fato de o organismo tentar se livrar do excesso de açúcar, fazendo-o eliminar grandes quantidades de água pela urina, o que conhecemos como poliúria. Essa síndrome pode ser um grave problema, e pode ser desencadeada por outras enfermidades, como pneumonia e AVC, e pelo uso de certas drogas, como corticoides e diuréticos.

As complicações crônicas dos diabetes tipo 1 e tipo 2 são semelhantes. Elas surgem dos mesmos fatores, entre os quais estão dois importantes distúrbios metabólicos: a proteína glicosilada e o acúmulo intracelular de sorbitol. As proteínas glicosiladas levam a alterações na estrutura e nas funções de quase todos os sistemas de proteínas do corpo, afetando significativamente o sistema metabólico de proteínas, as funções enzimáticas e praticamente todos os tecidos. Entre as consequências da glicosilação estão as lipoproteínas glicosiladas de baixa densidade (LDL). Suas taxas geralmente são bem altas em diabéticos. As moléculas glicosiladas LDL não se ligam aos receptores LDL e, assim, não conseguem cortar a síntese endógena de colesterol. Como resultado há mais presença de colesterol do que aquela de que o corpo precisa. A glicosilação excessiva também ocorre nos glóbulos vermelhos, nas lentes dos olhos e na bainha de mielina dos nervos. A glicosilação provoca a desativação de enzimas, inibição da ligação de moléculas reguladoras, ligação cruzada de proteínas glicosiladas, captura de proteínas solúveis pela matriz extracelular glicosilada, anormalidades nas funções dos ácidos nucleicos, identificação molecular alterada e imunogenicidade aumentada.[81] Tudo isso acelera o processo de envelhecimento.

O acúmulo de sorbitol no interior das células é outro grave problema metabólico. O sorbitol é um subproduto do metabolismo da glicose que ocorre nas células por ação da enzima aldose redutase. Em condições saudáveis, uma vez formado, o sorbitol é metabolizado pela enzima polioldesidrogenase em frutose. Essa conversão em frutose permite que ele seja excretado da célula. Em diabéticos com elevadas taxas de glicemia, o sorbitol se acumula e se torna um grande fator para o desenvolvimento de complicações secundárias. Ele é envolvido de diversas maneiras, mas o mecanismo básico pode ser visto em casos de catarata, por exemplo. A glicemia alta, seja por incapacidade de metabolizar o açúcar, seja pela ingestão excessiva de alimentos contendo açúcar, resulta no desvio da glicose para o caminho do sorbitol, um caminho secundário. Mas, como o cristalino é impermeável ao sorbitol e a enzima polioldesidrogenase está reduzida por excesso de demanda, o sorbitol se acumula em grandes concentrações. Isso persiste mesmo se as taxas de glicose no sangue voltarem ao normal. Tal acúmulo cria um gradiente osmótico que leva água para as células, de modo a manter o equilíbrio osmótico. Concomitante ao processo osmótico, as células liberam suas moléculas de inositol, glutationa, niacina, vitamina C, magnésio e potássio para manter o equilíbrio osmótico. Esses compostos são necessários para proteger o cristalino de lesões, contudo passam a se perder pelo excesso de sorbitol; essa perda faz as células do cristalino ficarem mais suscetíveis à degeneração. Como resultado, as delicadas fibras de proteínas do cristalino se tornam opacas.

O acúmulo intracelular de sorbitol tem grande peso em muitas complicações geradas pelo diabetes. Pode ocorrer no cristalino, nas células de Schwann dos nervos periféricos, nas papilas renais, nas ilhotas de Langerhans no pâncreas e no endotélio dos vasos sanguíneos. Isso nos diz que tal distúrbio atinge praticamente todos os tecidos, e, embora sua função ainda não esteja completamente esclarecida, está relacionada com essas complicações.

DOENÇA CARDIOVASCULAR

Pessoas diabéticas têm de duas a quatro vezes mais chances de desenvolver doença cardíaca ou ter um AVC, e três quartos de todos os diabéticos acabam morrendo de doença do coração.[82] As mortes por doença cardíaca entre mulheres diabéticas aumentou 23% nos últimos trinta anos, contra uma queda de 27% entre mulheres não diabéticas. Já entre homens diabéticos, esse índice caiu 13%, contra uma diminuição ainda maior (36%) entre os que não têm diabetes.[83] Os diabéticos com doença renal têm sete vezes mais risco de ter doenças cardiovasculares do que os diabéticos que não sofrem dos rins.

Acima de tudo, são os hábitos e a alimentação da Cultura da Morte que geram problemas cardiovasculares. Isso foi provado pelo doutor Caldwell B. Esselstyn, da Cleveland Clinic. Seu estudo, publicado no *Journal of Family Practice*,[84] revelou 100% de sucesso na reversão de doenças cardiovasculares entre dezoito pacientes que seguiram uma dieta vegana sem óleo cozido.[85] Se você, um amigo ou um ente querido têm doença cardiovascular, veja as duas figuras a seguir. Elas podem ser as coisas mais importantes que verão na vida. São evidências absolutas da necessidade de uma alimentação à base de vegetais.

A segunda figura sustenta que a dieta é a causa ou a prevenção de doenças cardíacas. Encontrada no livro *Eat to live* [Coma para viver], do doutor Joel Fuhrman, com base em dados da Organização Mundial da Saúde – OMS e da Organização das Nações Unidas para Agricultura e Alimentação – FAO.[86]

As populações com menores índices de mortalidade em decorrência das principais doenças fatais são aquelas que quase não apresentam indivíduos acima do peso e que consomem mais de 75% de suas calorias em alimentos vegetais não refinados – isso equivale a, no mínimo, dez vezes mais que a quantidade ingerida por americanos.[87]

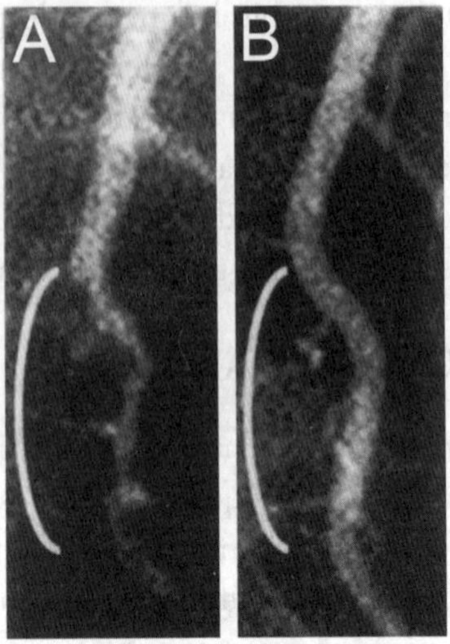

Figura 2: Angiografias coronarianas da artéria descendente anterior esquerda distal antes (A) e depois (B) de 32 meses sob dieta à base de vegetais, sem medicamentos para baixar o colesterol, mostrando grande progresso

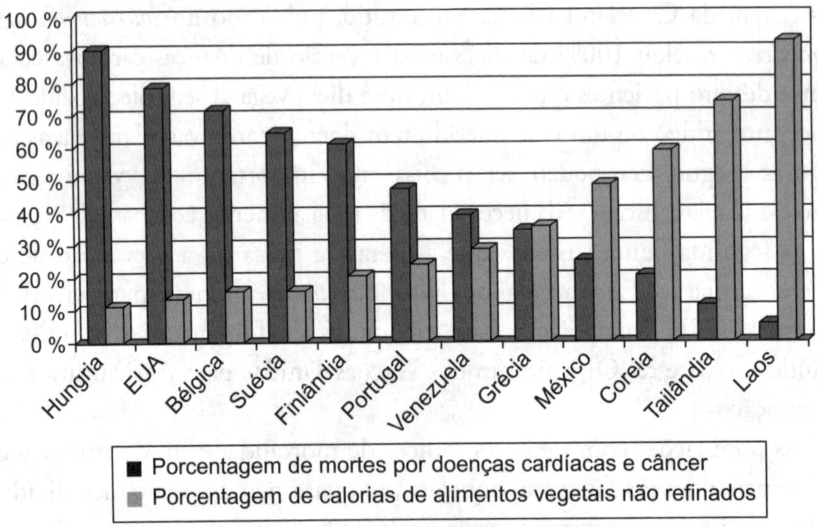

Figura 3: O consumo de vegetais não refinados e as enfermidades fatais, doença cardíaca e câncer

Até mesmo o fato de ter pais diabéticos aumenta o risco de desenvolver doenças cardíacas. Um estudo publicado em 20 de junho de 2006 no *Journal of the American College of Cardiology* revelou que os vasos sanguíneos de pessoas cujos pais têm diabetes tipo 2, mesmo que elas mesmas não tenham, não reagem bem a mudanças no fluxo sanguíneo como os de pessoas que não têm histórico familiar de diabetes. Nenhum dos 38 adultos (entre 35 e 39 anos) que participaram desse estudo tinha diabetes, mas metade deles descendia de ambos os pais diabéticos. Os cientistas limitaram a circulação sanguínea dos braços dos participantes usando um garrote. Então, com um aparelho de ultrassom, verificaram como os vasos sanguíneos dos participantes reagiam ao aumento do fluxo sanguíneo quando o garrote era retirado. A reação foi debilitada em todos os dezenove voluntários (nove homens e dez mulheres) cujos pais tinham diabetes. Nas palavras de Allison B. Goldfine, médica do Centro de Joslin Diabates Center e do Brigham and Women's Hospital de Boston, Massachusetts:

> Pessoas cujos pais têm diabetes tipo 2 apresentam disfunção do endotélio. Essa predisposição à aterosclerose está presente mesmo que essas pessoas não sejam diabéticas. O papel da resistência à insulina tem sido considerado significativo para o desenvolvimento do diabetes e de doença cardiovascular em grandes populações. Nesse grupo de risco, no entanto, mesmo os descendentes com maior sensibilidade à insulina têm função endotelial reduzida.[88]

HIPERTENSÃO

Hoje, a meta de pressão sanguínea é de 130/80. Segundo o Centro de Controle e Prevenção de Doença – CDC, 73% dos adultos com diabetes têm pressão maior ou igual a 130/80 mmHg ou usam medicamentos com receita para hipertensão.

DOENÇA DENTÁRIA

A doença periodontal (de gengiva) é mais comum em pessoas diabéticas. Entre adultos jovens, os que sofrem de diabetes estão duas vezes mais propensos do que os não diabéticos. Cerca de um terço dos diabéticos manifestam doenças periodontais graves, com retração das gengivas em relação de

5 milímetros ou mais. Melhorar a saúde dentária também pode ajudar no controle glicêmico. Pesquisadores da Universidade Estadual de Nova York, em Buffalo, realizaram tratamento para doença periodontal com um grupo de 113 índios *pima* e mediram seu controle glicêmico três meses depois. Eles constataram maior controle de glicemia paralelamente à diminuição das bactérias que causam a doença periodontal.[89]

NEUROPATIA E ÚLCERAS NOS PÉS EM DIABÉTICOS

A neuropatia é associada a menores velocidades sensoriais e de condução nervosa. A neuropatia diabética também parece ter ligação com o acúmulo de sorbitol.[90,91] Esse acúmulo leva a perda de mioinositol (inositol muscular). O inositol ajuda a criar uma condução nervosa saudável. Tipicamente, essa neuropatia periférica é associada com parestesia, hiperestesia e dor. No exame neurológico, praticamente todos os diabéticos mostram pouca sensibilidade vibratória, sensações de dor e temperatura alterados e reflexos tendinosos profundos reduzidos. Muitas vezes, neste programa, esses sintomas são revertidos, e pesquisas recentes com aplicação de dieta vegana confirmam nossos resultados. Pesquisadores da Califórnia estudaram 21 pessoas com diabetes tipo 2 e neuropatia, e, a partir de uma dieta vegana com baixo índice de gorduras combinada com exercícios, constataram que, em apenas duas semanas, dezessete participantes tiveram cessação completa dos sintomas, e os quatro restantes apresentaram considerável melhora.[92]

Complicações nos pés decorrentes do diabetes são a causa mais comum de amputações dos membros inferiores não provocadas por traumas no mundo industrializado. A neuropatia, o principal componente etiológico da maioria das ulcerações diabéticas, está presente em mais de 82% dos pacientes diabéticos com ferimentos nos pés.[93] A incidência de gangrena entre diabéticos é vinte vezes maior em relação a não diabéticos, e o risco de amputação das extremidades inferiores, de quinze a 46 vezes mais alto.[94,95] Nos Estados Unidos, a cada ano são realizadas mais de 82.000 amputações em diabéticos. Além disso, complicações nos pés são a causa mais comum de hospitalização entre os que têm a doença, sendo responsável por 25% de todas as internações de diabéticos nos Estados Unidos e na Grã-Bretanha. Havendo úlceras, o hábito de fumar deve ser interrompido definitivamente, pois a nicotina causa constrição arterial, que faz diminuir a circulação periférica.

RETINOPATIA DIABÉTICA

A retinopatia diabética é outro sério problema, constituindo a maior causa de cegueira. Os vasos sanguíneos retinianos se enfraquecem e desenvolvem microaneurismas que fazem o plasma sanguíneo vazar dos capilares, formando cicatrizes, o que leva gradualmente à cegueira. Conforme mostra a figura, esse processo está ligado à hemoglobina glicosilada e parece aumentar quando esta está acima de 6.

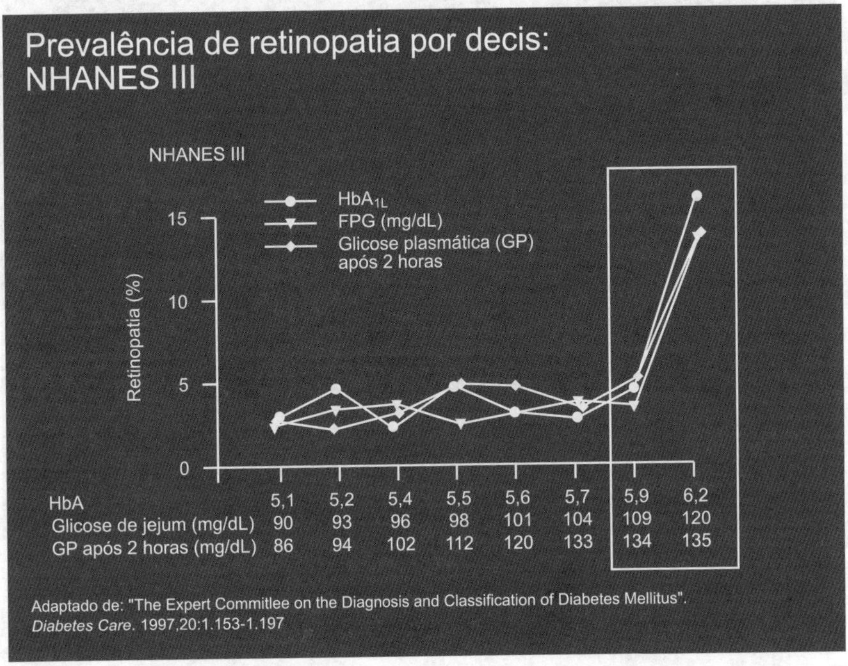

Figura 4: Incidência da retinopatia por decil (Fonte: NHANES III)

Os dados da Third National Health and Nutrition Examination Survey – NHANES III foram obtidos a partir da avaliação da retinopatia em jejum, duas horas após a refeição, e do HbA1c. No que se refere à retinopatia, tudo está estável até um ponto em que em que a taxa começa a subir, que equivale a HbA1c de 6%, glicemia de jejum de 110 mg/dL, e um valor de referência de duas horas de 154 mg/dL. Esses dados são exclusivos do NHANES? Não, na verdade, em estudos semelhantes realizados com os índios *pima* e com os egípcios foram encontrados exatamente os mesmos resultado. Quando o HbA1c está elevado, as complicações começam a aparecer.

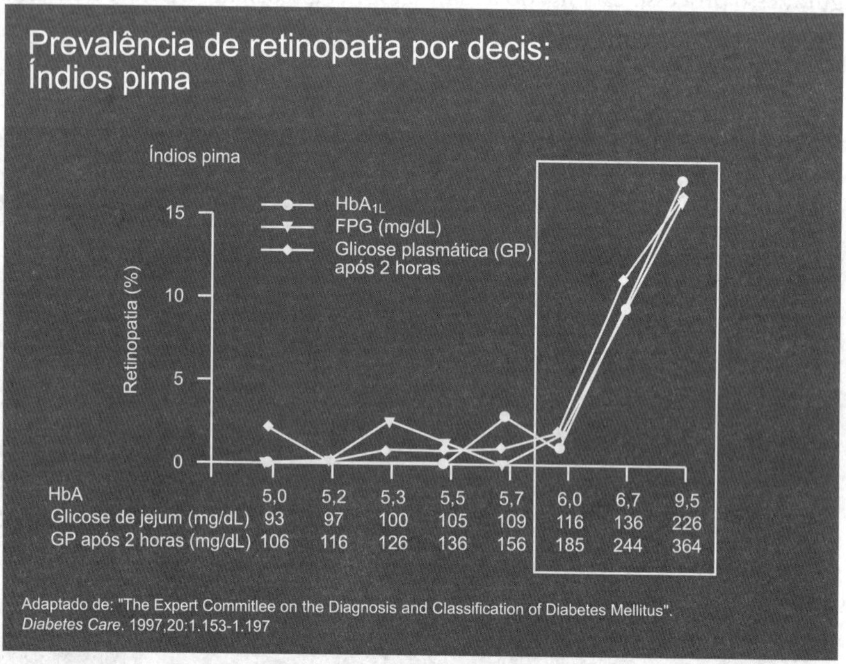

Figura 5: Incidência da retinopatia por decil: índios *pima*

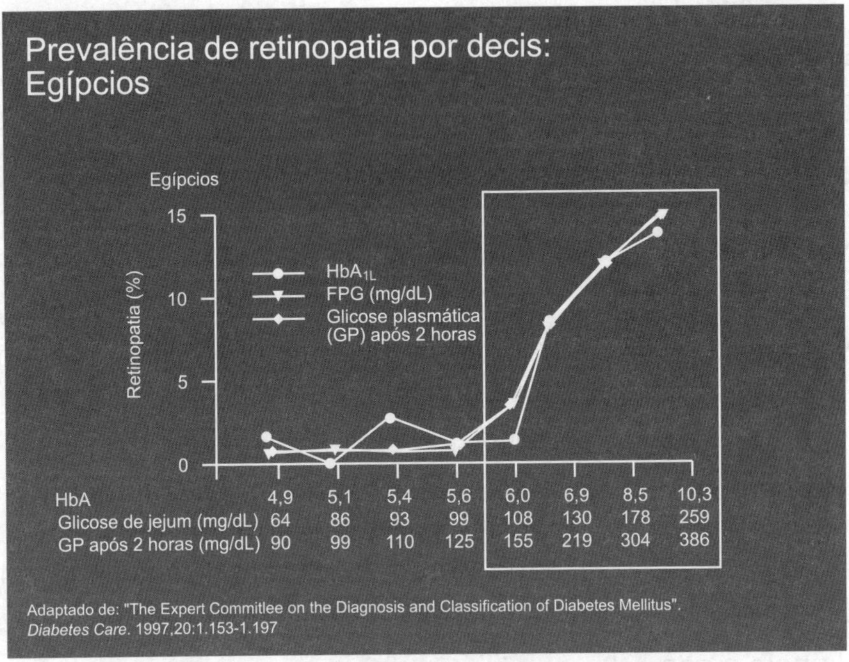

Figura 6: Incidência da retinopatia por decil: egípcios

Esses dados são importantes, pois deixam muito claro por que aconselhamos a taxa de HbA1c igual ou menor a 6, e não 6,5 ou 7.

NEFROPATIA DIABÉTICA

A nefropatia diabética, outra grave complicação, é a causa mais comum de insuficiência renal crônica e doença renal terminal nos Estados Unidos. É um fator comum de altos índices de diálise e morte. Após iniciar a diálise, a morte geralmente sobrevém dentro de cinco anos. O processo diabético afeta os rins de algumas maneiras: pela glomerulosclerose, uma arteriosclerose das artérias renais de entrada e saída; pela arteriosclerose da artéria renal e de suas ramificações; e pelo depósito de glicogênio, gordura e glicopolissacarídeos ao redor dos túbulos renais. No início, a nefropatia não apresenta sintomas, mas, com o tempo, surgem edemas (inchaço, sobretudo em torno dos olhos), enjoo, fadiga, dor de cabeça e coceira generalizada. Mas o processo pode ser revertido lentamente com o nosso programa.

A tabela a seguir apresenta um resumo das complicações associadas ao diabetes.

EFEITOS DA TOXICIDADE DA GLICOSE	
Nos olhos	Retinopatia (microaneurismas, hemoragias, exsudação, neovascularização)
Nos rins	Nefropatia (albuminúria, síndrome nefrótica, hipoaldosteronismo e hiporeninemia, doença renal terminal)
Nos nervos	Neuropatia (neuropatia distal motora ± sensitiva, mononeurite múltipla, neuropatia autonômica, amiotrofia, polineuropatia desmielinizante crônica)
Na pele e nas membranas mucosas	Lesões microvasculares, necrobiose lipóidica diabética, infecções por estafilococos / estreptococos / celulite, infecções fúngicas
No feto	Macrossomia, anomalias congênitas (defeitos do tubo neural)
No pâncreas	Endócrino (menor secreção de insulina, insuficiência de células beta), exócrino (menor secreção e síntese de enzimas digestórias)
Tecidos alvos de insulina	Sinais e sintomas de resistência à insulina em depósitos de gordura, sobretudo no abdômen inferior, músculos e fígado
Sistema vascular	Aterosclerose, disfunção do endotélio (perda da vasodilatação), estenose arterial

A FISIOLOGIA DA INSULINA

A fisiologia da insulina como hormônio é algo que merece atenção. A insulina é bifásica. A hiperinsulinemia resulta numa reação bifásica da glicose à adrenalina, primeiro fraca, depois mais forte. Nossas emoções têm grande influência tanto na sensibilidade quanto na resistência ao hormônio. Parte de nosso tratamento inclui o uso de insulina homeopática para moderar a comunicação entre o pâncreas e o sistema nervoso.

Na década de 1950, os cientistas adotaram o termo "insulinodependente" para definir a necessidade de insulina por parte de músculos e gorduras para absorver glicose. Pesquisas mais recentes sugerem algo um pouco diferente. A glicose é transferida para as células com ou sem insulina. Existem proteínas transportadoras GLUT-4 suficientes nas membranas celulares para garantir a absorção adequada de glicose para a respiração celular, mesmo sem insulina. Por exemplo, para a glicose entrar nas células do cérebro ou dos rins, não há necessidade de insulina. Os glóbulos vermelhos também conseguem utilizar o açúcar sem o auxílio da insulina. Além disso, quando a pessoa se exercita, as células musculares podem retirar a glicose do sangue sem insulina, usando as proteínas transportadoras GLUT-4.[96] Embora isso possa ter um fundo de verdade, os diabéticos do tipo 1 que não recebem insulina geralmente morrem. Portanto, a questão é mais complexa. Já se constatou também que regiões adiposas não conseguem absorver glicose sem insulina.[97] O interessante é que, no sistema límbico, a área do cérebro que afeta a memória, a sensação de segurança, os instintos de sobrevivência, o apetite e o aprendizado contém uma grande quantidade de receptores de insulina.[98,99] Como homeopata, estudei o uso da insulina homeopática, e os resultados foram muito positivos, como no progresso psicológico, na tranquilidade, na redução da glicemia, em melhora no metabolismo e na excreção, na redução de perda metabólica e das complicações do diabetes. Isso indica um papel da insulina como molécula sinalizadora.

Existe também uma relação entre o hormônio do crescimento e a insulina, sendo o primeiro contrarregulador. Se há muita concentração de um deles, há pouca do outro. A síntese proteica muscular é controlada pelo hormônio do crescimento, e a insulina atua na prevenção do colapso dos músculos. A insulina não é exatamente como costumava ser apresentada. Ela é uma proteína sinalizadora, que tanto estimula quanto inibe atividades numa curva não linear.[100] A insulina em excesso pode, na verdade, inibir a absorção da glicose. A relação entre concentração de insulina e síntese proteica indica que boa parte do efeito estimulador da insulina ocorre sob baixas concentrações, enquanto grandes concentrações podem ter o efeito inverso. A insulina tem sido apresentada como controladora do metabolismo de lipídeos, proteínas e carboidratos, convertendo nutrientes em energia e mantendo a identidade e a replicação celular; e recentemente foi descrita como estimuladora de DNA, RNA e síntese proteica. No entanto, ela inibe as mesmas funções biológicas em concentrações altas demais, o que nos leva a conclusões diferentes a respeito da hiperinsulinemia. Insulina em excesso pode resultar em enfraquecimento do sistema nervoso central e do sistema circulatório por seus efeitos inibidores sobre o metabolismo da glicose.

Em seu livro *Hormone deception* [Engano dos hormônios], Lindsay Berkson diz que os hormônios naturais são tão fortes que, mesmo em quantidades mínimas, que só podem ser medidas por exames extremamente sensíveis, podem produzir drásticas alterações nas atividades das células. Hormônios como a insulina são medidos em partes por trilhão (ppt), o equivalente a uma gota d'água em um trem de 9,6 quilômetros de comprimento com 660 vagões-tanque. Isso dá uma ideia do impacto causado pela introdução de grandes quantidades de insulina no corpo. Usar a insulina em doses homeopáticas e de maneiras variadas realmente parece ter ajudado; contudo, nosso estudo não era de longo prazo. A aplicação de insulina em pequenas doses funciona tanto no aspecto energético quanto no de sinalização. Mas, em grandes concentrações, pode ser tóxica – é o caso da hiperinsulinemia. Ela funciona em diversos graus, com reações complexas. Cada uma das reações químicas da insulina depende de sinais bioelétricos do fator de crescimento semelhante à insulina (IGF-1), do controle hormonal, do hormônio do crescimento e das reações enzimáticas. A atividade de sinalização se inicia com a face receptora de insulina na superfície externa da membrana celular. O IGF-1, ou qualquer coisa que estimule os substratos dos receptores de insulina, irá ativar a absorção de glicose. De fato, isso pode acontecer com a insulina homeopática ou com o IGF-1. A molécula de insulina tem como alvos fibras musculares, áreas do cérebro e tecidos adiposos específicos. O metabolismo da glicose é facilitado na célula pelos transportadores de glicose e não necessariamente requer insulina. Todas as células do corpo absorvem glicose até certo ponto, ainda que nem todas sejam providas de receptores de insulina. A família de receptores de insulina regula as vias metabólicas nutricionais. Os receptores IGF-1 estão presentes em todas as células do corpo e sinalizam de maneira semelhante à da insulina. Os substratos dos receptores de insulina transportam a glicose e estimulam o metabolismo.

A insulina homeopática pode também estimular o funcionamento do fígado. O órgão é o primeiro destino da insulina e armazena glicose em forma de glicogênio. A insulina leva o fígado a um estado repleto de glicogênio e estimula a quebra deste em açúcar; usa o magnésio como mensageiro secundário e ajuda a estabilizar os níveis intracelulares de magnésio; promove a síntese de triglicerídios e absorção de fosfato e potássio. Assim, a insulina homeopática estimula diversas funções por meio de sinalizações celulares. O que importa é que a insulina é um hormônio e afeta todo o funcionamento hormonal como uma proteína sinalizadora. Como foi dito anteriormente, a insulina inibe o esgotamento das fibras musculares. O IGF-1 estimula a síntese de proteínas em tecido adiposo e é influenciado pela absorção de insulina de ácidos graxos livres.

É um sistema extremamente complexo. O diabetes tipo 2 e a resistência à insulina são afetados hormonalmente. Isso nos dá uma nova percepção do problema. A insulina é liberada como reação à elevada taxa de glicose sérica. A hiperinsulinemia e a resposta aumentada da insulina à glicose são as primeiras respostas mensuráveis. É possível que um dos fatores por trás da resistência à insulina seja um defeito na utilização do glicogênio dentro da célula. Cerca de 80% da glicose é armazenada nos músculos e 20%, no fígado. Portanto, esse é um problema que poderia afetar permanentemente a utilização do glicogênio dentro do músculo e evitar que o músculo use o suprimento de glicogênio. Quando se tem acúmulo de glicogênio, ocorre uma possível reserva no transporte de glicose através da membrana celular para armazenamento na célula. Dentro dela não há mais espaço para armazenar ou utilizar a glicose. Isso gera hiperglicemia como parte da reação a essa reserva, aumentando a liberação de insulina. Em doses pequenas, a insulina é um esteroide anabolizante que favorece a massa corporal magra e a utilização de energia. Em excesso, porém, prejudica o monofosfato de adenosina cíclico (cAMP) e inibe a liberação de esteroides anabolizantes. Dessa maneira, aumenta os processos catabólicos e reduz a energia disponível para o organismo. Temos agora uma nova maneira de compreender esse processo, ainda no aspecto teórico. Mas, como sabemos, os endocrinologistas tratam com sucesso doenças de insuficiência hormonal como hipotireoidismo e hipoadrenalismo, com as quais o autor se depara frequentemente no diabetes, assim como o hipogonadismo e a deficiência do hormônio do crescimento, tratadas com hormônios. Em doenças com excesso de secreção, tentamos bloquear os hormônios. Pensando dessa forma, tratar hiperinsulinemia com mais insulina não faz muito sentido.

DISTÚRBIO HORMONAL

Os disruptores hormonais podem ser um fator a mais para o surgimento do diabetes. Entre os veteranos do Vietnã, por exemplo, que foram expostos a disruptores endócrinos como o agente laranja (uma potente mistura de diversos disruptores hormonais como a dioxina), ocorreu maior incidência de diabetes e taxas anormais de glicose e insulina.[101] As mulheres sofrem ainda mais com isso. Um estudo de acompanhamento após o vazamento de dioxina em Seveso, na Itália, examinou o sangue de 31.000 indivíduos logo após o acidente e avaliou as pessoas que foram expostas por mais de vinte anos. Eles constataram maior incidência de diabetes, mas apenas entre as mulheres.[102] Berkson sugere que as mulheres são mais afetadas por exposições a produtos químicos do que os homens, provavelmente por terem gordura corporal em maior proporção e metabolismo e padrões de eliminação diferentes dos dos homens.

ARSÊNICO EM ÁGUA DE TORNEIRA

O arsênico é outro disruptor hormonal comum suspeito de contribuir para o diabetes. Ele interfere na ação dos hormônios glicocorticoides, pertencentes à mesma família de hormônios esteroides, como o estrogênio e a progesterona. Os glicocorticoides ativam muitos genes que ajudam a regular o açúcar no sangue e até prevenir câncer. O hábito de ingerir água de torneira contendo certas quantidades de arsênico tem sido ligado a maiores taxas de câncer e diabetes. Hoje acredita-se que o mecanismo por trás disso seja o distúrbio hormonal.[103]

ALTERAÇÕES DE TESTOSTERONA

Outro aspecto fascinante da fisiologia hormonal é a influência da testosterona no diabetes. Na década de 1960, J. Moller e outros clínicos europeus usaram testosterona para tratar homens com diabetes.[104] Algumas pesquisas nos levam a crer que a testosterona realmente é capaz de normalizar a hemoglobina glicosilada e baixar as taxas de insulina nos homens. A lógica é a seguinte: a globulina ligadora dos hormônios sexuais (SHBG) liga a testosterona, a di-hidrotestosterona e o estradiol à parede celular. Sem SHBG, nenhum hormônio gonadal consegue entrar na célula e gerar a liberação do mensageiro RNA para ativar a expressão genética. Os homens em geral têm muito menos SHBG do que as mulheres, uma vez que a SHBG é, na verdade, um ampliador de estrogênio. Estradiol e SHBG elevados são encontrados em homens com obesidade central, ginecomastia e diabetes tipo 2. Essa é uma peça importante em todo esse desequilíbrio hormonal. Homens saudáveis têm mais testosterona livre do que estradiol livre somente quando há testosterona suficiente e a SHBG é menor que 15 mols.[105] O aumento de SHBG se liga preferencialmente à testosterona, e não ao estradiol, mudando a proporção para mais estradiol livre do que testosterona, o que não é muito bom para os homens. Ao acrescentar testosterona no organismo, é possível criar um escape da predominância do estradiol, aumentando as taxas de testosterona e baixando a SHBG. Homens diabéticos podem apresentar baixas concentrações de testosterona.[106,107] A ausência ou a pouca quantidade de testosterona parece ter relação com a resistência à insulina, mostrando-se como uma reduzida atividade da enzima glicogênio sintetase sensível à insulina. [108,109] É possível que, nos homens, a baixa secreção de testosterona seja um fator importante de precipitação da resistência à insulina. Pesquisas preliminares mostram que a normalização das taxas de testosterona reduz a resistência à insulina.[110] Quando a testosterona é introduzida, ela baixa a SHBG, que, por sua vez, diminui os níveis de insulina. SHBG baixa melhora a proporção de testosterona e estrogênio. A testosterona também reduz a insulina e a obesidade. Assim, temos um mecanismo completamente diferente. Talvez isso nos mostre quão pouco sabemos sobre a síndrome de hiperinsulinismo, mas nos dá uma pista. Não há pesquisa suficiente sobre testosterona e mulheres nesse sistema, por isso não há muito o que dizer a esse respeito.

Isso nos leva à compreensão da síndrome X, que se caracteriza essencialmente por hiperinsulinemia, intolerância à glicose, diabetes tipo 2, obesidade, hipertensão, dislipidemia, doença cardíaca e incapacidade de perder peso. N. M. Kaplan notou que a hiperinsulinemia precede as outras doenças, o que é muito importante para entender todo o processo.[111] O risco de doença isquêmica do coração é 4,5 vezes maior com a insulina elevada. Outros pesquisadores descobriram que a diminuição da testosterona endógena está associada com o aumento dos triglicerídios e a redução do HDL. Dessa forma, é possível que, nos homens, a diminuição de testosterona esteja ligada à hiperinsulinemia e à síndrome X.[112,113] Podemos supor, então, que entre homens com diabetes tipo 2 seja frequente um relativo hipogonadismo, o que nos leva à hiperinsulinemia. Aumentar a testosterona pode ser uma maneira apropriada de tratamento para o sexo masculino. E parece mesmo haver uma correlação importante entre a sensibilidade à insulina e as taxas de SHBG em homens com o tipo 2 da doença.[114] Dados indicam que taxas elevadas de testosterona e DHEA estejam relacionadas com a insulina reduzida em homens, o que nos possibilita cogitar que dar testosterona a homens com síndrome X ou diabetes tipo 2, ou homens obesos de meia-idade, pode melhorar a sensibilidade à insulina.[115,116]

ENZIMAS VIVAS

"As enzimas são substâncias que tornam a vida possível. Não há mineral, vitamina ou hormônio que consiga fazer qualquer coisa sem as enzimas. Elas são os trabalhadores braçais que constroem o corpo a partir de proteínas, carboidratos e gorduras. O corpo pode ter a matéria-prima, mas, sem a mão de obra, nada acontece."

Doutor Edward Howell

Dentro da dieta antidiabetogênica da Cultura da Vida, obtemos grandes benefícios das enzimas vivas presentes nos alimentos não cozidos. Em pesquisa realizada no Hospital Universitário George Washington, os doutores

Rosenthal e Ziegler constataram que, quando 50 gramas de amido cru foram administrados aos pacientes, suas taxas de glicemia aumentaram apenas 1 miligrama e depois caíram, mas, com a ingestão de amido cozido, houve um aumento de 56 miligramas em meia hora, 51 miligramas em uma hora, e 11 miligramas duas horas após a refeição. Diabéticos que estavam sem insulina havia vários dias também receberam amido cru. Em média, eles tiveram um aumento de apenas 6 miligramas em meia hora, depois uma queda de 9 miligramas em uma hora e de 154 miligramas em duas horas e meia.[117] Essa grande diferença entre alimentos crus e cozidos, em se tratando de controlar a glicose no sangue, nos leva a crer que as enzimas do amido cru sejam benéficas. Além disso, o aquecimento estimula a quebra mais rápida de carboidratos complexos em açúcares simples, o que aumenta o índice glicêmico do alimento. Com meus mais de 35 anos de experiência clínica, concluo que a dieta baseada em alimentos crus, pobre em gorduras e com o uso de enzimas dos alimentos e de enzimas digestivas suplementares. tem sido muito eficaz no tratamento do diabetes tipo 2 em adultos. Além disso, o ato de cozinhar influencia no ganho de peso – dados revelam que porcos alimentados com batatas cruas não engordaram, enquanto os que ingeriram batatas cozidas ganharam peso.

Em seu livro *Food enzymes for health and longevity* [Enzimas alimentares para a saúde e a longevidade], o doutor Howell descreve um estudo da Faculdade de Medicina de Tufts sobre ganho de peso e enzimas inadequadas. Foram avaliados onze indivíduos acima do peso, sendo constatada deficiência de lipase (enzima necessária para a digestão de gorduras) em seus tecidos adiposos, bem como em lipomas.[118] O volume de lipase nos tecidos adiposos de indivíduos obesos e nos lipomas era abaixo do padrão.[119] Em geral, a quantidade de amilase (necessária para digerir carboidratos) em diabéticos equivale a 50% do normal. Mostrou-se que a quantidade de amilase no fígado e no baço ficou de duas a dezessete vezes maior quando foram administradas enzimas digestivas contendo amilase.[120] Há indícios de que, no diabetes, a excreção externa do pâncreas se torna deficiente de enzimas e que a administração oral de enzimas tem efeito benéfico.[121] O doutor Bassler relatou insuficiência de amilase no duodeno em mais de 86% dos casos de diabetes que estudou. Os doutores Harrison e Laurent, em 29 casos do tipo 2, registraram catorze casos com taxas reduzidas de amilase no sangue e treze casos com taxas nos limites mais baixos da faixa normal.[122,123] Mais uma vez, precisamos deixar bem clara a diferença entre as gorduras cozida, saturada e animal e as gorduras com concentrações naturalmente altas de lipase, como as que fazem parte da alimentação tradicional dos esquimós, junto com o azeite de oliva não refinado prensado a frio, o abacate, bem como oleaginosas submetidas a um processo para facilitar a digestão, sementes cruas colocadas de molho de véspera, e mesmo grãos germinados, que são fontes saudáveis de gordura. Mesmo a gordura animal crua não é tão associada ao desencadeamento da doença crônica, mas comer os mesmos alimentos cozidos e sem as enzimas, já que estas foram destruídas pelo cozimento, sim. A explicação também pode estar na transformação de gorduras cis em trans. O mais provável é que as duas coisas sejam verdade. A baixa concentração da enzima lipase no corpo também está ligada à obesidade. Uma pesquisa organizada por Miehlke e colegas mostrou que a obstrução arterial pode ser tratada e melhorada com a ingestão de grandes quantidades de enzimas entre as refeições, não importando se por meio da comida ou por suplementação externa.[124] O trabalho do doutor Edward Howell com os esquimós mostrou que eles tinham uma vida sem doenças com uma alimentação rica em enzimas e carnes cruas (particularmente gordura de cetáceos). O diabetes e as doenças degenerativas só se tornaram comuns quando os esquimós começaram a cozinhar seus alimentos e consumir carboidratos refinados e alimentos processados levados pela invasão da cultura ocidental. O cozimento destrói as enzimas dos alimentos crus. Em seu livro, o doutor Howell diz que, com a introdução do cozimento, os esquimós se tornaram uma das culturas menos saudáveis do planeta. Segundo um estudo[125] do fim dos anos 1980, esses eram os alimentos mais consumidos pelos nativos do Alasca, em ordem de frequência de consumo:

1. Café e chá
2. Açúcar
3. Pães e biscoitos de farinha branca
4. Peixe

5. Margarina
6. Arroz branco
7. Sucos artificiais
8. Manteiga
9. Refrigerantes
10. Leite (integral e evaporado)

Perceba que o único alimento nativo da lista é o peixe, e que ele é superado pelo consumo de café, chá, açúcar e pão branco. De acordo com um estudo[126] realizado pelo Alaska Area Native Health Service de Anchorage, comparações feitas com dados antigos revelam que a incidência do diabetes entre os esquimós aumentou de 1,7%, em 1962, para 4,7%, em 1992.

ENZIMAS PROTEOLÍTICAS

Nosso programa usa enzimas proteolíticas, lipases e diversas combinações de lipase e amilase proteolíticas. As enzimas proteolíticas estão associadas com a coagulação, a redução do efeito inflamatório do processo dos diabetes tipo 1 e tipo 2 e a desobstrução das artérias. O doutor William Wong, em conversa particular, citou dois casos de diabetes tipo 1 em que foram dadas apenas enzimas proteolíticas. Um deles era de uma senhora de 86 anos, com diabetes havia cinquenta anos. Ela havia amputado a perna direita abaixo do joelho e estava para perder o pé esquerdo. Sofria de parestesia nos dedos e no antebraço, cicatrizes nos olhos e pele pálida e seca, e tinha que tomar quatro injeções de insulina por dia. Por três meses, foram-lhe dadas proteínas proteolíticas. Como as cicatrizes oculares melhoraram, sua visão ficou em 20/10 e seu pé esquerdo foi salvo. Passados três meses, não se detectou mais nenhum tipo de obstrução. Sua pele acinzentada adquiriu um tom rosado, sua hemoglobina glicosilada caiu de 9 para 6 e ela pôde parar de tomar insulina.

O outro diabético do tipo 1 pertencia à tribo *flathead*, de Montana. Tinha pouco mais de 30 anos e manifestara a doença havia uns dez. Tomava de três a quatro injeções diárias de insulina. Os dedos dos pés haviam sido amputados, ele sofria de degeneração neurológica nas pernas, parestesia nos braços e nas mãos, tinha um rim transplantado e o outro começava a falhar. Ele tomou enzimas proteolíticas por seis meses. Sua circulação melhorou, livrando-o de novas amputações, e ele não precisou mais tomar insulina. Sua neuropatia desapareceu, que acredito fosse derivada de fibrose no tronco nervoso ou de má circulação decorrente de inflamação. Os rins voltaram a funcionar; as cicatrizes e a inflamação diminuíram, provavelmente, pelo uso das enzimas proteolíticas como seu único suplemento. Sua creatinina, um indicador do funcionamento dos rins, se normalizou.

Esses dois casos nos levam a uma nova compreensão do desenvolvimento dos diabetes tipo 1 e 2. A primeira etapa do processo degenerativo é a inflamação, denominada insulinite no tipo 1, provocada pelo ataque de anticorpos do leite de vaca contra determinados vírus ou contra as células beta do pâncreas. A inflamação leva à fase cicatricial. No tipo 2, há uma progressão do hiperinsulinismo e sua inflamação, em que as células beta são sobrecarregadas pela produção exagerada e pela geração de radicais livres. A inflamação leva à cicatrização crônica, na qual o fluxo de insulina das células beta é bloqueado e a circulação para as células beta é desativada ou interrompida. A recuperação, num caso de diabetes tipo 1 de mais de cinquenta anos, nos leva a crer que as funções das células beta não são destruídas, mas apenas bloqueadas pelo processo de cicatrização. Isso nos faz compreender de uma nova maneira o processo degenerativo intermediário no diabetes, propiciando uma nova forma de complementar o tratamento usando enzimas proteolíticas para abrir a circulação arterial e capilar e restabelecer as funções bloqueadas, mas não destruídas, das células beta do pâncreas.

O terceiro caso, de uma pessoa que desenvolveu o diabetes tipo 1 na adolescência, começou possivelmente com um surto de insulinite e, depois, retração cicatricial. Ele foi hospitalizado com glicemia de jejum de 1.200 mg/dL e diagnosticado com diabetes tipo 1. Uma possível explicação para sua rápida resposta ao programa do Tree of Life seria um diagnóstico errado, mas essa afirmação foi desconsiderada, já que o paciente experimentou o surto súbito típico de uma taxa de glicose de 1.200 mg/dL, potencialmente fatal. Tratava-se de uma pessoa previamente saudável, e o diabetes do tipo 2 evoluiria de maneira lenta e gradual. Desde a adolescência ele tomava cerca de 20 unidades diárias de insulina. No quarto dia do Programa de 21 Dias do Tree of Life, já não tomava mais insulina e, em duas semanas, sua glicemia estava abaixo de 85. Todos os sintomas desapareceram e, dois anos depois, ele estava plenamente saudável e livre do diabetes, com HbA1c em 6 – inicialmente era de 11,8.

Nesses três casos de diabetes tipo 1 ocorreu o que se acreditava clinicamente impossível. Em dois deles, foram usadas apenas enzimas proteolíticas, e o terceiro foi beneficiado pelo programa de 21 dias, que adota as enzimas proteolíticas além da dieta de alimentos vivos com baixos índices glicêmico e insulínico, que, por si só, já têm efeito anti-inflamatório.

Resumindo minha teoria: o tipo 1 e o estágio avançado do tipo 2 envolvem inflamação crônica e formação cicatricial nas células beta do pâncreas. No tipo 2, há uma constante superestimulação das células beta, levando a hiperinsulinemia, inflamação e fibrose. Esta última obstrui os dutos do pâncreas e aparentemente mata as células beta. Ocorre também inflamação e fibrose nos glomérulos renais e aterosclerose causada por fibrina. As enzimas proteolíticas geram um afrouxamento dos bloqueios de fibrina na microcirculação, na matriz da placa. Dessa forma, tem-se uma considerável abertura da circulação periférica e, consequentemente, uma diminuição dos sintomas degenerativos secundários. Esta, obviamente, é uma explicação teórica para a crença de que as enzimas proteolíticas revertem o processo degenerativo diabético. Não temos outras evidências explícitas para provar esta teoria além dos três exemplos apresentados.

Estudamos a maioria dos fatores, exceto as deficiências de minerais e de vitaminas e as toxinas metabólicas, que veremos no capítulo 4. Os minerais têm importante papel, e vemos deficiências específicas de magnésio, manganês, zinco, cromo, vanádio e potássio em pacientes diabéticos. Tais deficiências podem ser resultado da hiperosmolalidade sanguínea e da perda de minerais por diurese excessiva, numa tentativa de eliminação. Mas podem existir outros fatores.

UMA ABORDAGEM TEÓRICA UNIFICADORA PARA CURAR O DIABETES

Em poucas palavras, um processo metabólico degenerativo surge de uma alimentação com muito açúcar, gordura animal cozida, ácidos graxos trans e com poucas fibras, combinada com um estilo de vida estressante, sedentário, e uma toxidez generalizada, que entra em contato com os genes responsáveis pelos tipos 1 e 2 da doença, ativando-os. Precisamos de uma teoria que inclua essas realidades genéticas. Os genes têm função predominante no diabetes tipo 2. A doença afeta o metabolismo de gorduras, de proteínas e da glicose, que é um carboidrato. Devem fazer parte da teoria também o equilíbrio hormonal e os níveis enzimáticos, uma vez que o processo metabólico degenerativo afeta e é afetado pelo fluxo hormonal. Além disso, sofre influência dos níveis e funções das enzimas, uma vez que diabéticos têm pouca lipase, amilase e protease. A teoria precisa incluir também a progressão da inflamação para a fibrose, que, de alguma forma, parece ser revertida pelas enzimas proteolíticas, que também minimizam e revertem o processo degenerativo de doença cardíaca e renal, retinopatia e neuropatia, que são complicações de longo prazo do diabetes.

Estamos atrás de uma compreensão abrangente a respeito da complexidade do diabetes. A teoria unificadora e a abordagem curativa do Programa de 21 Dias do Tree of Life baseiam-se no seguinte princípio:

> O que comemos e a forma como vivemos se comunicam com nossos genes. Em consequência daquilo que consumimos e da maneira como vivemos, podemos degradar nossa expressão fenotípica e desencadear o processo diabético, ou melhorar nossa expressão fenotípica para prevenir e reverter o diabetes.

O conjunto dos genes que herdamos constitui nosso genótipo, que é como se fosse o disco rígido de um computador. O fenótipo é a maneira pela qual os genes se expressam, variando com os sinais que passamos para eles por meio de nossa alimentação e nosso estilo de vida. A expressão fenotípica seria o equivalente aos programas de computador. Se instalarmos um programa saudável, a resposta será condizente.

Desde 1922, quando Frederick Banting e Charles H. Best descobriram a insulina, uma grande contribuição que salvou muitas vidas, adotamos uma abordagem mais baseada em medicamentos para o tratamento do diabetes. Os estudos com diversas culturas mostram que o diabetes não é algo natural, mas provocado por um Crime Contra o Bom Senso – viver e alimentar-se de modo a degradar nossa expressão fenotípica, ativando o processo diabético. Os genes são polimorfos e podem ter múltiplos ativadores. A alimentação é o ativador principal, e os exercícios e o estilo de vida, os secundários. Nossa dieta geradora de diabetes é um Crime Contra o Bom Senso que gera sofrimento e morte em milhões de pessoas. Como já dissemos, dados mostram que a dieta rica em gordura saturada tende a interromper a expressão genética saudável. Por meio de grande consumo de gordura animal cozida, gordura saturada, muito ômega-6 contra pouco ômega-3 e glicose contidos na *junk food*, além de carboidratos refinados, criamos um rebaixamento genético que desregula nossa expressão fenotípica, desencadeando o processo diabético. A dieta do programa do Tree of Life – que começa com uma alimentação 100% viva, rica em carboidratos complexos e de baixos índices glicêmico e insulínico, com 15 a 20% de gordura de origem vegetal (dependendo da constituição física do indivíduo) e de baixo valor calórico – foi especificamente desenvolvida para melhorar a expressão fenotípica. O resultado é a desativação da expressão fenotípica diabética e a ativação da expressão antidiabetogênica.

CALORIAS COM UM PROPÓSITO

Uma pesquisa fundamental que sustenta essa teoria holística foi realizada em 2001 pelo doutor Stephen Spindler. Ele deu 40% menos comida a ratos. Em um mês, eles tiveram um aumento de 400% na expressão de genes antienvelhecimento, aumento dos genes antioxidantes e dos que combatem inflamações e câncer. A alimentação viva dá resultado porque ativa esses genes, e, teoricamente, os que combatem o diabetes. Isso acontece porque a dieta de alimentos vivos é uma forma natural de restrição calórica. Segundo o Instituto Max Planck, ao cozinhar a comida você coagula 50% das proteínas presentes, 70 a 90% das vitaminas e minerais e até 100% dos fitonutrientes. Um fitonutriente chamado resveratrol, por exemplo, tem grande importância na ativação dos genes antienvelhecimento. Ele é cada vez mais reconhecido na prevenção de doenças relacionadas com o envelhecimento, desde demência até o diabetes. Com uma alimentação viva adequada, ingerimos 50% menos calorias que na alimentação americana padrão, ao mesmo tempo em que mantemos um alto nível de nutrição. Isso porque estamos consumindo alimentos com alto teor nutritivo, não apenas alimentos com alto valor calórico, como os que encontramos por aí. Esses alimentos nos tornam indivíduos superalimentados e ao mesmo tempo subnutridos. Nosso corpo está se rebelando por meio do processo degenerativo metabólico chamado diabetes e pedindo nutrientes que não são proporcionados pela alimentação da Cultura da Morte.

Quando dizemos "restrição calórica" no contexto da dieta do Tree of Life, baseada em alimentos de origem apenas vegetal, vivos e orgânicos, não se deve concluir que estamos nos negando o combustível de que precisamos, nem defendendo a privação. Na verdade, estamos defendendo o consumo de alimentos deliciosos, naturais, que satisfazem e têm as quantidades certas de calorias e nutrientes para provocar uma mudança de paladar. A mudança alostética é a que ocorre quando nos sentimos prazerosamente satisfeitos com o que comemos. É o alerta "pare de comer" que nosso corpo nos dá. Essa alteração no paladar ocorre comumente quando ingerimos alimentos crus. É só pensar o seguinte: não costumamos comer salada além da conta. Mas consumir comida processada e cozida, cheia de excitotoxinas (como o glutamato monossódico, o MSG) fornece a combinação prejudicial do baixo teor de nutrientes com o estímulo dos sabores artificiais, o que leva corpo e mente a continuar querendo comida por muito mais tempo do que se tivéssemos saciado nossas necessidades calóricas com uma comida saborosa e nutritiva. Talvez você esteja pensando que, ao adotar uma dieta de baixas calorias, pode surgir uma sensação de restrição e privação. No entanto, quando seu corpo recebe todos os minerais, fitonutrientes, vitaminas, enzimas, proteínas, gorduras essenciais, carboidratos complexos e água de que necessita por meio de uma alimentação de origem unicamente vegetal, o corpo todo experimenta a sensação de profunda satisfação – esses alimentos contêm alto índice de saciedade. Uma nova e completa consciência de abundância passa a ser percebida quando começamos a buscar qualidade em vez de quantidade em nossos alimentos. Quando comemos acreditando que cada alimento tem um propósito, estamos vivendo a Cultura da Vida. Em vez de acelerar o processo de doença crônica, ativamos os genes antienvelhecimento e eliminamos os fatores que desencadeiam quase todas as doenças crônicas evitáveis do mundo ocidentalizado em que vivemos.

Este é o conceito fundamental: uma dieta adequada baseada em alimentos vivos ativa os genes antienvelhecimento e antidiabetes. Com essa alimentação, o corpo alcança naturalmente seu peso ideal, e é por isso que, estando acima do peso, você consegue emagrecer automaticamente em nosso programa. As pessoas que participaram do filme do Tree of Life perderam em média 12 quilos no primeiro mês (exceto os dois que tinham diabetes tipo 1 que já eram muito magros). Frequentemente, vemos pessoas obesas perderem em torno de 50 quilos em um ano apenas com a alimentação viva. Como 90% dos diabéticos estão acima do peso, e a doença está ligada à obesidade, chegar ao peso ideal com essa dieta é um bônus e tanto. A dieta de alimentos vivos cria exatamente o efeito contrário ao da alimentação de produtos industrializados, rica em açúcar refinado, gordura animal cozida e pobre em fibras que está criando essa pandemia atualmente. A alimentação 100% viva da fase 1, combinada com a ingestão de suco verde em jejum, é forma mais efetiva de melhorar a expressão fenotípica e desligar os genes diabéticos. A dieta da etapa 1 descrita no livro *Rainbow green live-food cuisine* [Culinária verde e viva do arco-íris] é de baixo índice glicêmico, com folhas e sem frutas, e deve ser mantida nos três primeiros meses até a glicemia de jejum se estabilizar em torno de 85 e a hemoglobina glicosilada (HbA1c) ficar igual ou inferior a 6. Depois que o organismo se estabiliza numa condição saudável não diabética, são acrescentadas à dieta frutas de baixo índice glicêmico, encontradas na etapa 1,5, e é dada a opção de mudar para uma dieta composta de 80% de alimentos vivos, que é o mínimo para considerá-la alimentação viva, de acordo com o Cúpula Internacional de Alimentos Vivos de 2006.

Nessa dieta há algumas variações, mas é necessário seguir um padrão geral para a obtenção da cura. Segundo princípios aiurvédicos, o diabetes é um distúrbio *kapha*, embora possa acontecer em qualquer um dos três *doshas*.

A alimentação recomendada para o distúrbio *kapha* é pobre em gorduras e açúcar e mais concentrada em alimentos amargos, pungentes e adstringentes. Os desequilíbrios *kapha* são piorados com grandes quantidades de óleo, açúcar e pouco exercício. Neles, a constipação é comum, e por isso a presença de fibras na alimentação é benéfica. Esse foi o método de tratamento adotado por milhares de anos. O programa de tratamento deste livro é baseado não só em pesquisas atuais, mas também em milhares de anos de entendimento e tratamentos efetivos. Apenas acrescentamos uma teoria unificada, que possibilite uma rápida abordagem para reverter o diabetes naturalmente. A rápida normalização das taxas de glicemia sem qualquer medicamento incentiva as pessoas a continuar no programa, pois elas obtêm resultados reais imediatos. Assim, mesmo em tempos remotos, já tínhamos a resposta: uma dieta *anti-kapha*, com baixo teor de açúcar e gordura e alto teor de carboidratos complexos, baseada em alimentos vegetais vivos e naturalmente rica em fibras. Enquanto mantivermos essa alimentação, estaremos livres do diabetes.

Trata-se de uma dieta protetora contínua, independente da predisposição genética. *É um avanço sem igual.* Não estamos falando de simplesmente reduzir a medicação, mas de fazer diabéticos do tipo 2 abandonarem a insulina e os medicamentos orais, tudo em quatro dias – não doze semanas, nem dois anos. Estamos falando de pessoas comuns que chegam ao nosso programa com taxa de glicemia de jejum de 300, tomando hipoglicêmicos orais ou insulina, e que em duas ou três semanas baixam essa taxa para 85. Se a pessoa sofre de síndrome X, ou síndrome metabólica, então são necessárias várias semanas mais para restaurar a expressão fenotípica e sair da expressão da síndrome X.

OS SETE ESTÁGIOS DA DOENÇA

Os sete estágios da doença, formulados pelo doutor John Tilden há mais de um século, nos dão uma outra perspectiva do processo degenerativo do diabetes e da maneira de revertê-lo. "Saúde é o reflexo do que você faz" e coisas do tipo podem ser ditas de uma saúde doente. Doença, ou enfermidade, é um estado que se adquire com o passar dos anos e passa por estágios identificáveis, que levam à manifestação de sintomas e mesmo à morte, se não formos prudentes para reverter o quadro. Até um surto de diabetes tipo 1 de origem viral precisa de um corpo debilitado que permita que o sistema imunológico enfraquecido fique suscetível a infecções, resultando em insulinite e na manifestação rápida do diabetes tipo 1. O diabetes possui estágios degenerativos progressivos que criam diversas complicações em nosso organismo – mas podemos mudar isso. Só depende de termos consciência do que é necessário para uma vida saudável. Herbert Shelton chamou isso de leis da vida. Se compreender e seguir essas leis, você será saudável. Se desrespeitá-las, ficará doente – é o que queremos dizer com Crimes Contra o Bom Senso. Nas palavras de Shelton:

> As leis da vida não são algo imposto à organização humana. Elas são intrínsecas à própria estrutura de nosso ser, a nossos tecidos, células nervosas e musculares, nossa corrente sanguínea, nosso organismo como um todo. [...] Como essas leis são parte fundamental de nós, não podemos nos rebelar contra elas sem nos rebelarmos contra nós mesmos. [...] Não podemos fugir das leis da existência sem fugir de nós mesmos.[127]

No programa do Tree of Life, ensinamos quais são esses meios naturais e tornamos a pessoa capaz de viver de acordo com eles. Agora vamos conhecer os sete estágios da doença.

ESTÁGIO 1: ENERVAÇÃO

Enervação é a redução da energia nervosa, pela qual as funções normais de manutenção e eliminação do corpo são debilitadas, sobretudo a eliminação de toxinas endógenas e exógenas, ou seja, criadas de dentro (por meio de processos metabólicos normais) e de fora (que nos dias de hoje incluem as 65.000 toxinas em nosso meio ambiente criadas pelo homem e as excitotoxinas, aditivos alimentares e toxinas geradas pelo ato de cozinhar e processar alimentos). A pessoa nesse estágio é geralmente inativa, vive num ambiente tóxico e consome toxinas que não são eliminadas pelo organismo no tempo adequado.

A enervação também é criada por estresse, que esgota a energia vital do corpo que seria usada na manutenção e na eliminação. A obstipação ocorre no intestino, na linfa e nos tecidos do corpo. Essa é a dieta e o estilo de vida diabetogênicos de que temos falado em todo este livro.

ESTÁGIO 2: TOXEMIA

A estagnação do primeiro estágio leva a um acúmulo de toxinas no corpo, substâncias que começam a saturar o sangue, a linfa e as células. O estágio 2 se caracteriza pela letargia, e, no caso do diabetes, já temos células que estão desenvolvendo precondições para serem insensíveis à sinalização da insulina por estarem intoxicadas. No capítulo "Toxemia" do livro *The history of natural hygiene* [A história da higiene natural], de Herbert Shelton, John Tilden diz:

> A teoria da arte da cura de toxinas baseia-se no princípio segundo o qual a toxemia é a origem básica de todas as doenças. Tão certo é esse princípio que não hesito em dizer que é, de longe, a teoria mais sólida de toda a história da medicina. É um sistema científico que abrange todo o campo de causa e efeito – um sistema que se integra a todo o conhecimento, sendo, portanto, uma verdadeira filosofia.
>
> Quando esse princípio começou a se impor sobre mim, anos atrás, eu não estava muito seguro, mas havia algo de errado em meu raciocínio. Percebi que ele me levaria ao caminho totalmente contrário ao de todos os tratamentos médicos convencionais. Tentei me deter e discuti comigo mesmo. [...] Lutei para não dar grande expressão a uma crença que, muito provavelmente, seria renegada – eu seria julgado e ridicularizado pela nata das pessoas, tanto leigas quanto profissionais da área.
>
> Pouco a pouco fui comprovando minha teoria. Nos últimos vinte anos, realizei testes diários. Eu mesmo arquei com a força de meus experimentos e sofri por isso. Todos os dias, os testes que realizei me convenciam cada vez mais de que a toxemia é a causa universal da doença.
>
> Como tenho declarado sempre em meus textos, nos últimos doze anos os hábitos de comer demais, de se vestir demais e excessos de todos os tipos esgotam a energia nervosa. Quando os nervos não atendem à demanda do corpo, o funcionamento orgânico é debilitado, resultando em retenção de produtos residuais. Isso gera toxemia.[128]

Entre as fontes comuns de toxemia estão diversas toxinas exógenas e endógenas, que hoje podem ser reconhecidas como precondições para o diabetes.

Algumas toxinas endógenas:

- Resíduos metabólicos, subprodutos tóxicos no âmbito celular
- Resquícios desperdiçados da atividade celular
- Células mortas

- Sofrimento e excessos emocionais e mentais
- Excessos, fadiga e sofrimento físico

Algumas toxinas exógenas:
- Alimentação artificial
- Alimentos naturais prejudicados por cozimento, refinação e adição de conservantes
- Combinações inadequadas de alimentos, resultando em toxinas endógenas
- Uso de medicamentos, ervas e suplementos
- Uso de álcool, tabaco e todas as formas de drogas
- Poluentes ambientais, comerciais e industriais
- Ar e água impuros

ESTÁGIO 3: IRRITAÇÃO

O corpo fica irritado pelo acúmulo de toxinas no sangue, na linfa e nos tecidos, e o espaço intersticial entre as células começa a parecer um depósito de lixo tóxico. As células e os tecidos onde ocorre o acúmulo são irritados pela natureza tóxica desses resíduos, resultando em inflamação. Os produtos residuais interferem na oxigenação e alimentação das células e criam acúmulo de água nos tecidos. Os sinais de dor vindos dos tecidos têm pelo menos três causas: falta de oxigênio, falta de nutrição (celular) e pressão. As células, submetidas à ausência de oxigênio e alimento e à pressão elevada da água retida, passa a emitir sinais de dor. As células então são irritadas. A reação normal é ignorar a dor e o desconforto ou tomar um remédio para a "dor", aumentando ainda mais a carga tóxica no organismo da pessoa, que pode se sentir prostrada, enjoada, irritadiça, com coceira e até irracional e hostil. Isso tudo leva ao estágio seguinte de enfermidade e degeneração do corpo: inflamação.

ESTÁGIO 4: INFLAMAÇÃO

O corpo enervado agora sofre as consequências da toxemia. As células ficaram irritadas, e, após as alterações celulares e a degeneração do corpo, ocorre a inflamação. O processo inflamatório produz as famosas "ites". Na pele, dermatite. Na garganta, amidalite e, depois, esofagite. No estômago, temos a gastrite. No intestino delgado, ileíte. No cólon, colite. No coração, pode haver cordite. No fígado, hepatite. Ou seja, você pode ter uma inflamação (uma "ite") em qualquer parte do corpo.

A comunidade médica nomeou muitos dos 20.000 tipos de doenças. A medicina alopática costuma nomeá-las pelo lugar onde as toxinas se acumularam e deram início aos sintomas. Havendo uma denominação para o conjunto de sintomas, neste estágio os médicos geralmente prescrevem medicamentos, que não eliminam as causas reais da doença, que agora sabemos quais são. Com o diabetes e suas complicações, este estágio pode ser visto no coração, rins, pâncreas, fígado e sistema nervoso. Permitido o avanço da toxemia, o corpo vai perdendo energia e vitalidade. Alterações celulares posteriores acabam ocorrendo. Se isso passar despercebido, a próxima etapa é a ulceração.

ESTÁGIO 5: ULCERAÇÃO

A úlcera pode ser vista como consequência da degeneração do corpo. Qualquer tecido pode sofrer ulceração, mas as de pele são mais conhecidas. Os tecidos são destruídos. O corpo cria úlceras, formando uma saída para o acúmulo tóxico, e a pessoa sofre a multiplicação e piora dos sintomas, acompanhadas da intensificação da dor.

Neste estágio, a medicina moderna em geral continua a prescrever mais medicamentos e muitas vezes recorre à cirurgia e outras formas de tratamento. Não se esqueça de que as complicações nos pés decorrentes do diabetes são a causa mais comum de amputações das extremidades inferiores não provocadas por trauma no mundo industrializado. A neuropatia, um grande componente etiológico da maioria das ulcerações diabéticas, ocorre em mais de 82% dos pacientes diabéticos com feridas.[129] A incidência de gangrena entre diabéticos é vinte vezes maior que nos não diabéticos, e o risco de amputação dos membros inferiores é de quinze a 46 vezes maior do que nos que não têm a doença.[130,131]

ESTÁGIO 6: ENRIJECIMENTO

Enrijecimento significa endurecimento ou formação de cicatrizes nos tecidos. O enrijecimento resulta de inflamação crônica de longa data com acessos de inflamação aguda. A inflamação crônica debilita ou torna a circulação mais lenta, e, como algumas células não resistem, são substituídas por cicatrizes. É assim que perdemos células saudáveis – pela inflamação crônica e morte das células.

Existe também pouco oxigênio nas células vindas dos vasos sanguíneos enrijecidos, uma vez que são glicosiladas. A aterosclerose é uma forma de enrijecimento. Com pouca ou nenhuma circulação, acúmulo de toxinas e pouco oxigênio, criamos as condições para o sétimo estágio da doença: proliferação de fungos ou câncer.

ESTÁGIO 7: PROLIFERAÇÃO DE FUNGOS

Quando as condições internas se deterioram a ponto de inviabilizar os processos aeróbicos oxidativos normais, as células podem voltar a uma forma mais rudimentar de sobrevivência. Alterações bioquímicas e morfológicas pelo depósito de toxinas endógenas e exógenas levam à degeneração e à morte celular. As células podem se manter por processos anaeróbicos, os mesmos usados por muitas bactérias. Quando as células mudam de forma e função dessa maneira, o oncologista lhe dá a má notícia: câncer.

SAINDO DOS SETES ESTÁGIOS PARA A SAÚDE

Para uma vida saudável é preciso eliminar as causas e as complicações do diabetes. Entre os sete estágios, os que merecem mais atenção para reverter o processo diabetogênico são a toxemia e a inflamação. Essa é outra maneira de entender o processo degenerativo e revertê-lo. As maneiras de reverter a toxemia serão abordadas mais para a frente neste livro. Quando a pessoa fornece ao corpo substâncias de melhor qualidade, o grau de toxemia diminui, a vitalidade aumenta e o corpo começa a se recuperar. Problemas prévios podem voltar vez ou outra à medida que o organismo se cura. O verdadeiro teste de qualquer teoria é a medida em que ela pode afetar positivamente enfermidades crônicas como o diabetes.

RESUMO DO CAPÍTULO 3

O diabetes é um distúrbio metabólico complexo que surge como sintoma da Cultura da Morte. Os hábitos e a alimentação da Cultura da Vida constituem seu antídoto.

Embora tenhamos compartilhado uma teoria holística, os resultados de sua aplicação são o que mais importa: 100% dos participantes com diabetes tipo 2 ficaram livres de medicamentos em quatro dias, e muitos alcançaram uma taxa de glicemia de jejum de 85 em poucas semanas. No capítulo 4 mostraremos que a taxa média entre os participantes começou em 260 com medicamentos e terminou em 86,6 sem o uso de qualquer remédio. Os níveis de LDL caíram 67 pontos, ou 44%, chegando a uma média final de 82. A rápida reversão dos sete estágios é acelerada pela ingestão de suco verde em jejum e suplementos naturais (que serão discutidos no próximo capítulo) de ervas, minerais, protease e enzimas digestivas que vêm com o alimento e aumentam a amilase disponível, e zeólitas líquidas (defesa celular natural, conhecidas como peneiras moleculares) para ajudar a eliminar os metais pesados e as 65.000 toxinas ambientais. Descobrimos também que a defesa celular natural parece auxiliar na redução da glicemia de jejum. É graças a essa abordagem integrada que os resultados do Programa de 21 Dias do Tree of Life são tão rápidos e consistentes. Quanto mais breve a cura, mais estimuladas e felizes as pessoas ficam.

Essa abordagem, baseada em minha experiência clínica de mais de 35 anos e orientada por uma teoria unificadora de ativar os genes antidiabetes e desativar os genes geradores de diabetes com suco verde em jejum e alimentos vivos, nos ajudou a quebrar a barreira das "4 milhas em 1 minuto" do diabetes. É fundamentada em um estilo de vida que cria vida, e não morte. O programa do Tree of Life, descrito no próximo capítulo, tem como base a dieta de alimentos vivos exclusivamente vegetais e os hábitos da Cultura da Vida.

CAPITULO 4

O Programa de 21 Dias do Tree of Life

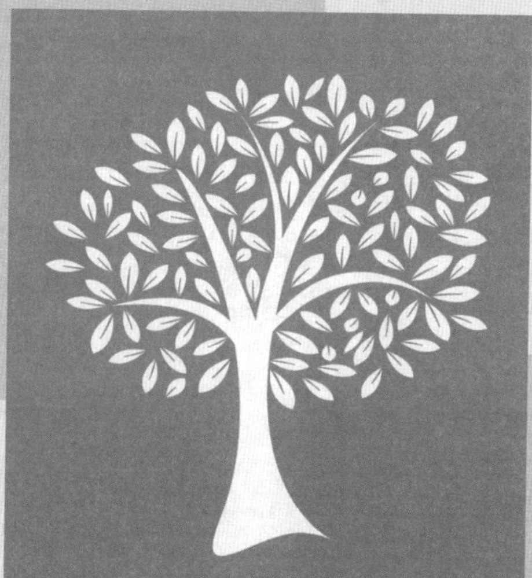

"Uma parte da cura é o desejo de se curar."

Sêneca, filósofo, sábio e poeta e dramaturgo romano

"Um médico realmente bom em primeiro lugar descobre a causa da doença e, encontrando-a, primeiro tenta curá-la pela alimentação. Somente quando a alimentação não dá resultado ele prescreve uma medicação."

Sun Ssu-mo, médico taoísta da dinastia Tang, em Receitas preciosas

"Não deixe que nada que possa ser tratado por dieta seja tratado por outros meios."

Maimônides, rabino judeu, filósofo e mestre em medicina holística do sultanato egípcio

O primeiro princípio do Programa de 21 Dias do Tree of Life para curar naturalmente o diabetes é uma dieta cuidadosa a que chamamos dieta antidiabetogênica da Cultura da Vida: orgânica, ela contém apenas vegetais e alimentos vivos (crus), é relativamente rica em carboidratos complexos, tem de 15 a 20% de gorduras (de baixas a moderadas) extraídas de plantas, proteínas moderadas, teores glicêmicos baixos, índice baixo de insulina e, além de ser rica em minerais, é isenta de carboidratos refinados (especialmente farinha de trigo branca e açúcar branco), rica em fibras e propõe a ingestão moderada de calorias – e, acima de tudo, preparada com amor.

Esta dieta da Cultura da Vida, atualizada com o conceito de individualização explicado detalhadamente em *Conscious eating* [Alimentação consciente], é mais conhecida como a dieta do Jardim do Éden, citada no *Gênesis* (1, 29). Algumas pessoas precisam de mais proteína (de plantas), enquanto outras precisam de uma dieta mais rica em carboidratos complexos. Isso vai depender da constituição de cada pessoa. Mas, qualquer que seja essa constituição, esta dieta é rica em vegetais e fitonutrientes, que contêm uma grande variedade de antioxidantes, como carotenos, vitaminas E e C, componentes fenóis e resveratrol. Você vai saber que está ingerindo tudo isso quando os vegetais, frutas e grãos presentes em sua alimentação formarem um arco-íris, já que as cores na realidade são pigmentos que contêm fitonutrientes e ativam os genes antienvelhecimento, anticancerígenos e anti-inflamatórios. E o mais importante: esses fitonutrientes desativam os genes causadores do diabetes e ativam os genes antidiabetes. Em *Genetic nutritioneering* [Nutriengenharia genética], o doutor Jeffrey Bland explica como o hormônio insulina se comunica indiretamente com os genes e altera a expressão gênica. A insulina também influencia outros hormônios do corpo. Um fluxo saudável de insulina no corpo não apenas ajuda a controlar o açúcar no sangue, mas está ligado ao equilíbrio saudável de muitos outros hormônios, inclusive fatores de crescimento, como o hormônio do crescimento humano, cortisol, somatostatina, serotonina, noradrenalina e leptina.[1] Nosso controle hormonal é conseguido por meio de dieta, exercícios e controle do estresse e, é claro, dos alimentos que ingerimos. Uma pesquisa recente confirma que o tipo de carboidratos que ingerimos também influencia a expressão de nossos genes graças ao efeito que exerce sobre a secreção de insulina, glucagon e outros hormônios de sinalização celular. Assim, quando comemos, precisamos ter consciência de que a comida se comunica com nossos genes e dessa forma afeta, positiva ou negativamente, nossa expressão gênica.

Nossos genes carregam mensagens que descrevem quanto somos sensíveis à insulina e ao açúcar no sangue. Em outras palavras, somos livres para modificar a expressão das mensagens genéticas através do que comemos, da forma como nos exercitamos, da maneira como criamos estresse em nossa vida e das toxinas (como drogas, álcool, tabagismo e metais pesados) que introduzimos em nosso organismo. A questão é saber se a existência ou não da resistência adquirida à insulina depende da nossa alimentação e dos nossos hábitos. A insulina é um grande regulador dos genes do diabetes. Quando os níveis de insulina não estão em homeostase, os genes que favorecem o processo diabético são ativados.

Estudos revelaram que, quando as pessoas consomem alimentos ricos em proteína animal, a liberação de insulina é maior. Essa pesquisa feita com a taxa de insulina, como foi visto no capítulo 2, mostra que carne, laticínios e peixes podem criar uma liberação excessiva de insulina – isto é, têm um índice mais alto de insulina e, portanto, causam um desequilíbrio no sistema. Uma pesquisa feita pelo doutor Gene Stiller revelou que uma dieta rica em proteínas muitas vezes aumenta a resistência à insulina.[2] A pesquisa em geral mostra que as dietas que contêm proteína vegetal integral e natural têm uma reação mais baixa à insulina do que uma alimentação composta de alimentos refinados e ricos em gordura. Descobriu-se que a mistura de aminoácidos na proteína vegetal, embora completa, é ligeiramente diferente da proteína animal e oferece vantagens sobre ela. Especificamente para o diabetes, a proteína vegetal afeta positivamente muitos aspectos do metabolismo, até mesmo o aumento da sensibilidade à insulina e a redução de reações tóxicas.[3] Simplesmente cortando o excesso de calorias da dieta e melhorando a proporção de proteínas em relação à de carboidratos e gordura, de acordo com a constituição da pessoa, pode-se regular os níveis de açúcar no sangue.[4]

FITONUTRIENTES

Um dos mais eficazes componentes dos alimentos, que afeta a expressão dos genes no nível molecular são os fitonutrientes. Pesquisas sobre fitonutrientes sustentam nossas descobertas: por exemplo, 82% de 156 diferentes estudos sobre dietas publicados revelaram que o consumo de frutas e vegetais ajuda na prevenção do câncer.[5] Pessoas que comem mais frutas e vegetais têm cerca de metade do risco de morrer de câncer do que as que não os consomem. As dietas vegetarianas são ricas em fitonutrientes, que incluem uma variedade de antioxidantes, carotenos, vitaminas E e C, componente fenólicos e terpenoides. Conseguimos mais do dobro de fitonutrientes com o mesmo volume de calorias na dieta de alimentos vivos com densidade nutricional , que também é uma dieta natural de restrição de calorias. Com a ajuda dos fitonutrientes do menu do arco-íris, a cozinha internacional Tree of Life estimula e reativa naturalmente os genes antienvelhecimento, anti-inflamatórios, anticancerígenos e antidiabéticos, e desativa os genes causadores do diabetes. Os fitonutrientes abrangem: os *alilssulfídeos,* presentes no alho e na cebola, que são fortes estimuladores da expressão fenotípica aumentada no manejo do diabetes e ajudam no controle do açúcar no sangue com seus componentes de enxofre, importantes para a função da insulina; fitatos, que estão presentes nos grãos e legumes e têm efeitos anticancerígenos; glucaratos, encontrados nas frutas cítricas, nos grãos e no tomate, que aprimoram a expressão gênica da desintoxicação; lignanas, encontradas na linhaça, que melhoram o metabolismo do estrogênio e da testosterona; indóis, isotiocianatos e hidroxibutano, presentes em vegetais crucíferos, que reforçam a desintoxicação contra carcinógenos; ácido elágico, presente nas uvas, framboesas, morangos e oleaginosas, que melhoram a função antioxidante; e bioflavonoides, carotenoides e terpenoides, que reduzem inflamações e melhoram a imunidade. As inflamações são, sem dúvida, afetadas por nossa expressão gênica. Meu alimento anti-inflamatório predileto é o gengibre; ele possui fitoquímicos ativos chamados gingeróis, que têm se mostrado muito eficientes no tratamento da artrite e de outras inflamações. Usado juntamente com a cúrcuma, aprimora a expressão gênica com relação à resposta anti-inflamatória.[6] Um flavonoide popular é a quercetina. Encontrada na maçã, na cebola e no alho, a quercetina melhora a expressão gênica ligada à alergia e à artrite, ajudando também a manter a integridade do tecido vascular e, com isso, melhorando a circulação. Os bioflavonoides, entre os quais a quercetina, estão entre os mais importantes modificadores da expressão gênica, além de serem antioxidantes.

Uma vez entendido o primeiro princípio da alimentação da dieta antidiabetogênica da Cultura da Vida, começamos a compreender que o que ingerimos tem efeitos importantes no processo de cura. Em outubro de 1997, um artigo publicado na revista *Science* pelo doutor Caleb Finch, professor do Centro de Gerontologia Andrus, na Universidade do Sul da Califórnia, deixa bem claro que a hereditariedade desempenha um papel menor na determinação da expectativa de vida.[7] Um dos fatores mais importantes relacionados à longevidade é o estilo de vida. Esse princípio aplica-se à tendência ao diabetes. Se não ativarmos os genes produtores do diabetes com uma dieta pobre e hábitos prejudiciais, o diabetes não irá se manifestar.

ANTIENVELHECIMENTO: RESTRIÇÃO CALÓRICA E RESVERATROL

Para sustentar ainda mais o principal princípio teórico do Programa de 21 Dias do Tree of Life, em 2004 a *Life Extension* relatou que, em pesquisas feitas na Faculdade de Medicina de Harvard, descobriu-se que o fitonutriente resveratrol ativa um gene de longevidade nas leveduras capaz de prolongar a vida delas em cerca de 70%. Em uma entrevista, o pesquisador do resveratrol, doutor Xi Zhao-Wilson, declarou: "Tem-se dado muita atenção ao resveratrol nos últimos anos, depois que um estudo revelou que o resveratrol ativa caminhos moleculares envolvidos na expectativa de vida, o que foi demonstrado em fungos, vermes, moscas, peixes e ratos, e que possivelmente constrói uma relação com mecanismos subjacentes à restrição calórica".[8] O imenso volume de evidências científicas do efeito da restrição calórica no reforço da expressão gênica sustenta a relação entre restrição calórica e longevidade. Em seres humanos, a evidência preliminar é muito promissora: a adoção de uma dieta de baixas calorias está associada a muitos marcos possíveis de maior longevidade, como níveis mais baixos de insulina e temperaturas do corpo reduzidas, além de uma incidência menor dos danos cromossômicos que acompanham o envelhecimento.[9] Essa pesquisa confirma um dos pontos principais do nosso programa: que o diabetes é um processo acelerado de envelhecimento, e rejuvenescer por meio da ingestão restrita, mas baseada em alimentos de densidade nutritiva, reverte o envelhecimento acelerado associado à dieta e ao estilo de vida diabetogênicos.

HISTÓRIA DAS PESQUISAS SOBRE RESTRIÇÃO CALÓRICA

As pesquisas sobre restrição calórica remontam aos anos 1930, quando o doutor Clive McKay, da Universidade Cornell, descobriu que o tempo de vida dos ratos dobrava quando a ração dada a eles era cortada pela metade. Além de viverem mais, os ratos com dieta de restrição calórica eram mais saudáveis e jovens do que os ratos do grupo de controle. O doutor McKay descobriu que os ratos do grupo de controle, que podiam comer quanto quisessem, ficavam fracos, adoeciam e tinham um tempo normal de vida. Enquanto os ratos do grupo de controle morriam, os ratos com restrições na ingestão de calorias continuavam vivos, jovens e vigorosos. Um dos ratos viveu o equivalente a 150 anos de um humano. Nos anos 1960, essa pesquisa foi repetida no Morris H. Ross Institute com ratos sob restrição calórica, que viveram até 1.800 dias, aproximadamente 180 anos dos seres humanos. Nos anos 1970, uma pesquisa revolucionária conduzida pelos doutores Roy Walford e Richard Weindruch no centro médico da Universidade da Califórnia revelou que, mesmo em ratos de meia-idade, as restrições gradativas da ingestão de calorias estendia a vida em cerca de 60%. Uma pesquisa feita pelo professor Huxley prolongou a vida de vermes em cerca de noventa vezes, reduzindo periodicamente sua alimentação.[10] Pesquisas também demonstraram que reduzir a alimentação aumenta a duração de vida de moscas-das-frutas, pulgas-d'água e trutas.[11] A pesquisa de Walford e Weindruch sugeriu que, não importa a idade em que começar, você ainda pode ativar uma expressão gênica saudável. Esta é uma excelente notícia para muita gente.

O próximo passo revolucionário foi dado nos anos 1990, na Universidade de Wisconsin, pelos doutores Richard Weindruch e Thomas Prolla. Usando a tecnologia do microchip, eles mediram a expressão dos genes de centenas de ratos, camundongos, macacos e seres humanos. Weindruch e Prolla estudaram os perfis genéticos nos músculos de ratos normais e daqueles com restrição calórica, descobrindo grande diferença na expressão gênica dos dois grupos. No primeiro estudo, os cientistas descobriram que, graças à restrição calórica, a expressão gênica sofria uma alteração positiva tão significativa que parecia mostrar um retardamento no processo de envelhecimento.[12] Seguiu-se o trabalho realizado do doutor Stephen Spindler, professor de bioquímica na Universidade da Califórnia-Riverside. Usando tecnologias de genes, ele estudou a expressão de 11.000 genes em fígados de ratos alimentados normalmente e em outros com restrição calórica e descobriu que 60% das mudanças ligadas ao envelhecimento na expressão gênica dos ratos sob restrição calórica ocorriam algumas semanas após o início da dieta restritiva. Os efeitos da restrição calórica sobre o perfil genético para o antienvelhecimento desenvolvem-se rapidamente. Spindler descobriu que a restrição calórica resulta num perfil genético específico e na reversão da maior parte das mudanças degenerativas ligadas à idade que tinham aparecido na expressão gênica. Como o diabetes é um processo degenerativo relacionado ao envelhecimento, então um processo genérico antienvelhecimento devia ter um efeito antidiabetogênico. Spindler descobriu que as restrições calóricas de curto prazo aumentavam quatro vezes a expressão gênica antienvelhecimento, e as restrições calóricas de longo prazo aumentavam duas vezes e meia a expressão gênica de rejuvenescimento. Ele conseguiu reproduzir isso com 95% de acerto.

Spindler notou que a restrição calórica não somente evitava a deterioração ou a mudança genética gradativa ao longo da vida do animal, mas revertia a maioria das mudanças da idade em curto período. Sua pesquisa com os ratos durou apenas um mês. Em outro estudo, ele descobriu que a mudança mais rápida de um perfil genético de envelhecimento para um perfil antienvelhecimento ocorria tanto em animais mais velhos quanto nos mais novos e nos de meia-idade, concluindo que, para conseguir esses benefícios, não importa a idade em que se inicia a dieta. A restrição calórica parece realmente ativar a expressão antienvelhecimento dos genes e desativar a expressão gênica do envelhecimento, assim como a expressão gênica do diabetes. Temos a memória completa de toda a nossa expressão gênica em nossos cromossomos; tudo o que temos a fazer é apertar o botão correto da dieta para conseguir uma expressão saudável.

EVIDÊNCIAS CULTURAIS APOIAM A RESTRIÇÃO CALÓRICA

Pesquisas com seres humanos revelam os mesmos resultados. Em sua pesquisa sobre a longevidade, o doutor Kenneth Pelletier descobriu que, em culturas em que as pessoas vivem mais e com mais saúde – os nativos da região de Vilcabamba, no Equador, os *hunza*, do Paquistão ocidental, os índios *tarahumara*, do norte do México, e os *abkhases*, da Geórgia –, a alimentação é pobre em calorias e rica em carboidratos naturais, que contêm aproximadamente metade do volume de proteínas e apenas 50-60% do total de calorias que os americanos ingerem.[13] Em *How to get well* [Como ficar bem], Paavo Airola ressaltou que jamais se viu uma pessoa centenária obesa.

Voltando a Spindler, uma parte importante de sua pesquisa é que a restrição calórica de curto prazo pode ativar a maioria dos genes antienvelhecimento. Ele descobriu que a perda de peso decorrente da restrição calórica melhora a sensibilidade à insulina, baixa os índices de glicose no sangue, reduz os níveis de insulina, desacelera os batimentos cardíacos e melhora a pressão sanguínea. Em resumo, os resultados de Spindler, apresentados nas publicações da Academia Nacional de Ciências dos Estados Unidos, mostraram que:

- Não importa quantos anos você tenha, ainda assim conseguirá os efeitos antienvelhecimento com a restrição calórica.
- Os efeitos antienvelhecimento podem ocorrer rapidamente com uma dieta de baixos teores calóricos.
- Em apenas quatro semanas, a restrição calórica em ratos parece ter restaurado parcialmente a capacidade do fígado de metabolizar drogas e desintoxicar.
- A restrição calórica parece diminuir rapidamente as inflamações e o estresse, mesmo em animais mais velhos.[14] Observamos os mesmos resultados positivos em nossos retiros de uma semana à base de jejum de suco verde no Tree of Life dos Estados Unidos e de Israel.

O que comemos alimenta nossos genes tanto quanto o que não comemos. A escolha é nossa. Esta é a chave para o entendimento da dieta para reverter o diabetes. Daremos um passo adiante, para esclarecer bem. O Programa de 21 Dias do Tree of Life começa com o jejum de suco verde por sete dias, porque essa é a forma mais eficaz de restringir calorias, alcançando o maior efeito potencial sobre o equilíbrio das mensagens da insulina para os nossos genes, com isso desativando o processo diabetogênico. Começamos a perceber os efeitos positivos de quatro a sete dias. Esta é uma das razões que nos permitem liberar as pessoas de toda medicação, inclusive da insulina, em tão pouco tempo. Quando há necessidade de uma grande amplificação genética, como na Síndrome X, o tratamento pode levar de três a quatro semanas. Considerando que a maioria das pessoas ainda acredita que o diabetes é irreversível, não é um período muito longo.

Além de outras qualidades, a cozinha antidiabetogênica da Cultura da Vida também é rica em enzimas, em energia dos elétrons e em energia biofotônica . Todas essas questões são aprofundadas em meu livro *Nutrição evolutiva.* Os alimentos vivos orgânicos fornecem concentrados de nutrientes, fitonutrientes, vitaminas, minerais e energia bioelétrica da mais alta qualidade, muito importantes para a cura e a formação da força vital. Não basta só ativar e energizar o sistema e repará-lo nesse nível, mas repetir a atividade de uma maneira simples. Quando analisamos as complexidades metabólicas do diabetes e apenas o vemos como uma forma acelerada de envelhecimento, o que ele realmente é, então podemos aplicar uma abordagem que chega ao núcleo da reversão do processo diabético – ativando os genes antienvelhecimento por meio da cozinha antidiabetogênica da Cultura da Vida.

Esta é a essência e o avanço do nosso programa. É uma ideia nova? Certamente não. O *Gênesis* (1, 29) diz claramente: “Eis que vos tenho dado todas as ervas que produzem semente, as quais se acham sobre a face de toda a Terra, bem como todas as árvores em que há fruto que dê semente; ser-vos-ão para mantimento”. Em outras palavras, foi-nos dada a dieta excelente para uma vida saudável. Mas isso não significa que todos escolheram segui-la. A pandemia do diabetes nos deu a oportunidade de reconsiderar nossa posição e valorizar esse conselho. Decidir curar-se do diabetes é escolher uma dieta e um estilo de vida superiores. Como está escrito no *Devarim*, um dos cinco livros da Torá, pode-se escolher a vida ou a morte. Em que cultura você escolhe viver?

Paralelamente aos problemas no pâncreas, o diabetes provoca normalmente uma fraqueza significativa nas adrenais. Em minha experiência clínica, há quase dez vezes mais problemas nas adrenais quando as pessoas seguem uma dieta rica em açúcar. O hipotireodismo é uma tendência comum. Em homens, o hipogonadismo, isto é, nível baixo de testosterona, não é incomum, e há ervas que melhoram esse distúrbio. Complementos de ervas e apoio nutricional são usados no tratamento desses problemas conforme as necessidades do cliente.

CASOS CLÍNICOS

Agora que você já leu sobre a teoria formulada ao longo de 35 anos de experiência clínica, está na hora de eu lhe apresentar as onze primeiras pessoas cujos dados clínicos foram coletados formalmente. A intenção é conduzir no futuro uma pesquisa significativamente mais ampla do que este “estudo piloto”.

Talvez fizesse mais sentido escrever este livro daqui a cinco anos com os resultados de cem pessoas, pelo menos, mas os resultados foram tão espetaculares, a vida de milhões de pessoas é tão valiosa, e a possibilidade de preservação da vida por meio desta abordagem é tão importante, que eu quis divulgar essas informações o mais rápido possível.

Meu desejo é fazer uma experiência clínica com uma ou duas centenas de pessoas, para a qual espero receber contribuições financeiras. Sinto que os resultados que você verá a seguir merecem muita atenção, e estou trabalhando para conseguir fundos suficientes para nova pesquisa.

EXPLICAÇÃO DOS DADOS

GLICEMIA DE JEJUM

Esta taxa de glicose no sangue é medida com um monitor todos os dias antes do café da manhã e mais três vezes ao longo do dia. Um índice de 70 a 85 é uma taxa excelente. Uma tolerância limítrofe (ou anterior a pré-diabetes) de alteração na glicemia de jejum é de 86 a 99; uma glicemia de jejum de 100 ou mais é considerada pré-diabetes e, acima de 126, é diabetes pelos padrões do Programa de 21 Dias do Tree of Life. A seguir, um resumo dos resultados da glicemia de jejum alcançados por nossos onze participantes, todos sem medicação oral hipoglicêmica ou insulina. Os resultados iniciais do exame de glicemia de jejum foram obtidos com os participantes sob efeito de hipoglicêmicos orais ou insulina. Todos eles pararam de tomar a medicação depois de quatro dias do início do programa.

Cliente	Glicemia inicial	Glicemia final	Redução absoluta	Redução percentual
Paciente 1	293	88	205	70%
Paciente 2	287	74	213	74%
Paciente 3	400	85	315	79%
Paciente 4	400	109	291	73%
Paciente 5	248	83	165	67%
Paciente 6	130	82	48	37%
Paciente 7	111	87	24	22%
Paciente 8	300	70	230	77%
Paciente 9	144	82	62	43%
Paciente 10	120	65	55	46%
Paciente 11	279	126	153	55%
MÉDIAS	247	86	161	65%

PROTEÍNA GLICOSILADA (HbA1c)

O exame HbA1c mede a porcentagem de hemoglobina que não se liga enzimaticamente à glicose, também conhecida como hemoglobina glicosilada ou glicada. Como a duração dos glóbulos vermelhos é de cerca de quatro meses, o HbA1c dá uma visão de três a quatro meses do controle da glicose no sangue. As pessoas com diabetes têm níveis altos de açúcar no sangue, e portanto mais glicose é glicosilada à hemoglobina. O resultado de HbA1c acima de 6 é considerado diabético.

Como indicaram os dados dos índios *pima* sobre retinopatia, pesquisas indicam que os níveis de HbA1c de 6 ou menos é o patamar em que as complicações são minimizadas e eliminadas mais significativamente. Estima-se que para cada 1% de queda nos níveis de HbA1c, reduz-se o risco de complicações por diabetes de longo prazo em 37%.

FRUTOSAMINA

Enquanto o teste de HbA1c mede a glicose do sangue ao longo dos três ou quatro últimos meses, o teste de frutosamina dá uma indicação do controle de glicose ao longo do último mês. Frutosamina é um termo que se refere à ligação do açúcar do sangue com as moléculas de proteína na corrente sanguínea. Este exame é útil quando são mudados os protocolos de uma determinada pessoa, porque permite detectar alterações no controle do diabetes mais cedo do que com o teste de HbA1c.

COLESTEROL LDL/HDL

Segundo o doutor Caldwell B. Esselstyn, que reverteu doenças cardiovasculares com 100% de sucesso usando a dieta vegana,[15] não observamos doenças cardíacas em pessoas com o colesterol total abaixo de 150 ou LDL de menos de 80. Em nossos resultados, percebemos que as lipoproteínas de baixa densidade (LDL) chegaram perto do índice normal, com a média caindo 67 pontos, ou 44%, até uma média de LDL de 82 em um período de 21 a 30 dias. O LDL é conhecido como mau colesterol porque uma leitura alta é associada ao aumento do risco de doença cardíaca. Muitas autoridades estão incentivando níveis de LDL abaixo de 80 para quem tem diabetes porque a causa número 1 de morte em diabéticos é a doença cardíaca. Embora um LDL abaixo de 80 seja relativamente seguro, o risco de problemas cardíacos diminui com a queda de LDL, até ele atingir um nível de aproximadamente 40 mg/dL.[16] O HDL (lipoproteínas de alta densidade) é chamado de bom colesterol porque elimina o colesterol do corpo. Níveis excelentes de HDL ficam acima de 45 mg/dL para os homens e 55 mg/dL para as mulheres. O HDL também pode ser interpretado em relação ao colesterol total. Um HDL favorável seria no mínimo um terço do colesterol total; portanto, se a meta deste último for 150, então o HDL saudável seria de 50 para cima.

TRIGLICERÍDIOS

São partículas de gordura que circulam pela corrente sanguínea. A concentração normal é abaixo de 150 mg/dL. Reduzir os triglicerídios é outro meio importante para reduzir o risco de doença cardíaca, o que é facilmente alcançado com a dieta e o estilo de vida antidiabetogênicos da Cultura da Vida. Nossos clientes veem rotineiramente seus triglicerídios chegando a níveis normais depois de um mês de ingestão de alimentos vivos.

PROTEÍNA C-REATIVA (PCR)

A PCR é uma citocina pró-inflamatória e um fator de risco de doença cardiovascular. A leitura da proteína C-reativa indica o grau de inflamação; é determinada pela medida do volume de uma proteína específica no sangue. Pesquisas recentes sugerem que pacientes com níveis elevados de PCR tem risco maior de diabetes,[17] hipertensão e doença cardíaca. Um estudo realizado com mais de setecentos enfermeiros mostrou que os 25% situados na faixa de maior consumo de gorduras trans tinham níveis de proteína C-reativa no sangue 73% mais altos do que os 25% de menor consumo.[18]

Como sabemos que a inflamação é o quarto estágio da doença, podemos usar este teste para determinar, em primeiro lugar, há quanto tempo alguém está no processo da doença e, ainda mais importante, para acompanhar a regressão do paciente pelos sete estágios até uma fisiologia saudável. A inflamação contribui para complicações que vão além do quarto estágio da doença, como as ulcerações (estágio 5), portanto, a diminuição desse índice é um sinal significativo para a saúde. Depois de um mês do início do programa, medimos uma diminuição de 70% na média de PCR.

PESO

Os resultados dos casos bem-sucedidos resumidos a seguir estão acontecendo com pessoas extremamente acima do peso. Não dirigimos uma clínica de emagrecimento, mas temos observado que 82% das pessoas chegam ao peso normal dentro dos dois anos seguintes à adoção da cozinha e dos hábitos antidiabetogênicos da Cultura da Vida. Em todos os casos, as pessoas passaram a se sentir mais fortes e saudáveis. No final do filme feito no Tree of Life, as cinco pessoas sentiram-se em tão melhores condições que foram capazes de escalar a Red Mountain, uma subida íngreme de 304 metros em terreno difícil. Para muitos diabéticos, mesmo para os que já alcançaram uma fisiologia pós-diabética, é preciso continuar emagrecendo para reduzir ainda mais o risco de complicações por excesso de peso, inclusive o aumento de resistência à insulina e a tentação de voltar aos hábitos diabetogênicos. A média de perda de peso depois de um mês foi de 11 quilos entre aqueles que estavam muito acima do peso no começo do programa.

ONZE CASOS BEM-SUCEDIDOS

PACIENTE 1

Antes de iniciar o programa, este paciente de 59 anos, do sexo masculino, tinha uma história de diabetes tipo 2 há dez anos e uma taxa de glicemia no sangue em jejum próxima de 300. Condições crônicas adicionais incluíam doença cardíaca e uso de marca-passo, hipertensão, obesidade e derrame.

Este paciente veio para o programa com um histórico de níveis de açúcar no sangue próximos de 500. No dia 14 de janeiro, a taxa de açúcar no sangue antes do almoço era de 330. Poucos dias depois, no dia 22 de janeiro, sua glicemia de jejum tinha caído para 123 e, por volta do dia 27, apenas cinco dias depois, atingiu 88, próxima de uma glicemia de jejum normal, não diabética. Quando ele começou o programa, pesava 130 quilos; um mês depois estava abaixo dos 115. Seus níveis de frutosamina chegaram ao índice normal, indo de 313 para 262 depois de um mês. A proteína C-reativa foi de 8,8 para 3,8. O colesterol total caiu de 147 para 107, e os níveis de triglicerídios mantiveram-se firmes em 113.

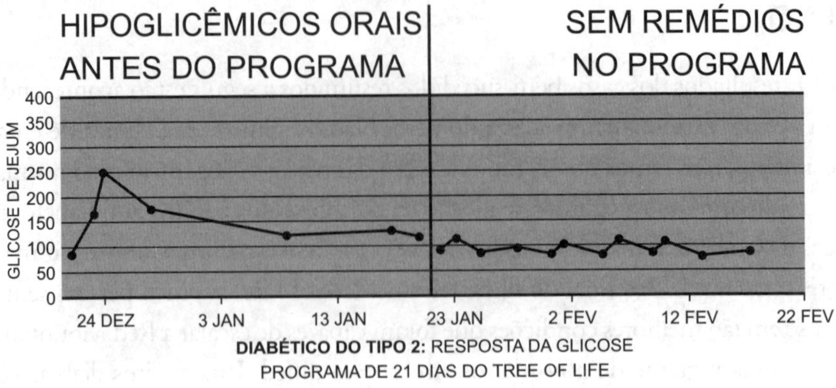

Figura 1: Glicemia de jejum do Paciente 1

PACIENTE 2

Este paciente de 25 anos, do sexo masculino, tinha uma história médica de diabetes tipo 1 diagnosticada em hospital havia mais de cinco anos. Sua medicação incluía Lantis 158 e Glucophage de 500 miligramas duas vezes ao dia.

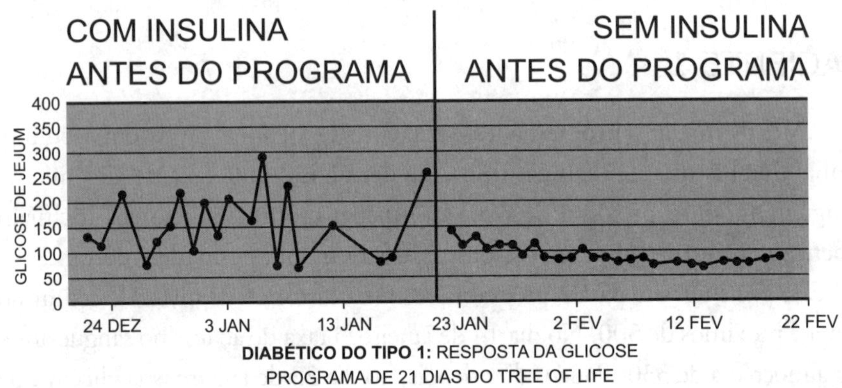

Figura 2: Glicemia de jejum do Paciente 2

Depois de apenas quatro dias no programa, ele pôde parar de tomar insulina completamente porque apresentou glicemia de jejum de 88, que depois de duas semanas foi para 83 e ali permaneceu por dois anos. A frutosamina caiu de 480 para 340, dentro da faixa normal, em três semanas. A hemoglobina glicosilada Hb1Ac passou de 11,8 para 6. O colesterol total foi de 216 para 150, e o colesterol LDL de 142 para 88, com o que o paciente foi excluído do segmento de pessoas que tendem a desenvolver doenças cardíacas. O nível de triglicerídios caiu de 65 para 53. A perda de peso não era uma necessidade imperiosa para este paciente, mas ele perdeu quase 3 quilos em vinte dias, depois recuperou 1,5 quilo. Para esclarecer se ele era paciente do tipo 1, ele mesmo foi ao seu médico para determinar o tipo de diabetes que o acometia. Os títulos dos anticorpos da célula beta estavam significativamente altos, em 8,9 (o normal é 0-1,5), uma forte indicação de que seu diabetes era do tipo 1. Seu histórico médico – a instalação rápida e fulminante do diabetes, provocando sua hospitalização com uma taxa de açúcar de 1.200 – era coerente com o histórico médico do diabetes tipo 1, já que o tipo 2 se caracteriza pela instalação lenta dos sintomas. É interessante, e talvez um marco histórico no campo da pesquisa sobre diabetes, observar que, em um ano de acompanhamento, seu peptídeo C, que está associado com um precursor à insulina, estava originalmente abaixo de 0,5 e agora está em 0,7. O que sugere que o programa realmente começa a reconstruir ou reativar as células beta do pâncreas.

PACIENTE 3

Esta paciente começou o programa em 27 de março. Três semanas antes, sua taxa de açúcar no sangue tinha chegado a 465.

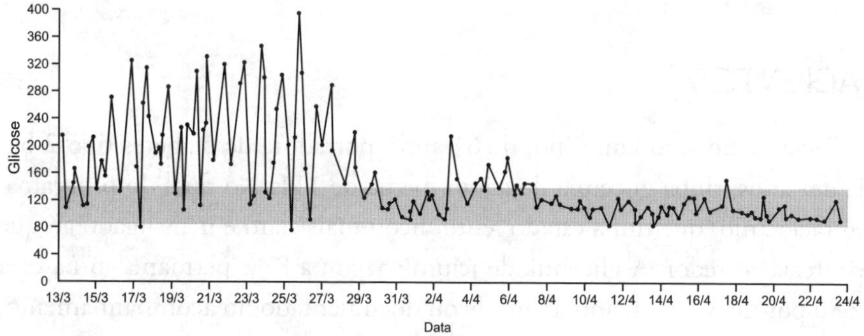

Figura 3: Glicemia de jejum do Paciente 3

Por volta do 21º dia do programa, sua glicemia de jejum tinha chegado a 85 e a perda de peso era de pouco mais de 11 quilos.

PACIENTE 4

Esta paciente estava com 39 anos e era diabética havia cinco, com histórico médico de hipertensão e obesidade – em minha avaliação, um exemplo clássico da Síndrome X. No começo do programa, sua glicemia de jejum era 400, e seu peso, 158 quilos. Depois de um mês, a glicemia de jejum caiu para 109 e o peso para 148 quilos. A PCR foi de 37,8 para 8,6. No mesmo mês, o colesterol total caiu de 237 para 171 e os triglicerídios foram de 225 para 123.

PACIENTE 5

Este paciente estava com 55 anos, era portador de diabetes tipo 2 havia dez anos e manifestou o padrão da Síndrome X. Ele começou com glicemia de jejum de 248 e, em dezoito dias no programa, ela chegou a 83, totalmente livre de medicação.

PACIENTE 6

Esta paciente portadora de diabetes tipo 2 começou com glicemia de jejum de 130, sob medicação oral. Depois de uma semana, já livre de todos os remédios, sua glicemia de jejum caiu para 82. Ela também perdeu 6 quilos em três semanas. O colesterol total caiu de 217 para 140, e o LDL foi de 148 para 46.

PACIENTE 7

Paciente do sexo feminino, de 61 anos, portadora de diabetes tipo 2 havia dez anos, tinha glicemia de jejum média de 111. No final do programa, seu raciocínio, que tinha estado lento, ficou mais claro e mais ligado ao que acontecia ao redor. A glicemia de jejum chegou a 87 e permaneceu na casa de 80 por mais de um ano, como ficou documentado no acompanhamento, com um nível de HbA1c de 5,5.

PACIENTE 8

O diabetes tipo 2 foi diagnosticado nesta paciente de 55 anos dois meses depois do nascimento de seu filho mais novo, trinta e cinco anos antes. Ela veio até nós com glicemia de jejum de 300 e estava usando quatro doses de remédios orais por dia. No primeiro dia, parou de usar o remédio e alcançou glicemia de jejum de 105. Do segundo ao quarto dia, ela ficou em 50, depois subiu para 77, 84 e 70, no quinto, sexto e sétimo dias, respectivamente. Muitas semanas depois do jejum de suco verde, ela continuou a manter o índice no patamar de 70, com um pico de 170 quando comia algo doce. Esse pico ajudou a convencê-la a não sucumbir à ideia de "moderação" da Cultura da Morte.

PACIENTE 9

Esta paciente tinha diabetes tipo 2 havia dez anos, com um histórico de controle por metformina e glizipida durante os últimos três anos. No primeiro dia, ela parou de usar a medicação. A glicemia de jejum ficou em 144 no primeiro dia, 129 no segundo e, por volta do sétimo dia, em 102. No oitavo dia, ela chegou a 82.

PACIENTE 10

Este paciente com diabetes tipo 2 começou o programa com média de 110-120 de glicemia de jejum. No segundo dia, ela estava em 98 e, no sétimo, em 65.

PACIENTE 11

Este é um caso interessante porque mostra que a cura não ocorre necessariamente em três ou quatro semanas. Durante o programa de um mês, ela perdeu 10,5 quilos; de 35 unidades diárias de insulina, passou a zero; deixou de usar os medicamentos insulina retardada, exenatide, gabapentina (neuroléptico) e fosinopril sódico (anti-hipertensivo) em quatro dias; viu uma queda dos níveis de proteína C reativa de 8,4 para 2,6; o colesterol total baixou de 210 para 136 (com o LDL caindo de 142 para 85 e o HDL subindo de 25 para 29), e a glicemia de jejum caiu de 279 para 126 sem uso de qualquer medicamento. Esta paciente em particular estava bem direcionada para uma reversão saudável quando voltou para casa.

ALIMENTOS, SUCOS, ERVAS, VITAMINAS E MINERAIS – UMA ELOQUENTE MENSAGEM DE CURA

Os resultados resumidos acima foram alcançados graças a uma escolha consciente de alimentos e seus néctares, ervas, vitaminas, aminoácidos, minerais e enzimas. A incrível passagem da fisiologia diabética para a fisiologia não diabética tem não só a ver com o que incluímos, mas também com o que retiramos da dieta e do estilo de vida. Agora você está consciente de que eliminamos o açúcar e a farinha de trigo processados, carboidratos cozidos, alimentos processados, excitotoxinas como aromatizantes e colorantes artificiais, gordura animal, gorduras trans, gorduras cozidas, tabagismo e televisão. Antes de tratar dos elementos nutricionais e de estilo de vida que incluímos no programa, é importante mencionar que há certos alimentos vegetais que são ingeridos comumente, e mesmo recomendados por médicos em programas de melhora do diabetes, que nós não usamos.

TRIGO

De acordo com os princípios aiurvédicos, o trigo é uma fonte *kapha* (pesada e doce) e, portanto, não indicada para diabéticos. Também não incluímos a farinha de trigo, especificamente a farinha de trigo branca, por conter aloxana, uma substância química que a torna branca, limpa e bonita. A descoberta impressionante de que uma única injeção de aloxana pode produzir diabetes melito em animais de laboratório foi feita em 1942, em Glasgow, na Escócia, por John Shaw Dunn e Norman McLetchie.[19] Cientistas e membros da Food and Drug Administration – FDA sabem dessa relação há anos. A aloxana causa diabetes ao gerar danos de radicais livres ao DNA das células beta do pâncreas. O *Textbook of natural medicine* [Tratado de medicina natural] chama a aloxana de "toxina anticélula beta potente". Infelizmente, a FDA ainda permite que as indústrias a empreguem para processar o alimento que comemos. Pesquisas também mostram que somos capazes de reverter os efeitos da aloxana com vitamina E. Segundo o *Clinicians' handbook of natural healing* [Manual clínico de cura natural], do doutor Gary Null, a vitamina E protege eficazmente os ratos de laboratório dos efeitos prejudiciais da administração da aloxana.

Reforçando essa posição, pesquisadores descobriram que, entre ratos geneticamente modificados suscetíveis a DMID, a alimentação da farinha com glúten fez com que 40% deles desenvolvessem DMID. Muitos outros grupos de ratos com a mesma tendência genética para desenvolver DMID foram alimentados com dietas sem glúten, e apenas de 10 a 15% desenvolveram DMID. Além disso, os índices e a gravidade do diabetes podem ser manipulados pela variação da quantidade de glúten na dieta. Outros pesquisadores demonstraram que a demora na introdução de glúten na alimentação retarda ou previne o diabetes. A maior parte das autoridades na área de pesquisa do diabetes concluiu que o glúten é um importante fator do aparecimento de DMID em animais geneticamente predispostos.[20]

SOJA

A soja também é diabetogênica e *kapha*. É um alimento pobre em minerais, que rouba minerais do corpo. Cerca de 90% da soja é geneticamente modificada. A soja é também um dos sete maiores alergênicos, conhecida por suas instantâneas reações de hipersensibilidade. Embora a soja tenha ocupado um espaço importante na transição de uma dieta doentia à base de carne para a cozinha vegetariana e vegana, está na hora de progredirmos para uma alimentação que nos traga mais benefícios e menos potencialidades negativas. Em 1986, Stuart Berger colocou a soja entre os sete maiores alergênicos – um dos "sete sinistros".[21] Naquela ocasião, a maioria dos especialistas incluía a soja entre os dez ou onze, o que já era suficientemente ruim, mas atrás do amendoim, das oleaginosas, leite, ovos, frutos do mar, peixes e da farinha de trigo.[22] Os cientistas ainda não sabem ao certo quais componentes da soja desencadeiam as reações alérgicas, mas descobriram pelo menos dezesseis proteínas alergênicas, e alguns pesquisadores apontam cerca de trinta.[23]

Em *The whole soy story* [A história toda], Kaayla T. Daniel escreve:

> As reações alérgicas ocorrem não somente quando ela é ingerida, mas também quando a farinha ou o pó da soja são inalados. Entre os epidemiologistas, o pó da soja é conhecido como "agente epidêmico da asma". De 1981 [a] 1987, o pó da soja dos grãos não

ensacados, depositados em silos no porto, causou 26 epidemias de asma em Barcelona, afetando gravemente 687 pessoas e causando 1.115 hospitalizações. Não ocorreram outras epidemias depois que filtros foram instalados, mas um pequeno surto em 1994 mostrou a necessidade de controle das medidas preventivas. Os relatórios das epidemias em Barcelona levaram os especialistas em New Orleans a investigar as causas da epidemia de asma que ocorreu de 1957 [a] 1968, quando mais de duzentas pessoas procuraram tratamento hospitalar. Investigações dos dados de padrões climáticos e de cargas do porto da cidade identificaram o pó de soja dos navios carregados com grãos de soja como a causa provável. Nenhuma associação foi encontrada entre ocorrências de epidemia de asma e a presença de trigo ou milho nos navios atracados no porto. As pesquisas concluíram: "Os resultados desta análise fornecem evidências de que o ambiente contaminado com pó de soja é asmogênico, e o índice de morbidade em uma comunidade pode ser influenciado por sua exposição à atmosfera ambiental".

A soja contém isoflavonas (genisteína e daidzeína), substâncias que têm o mesmo efeito do estrogênio no corpo, e seu consumo pode tornar o padrão hormonal estrogênico, contribuindo para problemas como câncer, irritabilidade e alterações de humor, ganho de peso da cintura para baixo, aparecimento de cistos fibrosos nos seios e de fibromas no útero.[24,25,26] As isoflavonas diminuem a produção de hormônio da tireoide, o que pode paralisar o crescimento de crianças. O hipotireoidismo está associado ao aumento do colesterol e tende a gerar fadiga e obesidade.[27,28,29] Isso incentiva e favorece o surgimento do diabetes. As isoflavonas diminuem o bom colesterol (HDL), contribuindo para a doença cardíaca, maior causador de óbitos de diabéticos.[30,31]

A soja pode também estar ligada ao mal de Alzheimer, que atualmente é considerado uma complicação de hiperglicemia e diabetes. Em um importante estudo em andamento que envolve 3.734 homens americanos descendentes de japoneses, aqueles que comeram muito tofu até a meia-idade estavam 2,4 vezes mais sujeitos a desenvolver o mal de Alzheimer. Como parte de um estudo conjunto Honolulu-Ásia sobre envelhecimento ao longo de três décadas, 27 alimentos e bebidas foram correlacionados com a saúde dos participantes. Os homens que consumiram tofu pelo menos duas vezes por semana tinham mais problemas cognitivos do que aqueles que raramente ingeriam ou nunca tinham ingerido queijo de soja.[32,33] Além disso, a alta ingestão de tofu até a meia-idade também era associada com o baixo peso do cérebro. A atrofia cerebral foi detectada em 574 homens com o uso de exames de ressonância magnética, e em 290 por meio de laudos de autópsia. O encolhimento ocorre naturalmente com a idade, mas, em relação aos homens que consumiram mais tofu, o chefe da pesquisa do Centro de Saúde do Havaí, doutor Lon R. White, disse: "Comparados com o encolhimento normal fruto do envelhecimento, seu cérebro mostrava um padrão exagerado".

Nos homens, comer isoflavonas da soja pode reduzir significativamente a função testicular e diminuir a produção do hormônio luteinizante, que dá o sinal para os testículos trabalharem. A ingestão alta de soja e a diminuição potencial de hormônio luteinizante aumentam a probabilidade de predominância do estrógeno em homens, contribuindo para a perda de cabelos, inchaço, câncer de próstata[34,35] e resistência à insulina. A doutora Dorris Rapp, importante médica alergista, afirma que estrógenos no ambiente e nos alimentos são responsáveis pela redução mundial da fertilidade masculina.[36]

Quanto aos efeitos nas mulheres, as meninas que ingerem estrogênio no leite de soja chegam à puberdade mais cedo, às vezes entre 6 e 8 anos de idade.[37] Ingerir produtos com soja durante a gravidez pode afetar a diferenciação sexual do feto, tendendo à feminilização; estudos mostram até mesmo malformações do trato reprodutivo do bebê com órgãos sexuais femininos e masculinos.[38] Kaayla T. Daniel declara:

> A doutora Ingrid Malmheden Yman, da Administração Nacional de Alimentos da Suécia, escreveu ao ministro da Saúde da Nova Zelândia informando que crianças com alergia ao amendoim deveriam evitar a ingestão da proteína de soja. Para maior segurança, ela foi além e aconselhou os pais a se esforçarem para "evitar a sensibilização", limitando o consumo tanto de amendoins quanto da soja durante o terceiro trimestre da gravidez e o aleitamento, evitando também o uso do leite de soja para alimentar o bebê. A controvérsia existia desde os anos 1920: os bebês poderiam ser sensibilizados a alérgenos enquanto estivessem ainda no útero? Em 1976, pesquisadores descobriram que o feto é capaz de produzir anticorpos IgE contra a proteína de soja durante a gestação, e os recém-nascidos podem ser sensibilizados pelo leite materno e mais tarde reagir contra alimentos que "nunca haviam comido". Nas palavras do doutor Stefano Guandalini, do Departamento de Pediatria da Universidade de Chicago: "Um número significativo de crianças com intolerância à proteína do leite de vaca desenvolvem intolerância à soja quando o leite de soja é usado na dieta". O interessante é que pesquisadores detectaram e identificaram recentemente que há reação cruzada entre um componente da proteína da soja e as caseínas do leite de vaca. As reações cruzadas ocorrem quando os alimentos se relacionam quimicamente.

Matthias Beslerm de Hamburgo, na Alemanha, e um grupo de especialistas em alergia relatam no *website* www.allergens.de que reações adversas causadas por fórmulas infantis à base de soja ocorrem em pelo menos 14 a 35% das crianças alérgicas a leite de vaca. Em outro importante website que trata de alergia, www.medicine.com, o doutor Guandalini relata os resultados de um estudo não publicado que envolveu 2.108 bebês e crianças pequenas na Itália, segundo o qual 53% dos bebês abaixo de 3 meses de idade que haviam reagido mal à fórmula baseada em leite de vaca também reagiram ao leite em pó de soja.[39]

"A quantidade de fitoestrogênio contido no volume de leite de soja ingerido em um dia é igual a cinco pílulas anticoncepcionais", diz Mike Fitzpatrick, toxicologista neozelandês.[40] Um estudo mencionado na *Lancet*[41] descobriu que a "exposição diária de crianças a isoflavonas nas fórmulas infantis é de 6 a 11 vezes maior em relação ao peso do corpo do que a dose que tem efeitos hormonais em adultos que consomem alimentos com soja". Esta dose, equivalente a dois copos de leite de soja por dia, era suficiente para alterar padrões menstruais em mulheres.[42] No sangue dos bebês testados, as concentrações de isoflavonas eram de 13.000 a 22.000 vezes mais altas do que as concentrações naturais de estrogênio no começo da vida.

A soja é um alimento pobre em minerais e, para piorar, contém fitina, que faz a quelação de minerais essenciais, como ferro, zinco e magnésio, eliminado-os do corpo antes que sejam absorvidos.

Em 2003, um estudo[43] comparou o aumento corporal de IGF-1provocado por 40 gramas de soja (a quantidade existente em uma barrinha de soja, em uma vitamina de soja ou em quatro bolinhos de soja) com 40 gramas de proteína de leite. A soja revelou-se duas vezes mais potente do que a proteína do leite no aumento dos níveis de IGF-1 (36% para o leite, 69% para a soja). Esse dado novo sobre IGF-1 potencialmente coloca a soja na categoria dos causadores de câncer de mama, próstata, pulmão e cólon.[44] A soja fica assim estabelecia como alimento *kapha* intenso, considerando que IGF-1 é o produto final da estimulação do hormônio do crescimento. Embora ainda haja controvérsias, muitos membros da comunidade médica acham que o excesso de IGF-1 poderia estimular os cânceres mencionados anteriormente se eles já estivessem latentes. É por isso que o Canadá não permite o leite rBGH produzido nos Estados Unidos, pois ele é muito rico em IGF-1. Em resumo, essa hipótese ainda está no nível da teoria especulativa, mas achamos que merece uma atenção preventiva. Acreditamos que as pessoas devem consumir um mínimo de soja se incluírem alguma comida cozida como parte de uma alimentação 80% viva e 20% cozida.

Eliminar a soja de sua dieta pode ser difícil se você estiver se alimentando apenas com comida vegetariana ou vegana processadas. Muitos alimentos embalados e pré-preparados contêm soja como ingrediente, mas ela pode estar listada como "proteína vegetal texturizada" (PVT), "proteína vegetal hidrolisada" (PVH), "óleo vegetal" ou "GMS" (glutamato monossódico). Você pode encontrar também "lecitina", "caldo vegetal", "caldo", "aromatizado naturalmente" ou "monodiglicerídeo", ingredientes que frequentemente são produtos de soja. Nossa sugestão é manter uma dieta viva, vegetal, que não seja processada ou cozida, e evitar restaurantes que sirvam alimentos com ingredientes de soja. A seção de receitas deste livro vai lhe fornecer muitos pratos com densidade nutricional, não alergênicos, deliciosos e que saciam. Eles vão fazer imaginar por que algum dia se alimentou com pratos que continham soja processada.

EXCITOTOXINAS

As excitotoxinas representam outro desastre para a saúde associado ao paradigma da Cultura da Morte que defende uma vida melhor com produtos químicos. Na tentativa de evitar lidar com os problemas associados ao desejo irrefreável de açúcar, e em vez de encarar os problemas que se originam em grande parte do paladar adquirido pelos excessos cometidos no mundo de hoje, inventaram-se os adoçantes artificiais e excitotoxinas. A consequência negativa para a saúde tornou-se cada vez mais significativa. Russell Blaylock, autor de *Excitotoxins: the taste that kills* [Exitocinas: o gosto que mata] declara:

> Cada vez mais médicos e cientistas estão convencidos de que um grupo de elementos chamados excitotoxinas desempenha um papel crucial na evolução de muitos distúrbios neurológicos, inclusive enxaquecas, tonturas, infecções, desenvolvimento neural anormal, distúrbios endócrinos, alterações neuropsíquicas, dificuldade de aprendizagem em crianças, hiperatividade infantil, demência, violência episódica, doença de Lyme, encefalopatia hepática, tipos específicos de obesidade e especialmente moléstias degenerativas, como a esclerose amiotrófica lateral, mal de Parkinson, mal de Alzheimer, mal de Huntington e degeneração olivopontocerebelar.[45,46]

Na década passada, uma enorme quantidade de evidências clínicas e experimentais sustentaram essa premissa.[47] As excitotoxinas são aditivos alimentares como glutamato monossódico, proteína vegetal hidrolisada e aspartame. Essas excitotoxinas aumentam nosso desejo de comer o lixo alimentar a que elas são adicionadas, deixando as pessoas mais vulneráveis aos problemas decorrentes desse tipo de alimentação e a alimentos diabetogênicos, porque estimulam o apetite em vez de ativar a reação de saciedade. Assim, as excitotoxinas são ótimas para gerar riquezas para as empresas alimentícias e excelentes para arruinar a saúde da população. Por exemplo, desde 1948 a quantidade de GMS adicionada aos alimentos dobrou a cada década. Por volta de 1972, 262.000 toneladas métricas eram adicionadas aos alimentos todos os anos. Mais de 258.400 milhões de quilos de aspartame tinham sido consumidos em vários produtos desde sua primeira aprovação. Ironicamente, esses aditivos alimentares não têm nada a ver com a preservação de alimentos ou com a proteção de sua integridade, mas são usados para modificar ou "melhorar" o seu gosto.

GLUTAMATO MONOSSÓDICO (GMS)

Quando a soja é cozida, surgem evidências de que o GMS é um subproduto gerado naturalmente. Muitos adeptos da alimentação viva pensavam que os criadores da Bragg's Liquid Aminos estavam adicionando GMS aos seus alimentos, pois as pessoas estavam tendo reações, mas Patricia Bragg jamais faria isso. O que estava acontecendo é que as pessoas tinham reações ao GMS natural gerado pelo aquecimento da soja na confecção da comida.

A ingestão de GMS cria excesso de glutamato, que o corpo tem dificuldade para converter. Como há receptores no pâncreas que são ativados pelo glutamato aumentado pelo GMS, ocorre então uma liberação muito grande de insulina. O GMS também abre os canais do cálcio, constringindo os vasos sanguíneos – o que pode colocar o diabético hipertenso em risco ao anular os efeitos da medicação bloqueadora dos canais de cálcio.

Acreditava-se que o GMS não resultava em aumento correspondente de ácido glutâmico livre nos níveis de sangue, mas, segundo uma pesquisa feita no Canadá, o GMS realmente resulta em concentrações plasmáticas mais altas de ácido glutâmico livre, de aspartato e de insulina, assim como da própria insulina. Além disso, a concentração de plasma de insulina quase triplicou em resposta à ingestão de GMS, o que pode levar à exacerbação da hipoglicemia.[48] Isso é especialmente importante no caso do diabetes porque a elevação prolongada do açúcar no sangue regula para baixo o transportador da glicose e produz uma concomitante "hipoglicemia cerebral", que é exacerbada por repetidos acessos de hipoglicemia periférica comuns aos diabéticos do tipo 1.

O GMS também tem sido associado a dano do hipotálamo e à obesidade resultante. Em 1968, o doutor John W. Olney, respeitado pesquisador da Faculdade de Medicina da Universidade de Washington em St. Louis, no Missouri, e membro da National Academy of Science, descobriu que os ratos do laboratório nos quais a administração de GMS havia provocado danos à retina tinham se tornado grotescamente obesos. Desde 1969, muitos cientistas confirmaram a descoberta do doutor Olney sobre os danos causados pelo GMS ao hipotálamo e a resultante obesidade. Uma abundante literatura demonstra que o GMS e o ácido aspártico causam lesões no hipotálamo, que, por sua vez, provocam obesidade excessiva. Embora existam inúmeras causas para a obesidade, não há dúvida de que uma grande contribuição para a obesidade epidêmica é o uso cada vez maior do GMS e do aspartame. O dano ao hipotálamo é ainda maior no embrião e nos dois primeiros anos de vida, quando a criança está se desenvolvendo. O uso de GMS durante a fase crucial do desenvolvimento pode gerar graves problemas endócrinos mais adiante, até mesmo a diminuição do funcionamento da tireoide, aumento da tendência ao diabetes e níveis de cortisona mais altos do que o normal. Uma criança que tomar uma sopa contendo GMS e uma bebida adoçada com aspartame terá o nível de excitotoxinas no sangue seis vezes mais alto do que o que destrói os neurônios de filhotes de rato.[49]

ASPARTAME

O aspartame, considerado comumente benéfico para os diabéticos porque tem teores glicêmico e calóricos baixos, na verdade tem sido associado à ativação do diabetes. Segundo pesquisa do doutor H. J. Roberts, membro da Associação Americana de Diabetes e autoridade no que se refere a adoçantes artificiais, o aspartame leva à criação artificial do diabetes clínico, provoca a diminuição do controle do diabetes em diabéticos dependentes de insulina ou de medicação oral, causa convulsões e agrava as complicações do diabetes, como retinopatia, catarata, neuropatia e gastroparesia. O doutor Roberts descreve:

> [...] perda do controle do diabetes, intensificação da hipoglicemia, ocorrência de "reações insulínicas" presumidas [inclusive convulsões], que provaram ser reações ao aspartame, e precipitação, agravamento ou simulação de complicações diabéticas [especialmente visão alterada e neuropatia] durante o consumo desses produtos.[59]

O doutor Russell Blaylock, autor de *Health and nutrition secrets* [Segredos de saúde e nutrição], escreveu: "Os diabéticos que tomam bebidas com grande quantidade de aspartame estão mais sujeitos a ficar cegos. O aspartame é composto da excitotoxina ácido aspártico, fenilalanina e metanol, uma conhecida toxina ocular".

DIETA GENÉRICA ANTIDIABETOGÊNICA

Os quadros a seguir enumeram os alimentos da dieta do arco-íris com baixos índices glicêmico e insulínico para as fases 1.0 e 1.5 do programa de culinária do Tree of Life.

DIETA DO ARCO-ÍRIS, FASE 1.0

Todos os vegetais, com exceção de cenouras e beterrabas cozidas
Todos os vegetais marinhos
Frutas não doces: tomate, abacate, pepino, pimentão, limão, limão-siciliano
Gorduras e óleos: óleos de linhaça, cânhamo, gergelim, nozes, amêndodas, girassol, abacate e coco (não mais do que 1 colher de sopa por dia)
Oleaginosas e sementes (exceto castanha-de-caju), polpa de coco
Superalimentos: alga-azul AFA, espirulina, clorela
Adoçantes: estévia, cardamomo, canela
Sal: sal do mar Celta ou do Himalaia

DIETA DO ARCO-ÍRIS FASE 1.5 (ACRÉSCIMOS À FASE 1.0)

Todos os vegetais: cenoura (crua), beterraba (crua), abóbora (crua)
Frutas: frutas com baixo índice glicêmico: mirtilos, framboesas, cerejas, cranberries frescos e não adoçados, romãs, bagas de goji, grapefruit (toranja), limão e limão-siciliano
Temperos e adoçantes: algaroba, cacau, alfarroba

Dieta do arco-íris Fase 1.5 (continuando)

Grânulos de pólen de abelha
Grãos: quinoa, trigo-sarraceno, painço, amaranto, trigo espelta
Alimentos curtidos e fermentados: vinagre de maçã, missô (sem soja), chucrute, bebidas probióticas

Observações:

Fase 1: sem grãos, nada doce ou fermentado
Fase 1.5: grãos armazenados por menos de 90 dias, frutas com baixo índice glicêmico e alimentos fermentados
Fase 1.5: uma quantidade pequena de frutas e vegetais da Fase 2, em uma grande salada

TRANSIÇÃO DO DIABETES (TRANSIÇÃO PARA A COZINHA DE BAIXOS ÍNDICES GLICÊMICO E INSULÍNICO DA CULTURA DA VIDA)

Alimentos convencionais diabetogênicos da Cultura da Morte	Alimentos vegetais orgânicos antidiabetogênicos da Cultura da Vida
Carne:	Vegetais altamente proteicos:
Vaca, porco, carneiro, galinha, peru, atum e todos os peixes	Oleaginosas e sementes; patês e queijos de oleaginosas e sementes; superalimentos proteicos – espirulina, alga-azul, proteína de cânhamo, maca; feijões
Ovos	Linhaça com ômega-3
Laticínios:	
Leite e creme de leite	Leite de oleaginosas e de sementes
Manteiga, margarina, gordura vegetal, banha	Óleo de coco, óleos prensados a frio, manteiga de cacau
Queijos	Queijo de oleaginosas e de sementes; oleaginosas gordurosas – castanha-do-pará, pinhão, macadâmia

Transição diabética (continuando)

Iogurte	Iogurte de noz-pecã; creme de coco (simples ou fermentado); leite de nozes e sementes fermentadas com probióticos
Chantili	Chantili de girassol ou gergelim
Sorvete	Sorvetes de oleaginosas; sorvetes feitos em liquidificador de alta rotação com mirtilos e framboesas congeladas
Creme de leite	Creme de coco
Barra de chocolate ao leite	Barra de chocolate feita com cacau in natura
Grãos:	
Arroz branco, trigo integral	Amaranto, painço, quinoa, trigo espelta e trigo-sarraceno
Bolos e tortas	Bolos de chocolate vivo, bolo de cenoura, cheesecakes vivos
Pão de farinha branca ou integral	Biscoitos de linhaça, pães de oleaginosas e sementes
Cereais matinais	Trigo-sarraceno desidratado; granola viva
Oleaginosas e sementes torradas e salgadas:	
Amendoim, castanha-de-caju, amêndoa, macadâmia e suas manteigas	Oleaginosas e sementes cruas e suas manteigas – nozes, linhaça, amêndoa, castanha-do-pará, sementes de gergelim, de abóbora e de girassol
Vegetais cozidos e processados:	
Pratos instantâneos; vegetais congelados; enlatados, fervidos e assados	Vegetais frescos, saladas, sopas, green smoothies, alimentos desidratados
Frutas enlatadas, adoçadas e secas:	
	Frutas frescas, com baixo índice glicêmico; frutas desidratadas

Bebidas:	
Água de torneira clorada, fluorada	Água filtrada, abençoada, estruturada
Sucos de frutas pasteurizados	Sucos frescos, em especial suco verde
Refrigerantes	Chás de ervas sem cafeína e sucos frescos de vegetais
Bebidas alcoólicas	Chás de ervas sem cafeína e sucos frescos de vegetais
Café	Bebidas de cacau; chá-verde (transição)
Adoçantes:	
Açúcar branco e mascavo, melaço, glicose de milho, dextrose, sacarose, frutose, aspartame, manitol, sacarina, sorbitol e xilitol	Estévia, raiz de alcaçuz, alfarroba, algaroba, cardamomo
Óleos:	
Óleos vegetais hidrogenados	Óleos prensados a frio: coco, linhaça, cânhamo, gergelim, girassol, abacate, oliva (acompanhados de alimentos ou suplementos antioxidantes)
Sal:	
Sal de mesa iodado	Sal do Himalaia, sal do mar Celta

ALIMENTOS PARTICULARMENTE ANTIDIABETOGÊNICOS

ALCACHOFRA-DE-JERUSALÉM

A alcachofra-de-jerusalém é uma erva medicinal que contém oligossacarídeos (inulina) que podem ajudar o portador de diabetes. O corpo quebra a insulina lentamente, e dessa forma o volume de açúcar no sangue não aumenta rapidamente.

REPOLHO

A ação protetora contra o desgaste oxidativo do extrato do repolho roxo (*Brassica oleracea*) foi investigada em ratos com diabetes induzido durante sessenta dias.[51] Os pesquisadores encontraram um aumento significativo na atividade da glutationa redutase e da superoxidismutase e redução da atividade da catalase e da capacidade total antioxidante dos rins. A ingestão oral diária do extrato de *B. oleracea* do repolho durante sessenta dias reverteu os efeitos adversos do diabetes em ratos. Eles atingiram níveis mais baixos de glicose e tiveram a função renal e a perda de peso corporal restauradas. Além disso, o extrato de repolho atenuou os efeitos adversos do diabetes no malondialdeído, na atividade da glutationa e superoxidismutase, assim como na atividade da catalase e na capacidade total antioxidante dos rins diabéticos. Em conclusão, as propriedades antioxidantes e anti-hiperglicêmicas da *B. oleracea* presentes no repolho podem oferecer uma fonte potencial terapêutica para o tratamento do diabetes.

MELÃO-DE-SÃO-CAETANO

O melão-de-são-caetano, também conhecido como *Momordica charantia*, é uma planta tropical conhecida na Ásia, na África e na América do Sul. Seu fruto verde assemelha-se a um pepino feio e contém muitos elementos com propriedades antidiabetogênicas, como a charantina, que tem se mostrado muito mais eficaz que o medicamento hipoglicêmico tolbutamida, e o polipeptídeo-P semelhante à insulina, que baixa o nível do açúcar no sangue quando injetado em diabéticos do tipo 1.[52] Em um estudo, ele reduziu a tolerância à glicose em 73% quando as pessoas ingeriam 60 gramas do seu suco.[53] Em outro estudo houve uma redução de 17% na hemoglobina glicosilada em seis pessoas. Outro estudo ainda descobriu que 15 gramas do extrato aquoso dessa erva produziu uma queda de 54% de açúcar no sangue depois de uma refeição, e 17% de redução da hemoglobina glicosilada em seis pacientes.[54]

Há diferentes formas de preparo. O suco fresco provavelmente tem efeitos mais fortes. Experimentos clínicos com seres humanos estabeleceram a ação do suco fresco ou do extrato na redução da glicose no sangue.[55,56] Mais de cem estudos demonstraram a capacidade do melão-de-são-caetano de reduzir o açúcar no sangue, aumentar a captação da glicose e ativar as células pancreáticas que produzem a insulina. O peptídeo que ele contém age como a insulina bovina. Assim, ele produz vários efeitos: melhora da tolerância à glicose sem aumentar os níveis de insulina, estimula as células beta do pâncreas, elimina a ansiedade por doces e tem uma ação similar à da insulina.

O suco fresco do melão-de-são-caetano é provavelmente o melhor modo de ingeri-lo, de acordo com seu uso tradicional em estudos. É difícil torná-lo palatável, porque ele é amargo. Assim, faça 60 gramas de suco e aperte o nariz enquanto o toma misturado ao suco de aipo e pepino e um pouco de limão.

PEPINO

O pepino contém um precursor hormonal de que as células beta do pâncreas precisam para produzir insulina. A enzima erepsina dos pepinos contribui para quebrar o excesso de proteínas nos rins. Em nosso programa, usamos muito suco de pepino, como bebida e em saladas.

AIPO

O aipo tem alguns efeitos antidiabetogênicos, assim como ajuda as pessoas com pressão alta, como vimos com a síndrome X. O suco do aipo acalma o sistema nervoso graças à alta concentração de minerais alcalinos orgânicos, especialmente o sódio. Os minerais contidos no suco de aipo tornam mais eficaz a absorção do cálcio pelo corpo, equilibrando o pH do sangue. O aipo deve ser a base dos sucos verdes e pode também ser incluído nas sopas vegetais e smoothies para alcalinizar um sistema sobrecarregado pelos alimentos acidificantes e pelas escolhas da Cultura da Morte.

CACTO NOPAL

O nopal é um cacto de pera espinhosa tradicionalmente usado como comida na América espanhola. Pesquisadores[57] deram a oito diabéticos em jejum 500 gramas de nopal. Foram realizados cinco testes com cada indivíduo, quatro com preparados de diferentes modos, crus ou cozidos, e um com água. Depois de 180 minutos, a glicemia de jejum tinha baixado 22-25% na ingestão de cactos preparados e 6% no cacto misturado à água. Em estudo com ratos, o nopal melhorou a tolerância à glicose injetada em 33% (180 minutos, valor para comparação) em comparação com a água.[58] Os pesquisadores do nopal concordam que, embora o nopal cozido ou cru seja eficaz, os comercializados desidratados não o são. No Brasil, os cactos denominados palma têm propriedades semelhantes.

ALHO E CEBOLA

O alho e a cebola contêm componentes de enxofre que se acredita sejam responsáveis por suas qualidades antidiabéticas. A S-alil cisteína presente no alho é um deles. Há relatos de que ela diminuiu a glicose em jejum e abaixou os níveis de colesterol em ratos diabéticos.[59] Em um estudo com seres humanos, o extrato da cebola diminuiu a hiperglicemia para uma forma dose-dependente.[60]

CEREAIS E LEGUMINOSAS

Os cereais e as leguminosas relacionados a seguir são carboidratos complexos altamente fibrosos, que têm se provado importantes para a prevenção e a cura do diabetes. Eles fazem parte das dietas indígenas do continente americano, que faziam do diabetes uma raridade, até que, nos anos 1940, essas culturas começaram a aderir à dieta comum e sua taxa de diabetes começou a subir.

- Painço
- Arroz integral
- Aveia
- Trigo-sarraceno
- Amaranto
- Feijão-mungo
- Grão-de-bico
- Feijão-carioca
- Feijão-branco
- Feijão-fradinho
- Vagem
- Feijão-tepari

CASTANHAS E SEMENTES

Pesquisas recentes sugerem que o consumo regular de castanhas é uma parte importante da dieta saudável,[61] embora no passado elas fossem consideradas prejudiciais à saúde por seu conteúdo relativamente alto de gordura. As gorduras das castanhas são as mais saudáveis – monoinsaturadas e poli-insaturadas.[62] Gorduras monoinsaturadas, como as do azeite de oliva, da amêndoa e do abacate, melhoram a sensibilidade à insulina.[63] Um estudo feito em Harvard em 2002 concluiu que uma dieta de alto consumo de castanhas diminui o risco de morte súbita por ataque cardíaco, uma das principais causas de morte entre diabéticos. As castanhas e as sementes também são ricas em esteróis (fitoesteróis), que baixam o colesterol e melhoram a saúde do coração.[64,65] No lúmen intestinal, os fitoesteróis deslocam o colesterol e inibem sua absorção.[66]

As castanhas e as sementes podem ser ingeridas sozinhas e na forma de patês, sopas, molhos de salada e leite. Quando você chegar às receitas de leite de castanhas do capítulo 6, vai se perguntar como viveu até agora tomando leite de vaca, de soja ou de arroz. Vale a pena conhecer os benefícios nutricionais antidiabetogênicos das castanhas e das sementes.

Em estudo apresentado à Escola Americana de Cardiologia em 14 de março de 2000, o doutor Richard Vogel, cardiologista de ponta na Universidade de Maryland, em Baltimore, sugeriu que o azeite de oliva pode ser quase tão perigoso quanto as gorduras saturadas como coagulador de artérias. Ele descobriu que o azeite de oliva reduz a função vascular tanto quanto um Big Mac, fritas ou uma torta recheada e com cobertura de chantili – provocando uma constrição arterial de 34%. Essas constrições vasculares são significativas porque danificam o endotélio do vaso sanguíneo e podem contribuir para doenças cardíacas, porque predispõem à doença cardiovascular aterosclerótica. Ele também descobriu que os óleos ricos em ômega-3, que o azeite não tem, não provocam redução no funcionamento dos vasos sanguíneos. O doutor Vogel destacou que não é só uma questão de o azeite de oliva ser monoinsaturado ou poli-insaturado, mas dos níveis de ômega-3. O azeite de oliva é muito rico em ômega-9, o que levanta uma questão bem mais grave, à qual o doutor Vogel respondeu: o azeite não foi a chave no Lyon Diet

Heart Study, estudo dos efeitos da cozinha mediterrânea sobre doenças do coração, mas as frutas, as verduras, as castanhas, o pão e o peixe, juntamente com menos carne na dieta.

A pesquisa sugere que o azeite não é saudável para o coração, embora seja evidentemente mais saudável do que comidas saturadas de gordura trans. Mas ser melhor do que esses alimentos não significa muita coisa. Quando pesquisadores da Universidade de Creta compararam residentes com problemas cardíacos com os que não sofriam do coração, constataram que os cardíacos ingeriam quantidades significativamente maiores de azeite e de todas as gorduras. Em resumo, o que o doutor Vogel destacou é que os elementos protetores existentes na dieta mediterrânea são os antioxidantes encontrados nos vegetais usados nessa culinária. Ele sentiu que havia alguma proteção contra a perda da função do endotélio produzida pelos alimentos ricos em gordura, inclusive o azeite de oliva. Em outro estudo sobre a mesma questão, relatado no *American Journal of Cardiology,* foi também constatado que a vasoconstrição era pior tanto em doze indivíduos saudáveis quanto em doze indivíduos com colesterol depois da ingestão de azeite de oliva.

O azeite extravirgem realmente contém polifenóis que dão alguma proteção antioxidante; entretanto, a maioria das plantas é rica em polifenóis e fornece mais polifenóis por caloria do que o azeite. Por exemplo, uma porção de 11 calorias de folhas de alface dá a você a mesma quantidade de polifenóis (30 gramas) que 120 calorias de azeite de oliva. Outro grupo de pesquisadores estudou duzentos homens usando três azeites diferentes durante três semanas; um dos azeites era extravirgem e os outros dois não eram e tinham baixo teor de polifenóis. Os cientistas descobriram que o azeite extravirgem produzia efeitos melhores no coração, inclusive níveis do colesterol HDL mais altos e menos estresse oxidativo. E é justamente o estresse oxidativo que aumenta a inflamação das artérias, lesando o endotélio e predispondo à ruptura da placa ateroesclerótica e ao ataque cardíaco.

O azeite não abaixa o colesterol LDL, um indicador potencial da doença cardíaca. Entretanto, os estudos geraram alguma confusão, já que as pessoas substituem as gorduras saturadas e as trans por azeite de oliva e veem seu LDL baixar. A questão é que não é a adição de azeite, mas a remoção de gorduras prejudiciais da dieta, que diminui o colesterol LDL prejudicial.

Dada a importância das evidências reveladas nesses estudos, não podemos dizer que o azeite faz bem para o coração. Na verdade, as pessoas com expectativa de vida mais longa e que sofrem menos doenças cardíacas alimentam-se com dietas com pouco azeite e ricas em vegetais.

Precisamos ter em mente que, como há muito poucos estudos sobre o assunto até o momento, podemos apenas fazer um alerta, e não uma afirmação definitiva sobre o efeito adverso do azeite no sistema cardiovascular. Um estudo publicado nos *Archives of Internal Medicine* mostra que ingerir azeite pode baixar a pressão. Em um grupo de 23 pacientes, pesquisadores italianos descobriram que, depois de ingerir azeite de oliva por seis meses, houve uma diminuição de 48% nas medicações para baixar a pressão, e oito participantes puderam parar completamente com os remédios. Já o óleo de girassol não teve qualquer efeito sobre a pressão sanguínea.

Na edição de dezembro de 1999 do *American Journal of Clinical Nutrition*, pesquisadores noruegueses relataram que o azeite funcionou mais do que o óleo de canola na inibição de coágulos depois de uma refeição gordurosa.

Mesmo o doutor Vogel, que descobriu 34% de vasoconstrição mediada pelo endotélio, sugeriu que, quando o azeite é combinado com a ingestão de frutas e verduras ricas em antioxidantes, o efeito vasoconstritor desaparece. Portanto, uma dieta viva rica em antioxidantes ou suplementos como vitamina E (400-600 UI), vitamina C (2.000 miligramas), L-arginina (2.000 miligramas), alho, ácido alfalipoico (300 miligramas/dia) e flavonoides (há 5.000 diferentes flavonoides – antioxidantes eficientes encontrados nos vegetais), melhora o funcionamento do endotélio e o tônus dos vasos sanguíneos. Assim, se alguém é saudável e segue uma dieta de alimentos vivos ricos em antioxidantes e usa azeite de oliva extravirgem, o efeito de vasoconstrição mediada por endotélio do azeite será mitigado.

Sugerimos também que pessoas com doença vascular aterosclerótica grave sigam a recomendação do doutor Esselstyn e eliminem o azeite e as gorduras cozidas saturadas e minimizem as gorduras cruas de sua dieta. Da mesma forma, como as pessoas diagnosticadas com diabetes há mais de um ano sofrem, com quase 100% de certeza, uma degeneração do endotélio das artérias, seria mais prudente que evitassem ou minimizassem o consumo de azeite até que a fisiologia do diabetes tenha sido revertida completamente por dois anos. Mesmo que os óleos antioxidantes, ricos em ômega-3, sejam uma boa alternativa, também recomendamos que os molhos de salada sejam feitos com oleaginosas e sementes moídas em vez do óleo desses ingredientes, que contêm apenas os antioxidantes solúveis em gordura. Em geral, embora esses óleos sejam benéficos, ainda recomendamos que se mantenha a ingestão relativamente baixa de gordura (aproximadamente 15-20% do total das calorias) no processo de cura do diabetes por meio de uma dieta de alimento vivo. Nesse contexto, como na culinária dos alimentos vivos pode-se comer metade da quantidade com o mesmo benefício nutricional, é realmente mais saudável e teoricamente superior ingerir apenas 10-15% de calorias de gordura em uma dieta de alimentos cozidos.

Os melhores óleos para molho de salada são os ricos em ômega-3, como os de nozes, linhaça e cânhamo, assim como o óleo de gergelim, que é muito rico em antioxidantes. Recomendamos em nossas receitas que se tente substituir o azeite de oliva por esses óleos.

Em nossos pacientes submetidos a uma dieta constituída unicamente de alimentos vivos e crus com 15-20% de gordura crua vegetal, incluindo oleaginosas, sementes e abacate crus, observamos uma queda média de 44% do LDL, com a queda média de 82 do LDL. Verificamos o alívio de todos os sintomas degenerativos diabéticos e até uma melhora no funcionamento mental, o que sugere um aumento do fluxo sanguíneo para o cérebro. Esses resultados apoiam os grandes estudos citados sobre o uso benéfico de oleaginosas e sementes cruas como nozes e amêndoas.

NOZES

As nozes são excepcionalmente ricas em gordura monoinsaturada, ácido graxo ômega-3 e ácido alfalinoleico. O estudo publicado em novembro de 2004 por Kris-Etherton *et al.* mostrou que o ácido alfalinoleico reduzia o colesterol, a gordura no sangue e também a proteína C-reativa (PCR), um indicador inflamatório associado à doença cardíaca.[67] Além disso, as nozes combinam essas gorduras benéficas para o coração com uma dose maciça de antioxidantes, contendo pelo menos dezesseis fenóis antioxidantes, vitamina E e ácidos elágico e gálico. Em 1993, o *New England Journal of Medicine*[68] publicou que comer de 8 a 16 nozes por dia diminui o colesterol total e o LDL em cerca de 5 a 10% e reduz em até 70% a incidência de derrame e coágulos nas artérias.[69] Um pesquisa posterior confirmou que, quando as nozes são ingeridas como parte de uma dieta pobre em gordura, o resultado é um perfil mais cardioprotetor de gordura em pacientes diabéticos do que se apenas for diminuída a gordura na alimentação. Em estudo publicado no *Journal of the American Dietetic Association,* todos os 55 participantes portadores de diabetes do tipo 2 foram submetidos a dietas com pouca gordura, mas o único grupo que atingiu o perfil cardioprotetor de gordura foi o dos que comeram nozes (30 gramas, por dia).[70] Outros estudos revelaram resultados semelhantes.[71,72,73,74] O doutor Emilio Ros, de Barcelona, relatou na edição de 17 de outubro de 2006 do *Journal of the American College of Cardiology* que comer nozes podia reverter a diminuição da função do endotélio associada à ingestão de alimentos gordos, mas o óleo de oliva não apresentava nenhum efeito mensurável. Ele descobriu que comer um punhado de nozes evitava o aumento da inflamação das artérias e da disfunção do endotélio. Já o azeite realmente prevenia o aumento das moléculas inflamatórias, mas não evitava a disfunção do endotélio associada à ingestão de comidas gordurosas. Em estudo anterior publicado pelo doutor Ros, ele mostrava que a ingestão de nozes durante quatro semanas ajudava a reparar a disfunção do endotélio. O doutor Ros ressaltou que as nozes têm muitos componentes que ajudam a restaurar essa função, incluindo gorduras poli-insaturadas, ácido alfalinoleico, gorduras ômega-3, arginina e muitos antioxidantes. Sua recomendação é comer no mínimo de 6 a 8 nozes por dia.

AMÊNDOAS

As amêndoas podem desempenhar um papel no controle do diabetes. Em estudo[75] que envolveu vinte pessoas normais, os pesquisadores examinaram o efeito de 100 gramas de amêndoas por dia e descobriram que os níveis de colesterol total e do LDL diminuíam 21 e 23% respectivamente, e o controle glicêmico não foi afetado. Esse estudo revela que as amêndoas podem ser incorporadas a uma dieta saudável sem afetar negativamente o controle glicêmico, ao mesmo tempo que diminui o colesterol. O *Journal of Nutrition* também relatou que, quando nozes e amêndoas eram adicionadas à comida, garantiam o controle glicêmico depois da ingestão de uma refeição rica em carboidratos. Um punhado de 160 calorias de amêndoas fornece vitamina E, magnésio e fibras, importantes para a proteção contra o diabetes. As nozes e as amêndoas são as oleaginosas mais estudadas em relação ao diabetes e às doenças cardíacas.

VEGETAIS MARINHOS

Há milênios os vegetais marinhos (conhecidos genericamente como algas) são consumidos em todo o mundo. Quatro variedades de vegetais marinhos foram encontradas preservadas em cemitérios japoneses de 10.000 anos de idade. Os aborígenes australianos usam três tipos diferentes de vegetais marinhos. Os índios americanos incluem as algas nori e kelp em sua dieta. Os povos da costa atlântica da Escandinávia, da França e das ilhas Britânicas também vêm comendo vegetais marinhos há séculos.

Grama por grama, eles contêm mais minerais e vitaminas do que qualquer outra classe de alimento. São ricos em vitaminas A, B, C e E. Os minerais são encontrados nos vegetais marinhos em taxas semelhantes às do sangue. Eles produzem quantidades substanciais de proteínas, carboidratos complexos, carotenos e clorofila. Por exemplo, as algas dulse e nori contêm respectivamente 21,5 e 28,4 gramas de proteína por 100 gramas e possuem aproximadamente 2-4,5% de gordura e 40-45 gramas de carboidrato por 100 gramas. A alaria (essencialmente idêntica à wakame japonesa) e o kelp são extremamente ricos em cálcio. Todos os vegetais marinhos parecem ser ricos em potássio, sendo o kelp o que possui mais, seguido pela dulse e pela alaria. A alaria e o kelp são ricos em magnésio, cada um contendo em 100 gramas três vezes o consumo diário recomendado. O kelp e a alaria têm grande quantidade de iodo: 100 gramas de kelp contêm aproximadamente dez vezes o consumo recomendado de iodo, enquanto 100 gramas de alaria e nori contêm aproximadamente 8.487 e 4.266 UI de vitamina A. Em 100 gramas da maioria dos vegetais marinhos encontra-se cerca de um terço da quantidade diária recomendada das vitaminas B, um décimo da de vitamina C e cerca de um terço da de vitamina E.

Como destacamos anteriormente, os vegetais marinhos contêm agentes quelantes, que protegem eficazmente contra a absorção de partículas radioativas.

KELP

Esta alga absorve da água do mar quase todos os nutrientes, minerais e oligoelementos essenciais à vida. Possui mais de sessenta minerais e elementos, 21 aminoácidos, carboidratos simples e complexos, e muitos hormônios do crescimento vegetais essenciais. O alto teor de aminoácidos, vitaminas, minerais e oligoelementos é uma das razões pelas quais a alga kelp é conhecida como grande provedora da saúde glandular, especialmente das glândulas pituitária, adrenal e tireoide. O primeiro uso medicinal da alga ocorreu no tratamento de glândulas tireoides aumentadas. Os médicos não sabiam por que ela funcionava, até que se descobriu que ela era excepcionalmente rica em iodo e que tireoides aumentadas eram fruto de deficiência de iodo. Como o iodo estimula a glândula tireoide, que controla o metabolismo corporal, observou-se que quem tomava iodo perdia peso mais facilmente. A partir dessas observações, a alga kelp passou a ser empregada como auxiliar no emagrecimento. Já foi sugerido que seus efeitos positivos no metabolismo podem ajudar na redução do colesterol. Este vegetal marinho versátil é também largamente empregado para manter saudáveis a pele e o cabelo. A característica mais surpreendente da alga kelp é sua capacidade de neutralizar a contaminação por metal pesado e por radiação.

OUTRAS ALGAS

CLORELA E ESPIRULINA

A clorela e a espirulina estão entre os alimentos de maior densidade nutricional, sendo consideradas superalimentos perfeitos e completos. Têm um conteúdo equilibrado de proteínas (60%), carboidratos (19%), gorduras (6%), minerais biodisponíveis (8%) e umidade (7%).

A clorela recebeu esse nome em função da grande quantidade de clorofila que contém, quase dez vezes mais que a espirulina, que já é muito rica em clorofila. Outra característica deste superalimento é a presença em grande quantidade do fator de crescimento da clorela, representando 3% de sua célula e responsáveis por sua capacidade de se quadruplicar a cada vinte horas. Esse fator estimula a reparação tecidual de quem as ingere, mesmo que estes tenham sido ulcerados, como ocorre em casos de diabetes avançado. Tem se mostrado eficiente contra a perda de memória, depressão e outros distúrbios psiquiátricos. Também ajuda a reforçar o sistema imunológico, estimulando a produção de interferon e a atividade dos macrófagos (importantes células de defesa do nosso sistema imunológico). A clorela é a melhor alga para eliminar os metais pesados de nosso organismo, particularmente mercúrio, chumbo, cádmio, urânio e arsênico – todos sabidamente diabetogênicos. Os efeitos antivirais da clorofila e do fator de crescimento da clorela também se mostraram benéficos em casos de desequilíbrio do açúcar no sangue como o diabetes, porque a proteína digestiva da clorela acalma as flutuações do açúcar no sangue. A clorela auxilia os diabéticos ao reduzir as glicações avançadas, metabólitos tóxicos resultantes do consumo do açúcar refinado.[76]

A espirulina contém o ácido gamalinoleico (AGL), um ácido graxo essencial necessário para os diabéticos. A enzima delta-6-desaturase, necessária para converter o ácido linoleico em ácido gamalinoleico (AGL), fica inibida no diabetes. Os pesquisadores descobriram que a ingestão de AGL, um ácido graxo ômega-6, melhorava todos os dezesseis parâmetros avaliados no experimento.[77]

Descobriu-se que o AGL reforça a condução nervosa e o fluxo sanguíneo em ratos diabéticos. Esses ácidos graxos essenciais parecem melhorar a circulação e a condução nervosa, aumentando também a prostaglandina PG-1, que tem efeito anti-inflamatório e ajuda a melhorar a neuropatia. A espirulina é também 95% digerível, mais do que qualquer alimento conhecido. Contém mais betacaroteno do que qualquer outro alimento integral, assim como 92 oligoelementos e outros elementos nutricionais como vitaminas, clorofila, glicolipídeos, fitocianina, carotenoides e sulfolipídeos. É abundante também em superóxido dismutase (SOD, um antioxidante), RNA e DNA, que foram identificados em 1990 como nutrientes essenciais. A grande quantidade de betacaroteno da espirulina mostrou-se eficaz no combate ao câncer de boca de animais.[78] Na Índia, o betacaroteno presente na espirulina foi pesquisado por sua eficácia e absorção em crianças pequenas e revelou-se extremamente eficiente.[79]

A espirulina e a clorela ficam excelentes em sucos, smoothies, saladas e mesmo em água pura. São dois superalimentos que você não vai dispensar mais.

ADOÇANTES

A estévia é o único adoçante que recomendamos. Quinze vezes mais doce do que o açúcar, sem calorias e com índice glicêmico zero, a folha da *Stevia rebaudiana Bertoni* transformada em pó tornou-se recentemente mais procurada como superadoçante para dietas de baixas calorias e baixos índices glicêmicos. Ela confere o gosto doce sem elevar o açúcar no sangue, como outros adoçantes naturais. Diferentemente de outros substitutos sintéticos do açúcar, que não contêm nutrientes, a estévia é repleta de vitaminas e minerais, como magnésio, niacina, riboflavina, zinco, cromo e selênio. Ela é também uma das mais antigas, seguras e apreciadas ervas da América do Sul. Em 1921, a estévia era apregoada pelo comerciante americano George Brady como "uma nova planta açucareira com grandes possibilidades comerciais". Ele estava tão convencido disso que fez com ela "um açúcar ideal e seguro para diabéticos", que apresentou ao Departamento de Agricultura dos Estados Unidos.

Muitos estudos clínicos modernos sugerem que a estévia tem a capacidade de reduzir e equilibrar os níveis de açúcar no sangue, dar sustentação ao pâncreas e ao sistema digestivo, proteger o fígado e combater microrganismos.[80,81,82,83,84]

VITAMINAS

NIACINA (B_3)

Desde 1950, pesquisadores descobriram que a niacinamida podia proteger contra o desenvolvimento do diabetes.[85] Esses estudos, e alguns feitos trinta anos mais tarde, levaram a muitos experimentos com seres humanos, que mais uma vez demonstraram não só a capacidade da niacina de prevenir contra o diabetes tipo 1, mas, se ingerida suficientemente cedo depois do diagnóstico, de retardar a progressão e algumas vezes até reverter a doença, restaurando a função pancreática a ponto de dispensar o uso de insulina.[86]

A niacinamida mostrou-se eficiente na prevenção do diabetes em crianças de alto risco. Pesquisadores dividiram um grupo de crianças de alto risco em dois; catorze receberam niacinamida e oito não. Todas as que não receberam niacinamida acabaram por desenvolver o diabetes, enquanto apenas uma do outro grupo ficou diabética.[87]

Os pesquisadores demonstraram agora que a niacinamida age como antioxidante protetor. Ela também inibe elementos do sistema imunológico direcionados para o pâncreas.[88] Além disso, estimula o pâncreas a secretar mais insulina e aumenta a sensibilidade à insulina dentro das células.[89]

As enzimas que contêm niacina desempenham um papel importante na produção de energia e no metabolismo da gordura, do colesterol e dos carboidratos, agindo como um componente pré-hormonal nos hormônios sexuais e adrenais, e também como precursor neurotransmissor. A niacina também faz parte do fator de tolerância à glicose. O uso de niacinamida tem tido efeitos significativos no diabetes, tanto do tipo 1 quanto do tipo 2. Existem indicações de que a ingestão de niacinamida dentro dos cinco primeiros anos da instalação do diabetes tipo 1 pode ajudar a melhorar seu efeito. Ela se mostrou também capaz de reduzir os níveis de colesterol e triglicerídios e de elevar o de HDL. Assim sendo, pode se tornar uma parte essencial de qualquer tratamento do diabetes.

In vitro, a niacinamida tem a capacidade de romper os mecanismos patogênicos do DMNID. Experimentos com animais revelaram que a niacinamida oferece uma proteção significativa às células beta. Muitos desses estudos foram conduzidos a partir de 1987 e foram importantes para prevenir a destruição de células beta pancreáticas em pacientes recentemente diagnosticados com diabetes do tipo 1. A niacinamida evita a depleção do NADH.[90,91] Níveis baixos de NADH contribuem para a morte das ilhotas pancreáticas. A niacinamida parece ajudar a prevenir a morte das células beta pancreáticas, mas não parece intervir no processo inflamatório, o que torna importante o papel da dieta de alimentos vivos e do Vitalzym X na redução da inflamação. A B_3 é boa para o funcionamento do fator de tolerância à glicose e diminui a formação lipídica.

Em função desses resultados interessantes, muitos experimentos piloto foram feitos para verificar se a nicotinamida era um meio viável de prevenir a manifestação do diabetes tipo 1, ou, uma vez instalada a doença, se era capaz prevenir a destruição das células beta ou reduzir a taxa de destruição. Nesses estudos, foram dadas 3 gramas de niacinamida ao dia a sete participantes. Depois de seis meses, cinco pacientes do grupo de niacinamida e dois do grupo de placebo já dispensavam a insulina. Os níveis de glicose no sangue e HbA1c estavam normais. Depois de vinte meses, três pacientes do grupo de niacinamida e nenhum do grupo de placebo permaneciam livres do diabetes.[92] A niacinamida é capaz de evitar a progressão do diabetes? No mínimo dez estudos tentaram comprovar a eficácia do tratamento com niacinamida nos casos de instalação recente do processo diabético do tipo 1 ou com menos de cinco anos de duração. Desses dez estudos, oito eram duplos-cegos e, dos oito, quatro revelaram resultados positivos, dispensando a necessidade de insulina por período prolongado ou requerendo níveis mais baixos de insulina, que, essencialmente, é o melhor controle metabólico. Eles também obtiveram melhoria nas funções das células beta tendo como parâmetro a secreção de peptídeo C.[93]

Em consequência desses resultados experimentais positivos, foram conduzidos dois grandes estudos, o Deutsche Nicotinamide Intervention Study e o European Nicotinamide Diabetes Intervention Trial (ENDIT); nenhum deles encontrou algum benefício significativo. Entretanto, diante de alguns dos estudos citados, se meu filho tivesse diabetes do tipo 1, eu certamente acrescentaria nicotinamida à mistura, por sua baixa toxicidade e seu baixo preço.

Dosagem: a dosagem normalmente usada é 500-1.000 miligramas três vezes ao dia, com a comida. Aconselha-se aos que estiverem sob risco de desenvolver o diabetes tipo 1, ou aos que já tiverem sido diagnosticados, a usar a niacinamida. A pesquisa mostrou que ela funciona muito bem tanto se for tomada antes do diagnóstico quanto na fase inicial da doença, isto é, durante os cinco primeiros anos. A dosagem recomendada é de aproximadamente 25 miligramas de niacinamida para cada 70 gramas de peso corporal: portanto, uma pessoa que pese 70 quilos vai precisar de 2,5 gramas ou 2.500 miligramas ao dia. Os estudos revelaram que não houve efeitos colaterais além de um caso de diarreia. Dosagens de 3 gramas diárias por até seis meses não causaram problemas.

Quem estiver tomando niacinamida deve usar um suplemento do complexo B ao mesmo tempo, para assegurar que dosagens terapêuticas maiores não gerem deficiência de vitamina B. O espinafre e as avelãs são fontes alimentares de niacinamida.

VITAMINA B_6

A vitamina B_6 é muito útil na reversão da neuropatia diabética e protege contra a degeneração de nervos periféricos. Os diabéticos que sofrem de neuropatia revelam deficiência em B_6 e são beneficiados com sua suplementação.[94] Parece que ela também inibe a glicosilação de proteínas[95] e ajuda o metabolismo do magnésio.

Dosagem: com vistas ao diabetes gestacional, um estudo publicado no *British Medical Journal* mostrou que, de catorze mulheres que ingeriram 100 miligramas diárias de B_6, doze reverteram a condição.[96]

VITAMINA B_{12}

Trinta e nove por cento dos que comem carne têm deficiência de B_{12} e até 80% dos veganos e dos que se alimentam de alimentos vivos passam a ter deficiência de B_{12} depois de seis anos. Assim, é absolutamente essencial a suplementação deste nutriente. Pesquisas revelaram que a vitamina B_{12} é também muito útil na manutenção do funcionamento adequado do sistema nervoso em pessoas com diabetes tipo 2. Níveis aumentados de B_{12} foram estreitamente correlacionados com a redução do estresse oxidativo em pessoas com controle deficiente de açúcar no sangue.[97] As necessidades de B_{12} variam muito de uma pessoa para outra, e o estresse desempenha um importante papel nessas necessidades. A deficiência de vitamina B_{12} pode resultar em perda de memória, depressão, entorpecimento ou queimação nos pés. Nós a usamos juntamente com o programa completo para reverter a neuropatia diabética.

Dosagem: recomendamos uma forma de B_{12} vegana, feita de bactérias. Chama-se complexo Nano B. É aconselhável que qualquer pessoa que tenha aderido a esta dieta a tome preventivamente. Precisamos de pelo menos 6 microgramas, duas vezes ao dia.

BIOTINA

A biotina é outra vitamina que parece ser importante para o metabolismo da gordura, dos carboidratos e das proteínas. Uma dieta só de vegetais parece aumentar as bactérias intestinais de modo a reforçar a síntese e a absorção da biotina. A biotina parece aumentar a sensibilidade à insulina e ativar a glicoquinase, que está envolvida na utilização da glicose pelo fígado. Isso é importante porque as concentrações de glicoquinase em diabéticos são baixas. A biotina também ajuda a diminuir a glicose do sangue em jejum. Sua deficiência resulta na utilização deficiente de glicose.[98] Em 43 pacientes com DMNID, os níveis de biotina no sangue estavam significativamente mais baixos do que nos não diabéticos, e níveis mais baixos de glicose no sangue em jejum foram associados a níveis mais altos de biotina no sangue. Depois de um mês de suplementação de biotina (9 miligramas/dia), os níveis de glicose em jejum diminuíram em média 45%.[99] Foram verificadas também reduções nos níveis de glicose no sangue em sete diabéticos dependentes de insulina depois de uma semana de suplementação com 16 miligramas diários de biotina.[100] Descobriu-se também que a biotina estimula a secreção de insulina no pâncreas de ratos, tendo como efeito a diminuição de glicose no sangue.[101] O efeito sobre as proteínas transportadoras de glicose celular (GLUT-4) está sendo investigado atualmente.

Dosagem: a biotina serve para os diabetes tipo 1 e 2. Os diabéticos do tipo 2 receberam 9 miligramas ao dia por um mês. Comparados com um grupo que tomava placebo, os diabéticos tiveram uma queda média de 45% nos níveis de glicose no sangue.[102] Melhoras semelhantes foram observadas num estudo com diabéticos do tipo 1 que receberam uma dose diária de 16 miligramas de biotina.[103] A biotina é muito segura – não foram relatados efeitos colaterais. Entre as fontes alimentares de biotina estão o abacate, a framboesa, a alcachofra e a couve-flor.

VITAMINA C

A vitamina C tem um papel importante na cura do diabetes e na reversão das complicações. Este antioxidante inibe o acúmulo de sorbitol, reduz a glicosilação de proteínas e preserva o funcionamento do endotélio. Inibe a aldose redutase, enzima que cria acúmulo de sorbitol, que está associado a muitas complicações de longo prazo do diabetes. Um dos mais importantes papéis desempenhados pela vitamina C é no funcionamento e na produção de colágeno, assim como na manutenção da integridade do tecido conectivo, o que a torna importante para duas preocupações dos diabéticos: cicatrização de feridas e a manutenção de gengivas sadias. A vitamina C parece ser importante para o sistema imunológico e na produção e metabolização de neurotransmissores e hormônios. A insulina facilita o transporte de vitamina C para as células; portanto, quando há falta de insulina, acabamos por ter uma deficiência intracelular de vitamina C – daí a deficiência relativa de vitamina C em muitos diabéticos.[104] Isso leva a um problema subclínico de escorbuto, que gera uma tendência crescente a sangramento, cicatrização deficiente, doença microvascular, doença cardíaca, elevação do colesterol e sistema imunológico deprimido.

Talvez o efeito mais importante da vitamina C (em doses de 2.000 miligramas/dia) seja a sua capacidade de reverter a glicosilação de proteínas.[105,106] O acúmulo de sorbitol e a ligação cruzada, ou glicosilação, estão relacionados a muitas complicações, especialmente nos olhos e no sistema nervoso, além de problemas circulatórios.

A vitamina C pode ser um dos melhores e mais seguros nutrientes para a inibição de sorbitol nas células. Um estudo[107] mostrou que, depois de trinta dias de suplementação de 100 miligramas ou 600 miligramas de vitamina C, os indivíduos do grupo de controles tinham quase o dobro de sorbitol do que os que tinham recebido a suplementação de vitamina C. Essa normalização do sorbitol parece ser independente de alterações no controle diabético. Os pesquisadores concluíram que a suplementação com vitamina C tinha uma eficácia diferenciada na redução da acumulação de sorbitol nos glóbulos vermelhos.

Dosagem: mesmo que o estudo tenha sido feito com 100 ou 600 miligramas de vitamina C, sugerimos clinicamente que as pessoas se alimentem de alimentos que contenham 1.000 miligramas de vitamina C três vezes ao dia por causa de seus efeitos abrangentes. Entre os alimentos ricos em vitamina C estão o grapefruit, o limão, o brócolis, o pimentão vermelho, a couve-de-bruxelas, o camu-camu e a acerola.

VITAMINA D

A vitamina D é na verdade mais um hormônio do que estritamente uma vitamina – um dos mais potentes hormônios do corpo. Ela é ativa em quantidades tão pequenas quanto 1 trilionésimo de grama.

Estudos têm revelado que a vitamina D apresenta um efeito protetor contra o diabetes tipo 1. Os resultados de um grande experimento pan-europeu, publicado no jornal *Diabetologica* em 1999, sugerem que os suplementos de vitamina D tomados na infância protegem contra, ou detêm, o início do processo que pode conduzir ao diabetes insulinodependente. Sendo esse o caso, parece razoável sugerir que a exposição ao sol na primeira infância pode ser importante na prevenção da doença.[108] Para adultos, os estudos têm demonstrado que, quanto mais baixo o nível de vitamina D, mais alta a glicose no sangue.[109] Uma exposição de corpo inteiro ao sol de verão durante 21 minutos resulta em pôr 20.000 UI no corpo durante 48 horas. Entretanto, os mais velhos, obesos ou de pele escura precisam de muito menos. Na verdade, o uso do protetor solar, até mesmo com fator 8, reduz a produção de vitamina D em 95%.[110] O doutor Robert Heany, da Universidade Creighton, um dos maiores pesquisadores da vitamina D, declarou que pelo menos 75% das mulheres americanas têm deficiência dessa vitamina.[111]

Se você estiver se perguntando sobre os níveis de vitamina D e uma dieta crua vegana, pesquisadores chefiados pelo doutor Luigi Fontana, da Universidade de Washington[112], observaram dezoito homens e mulheres com idades entre 33 e 85 anos que tinham mantido um estilo de vida vegano por um período de três a seis anos em média. Eles foram comparados a um grupo de dezoito indivíduos do grupo de controle que se alimentavam com a dieta americana padrão, que continha gordura animal e alimentos processados. A média dos níveis de vitamina D eram mais altos no grupo vegano do que no grupo de controle, apesar da ingestão diária extremamente baixa de vitamina D, o que indicava uma maior exposição pessoal ao sol.

Para quem mora acima de 38° de latitude norte, o sol é fraco demais da metade do outono até a primavera para estimular uma produção significativa de vitamina D. Outros obstáculos são o envelhecimento, quando a pele se torna menos eficaz na produção de vitamina D, e o excesso de camadas de gordura, que também inibem a produção. Este último é uma preocupação comum para quem está se curando de obesidade e de diabetes.[113] Portanto, a suplementação aconselhada é de 800 UI por dia.

Os benefícios da luz do sol ou da suplementação para atingir níveis adequados de vitamina D não se interrompem com o diabetes, mas são afetados significativamente pelas complicações associadas à história diabetogênica, assim como à dieta e aos hábitos não veganos. Pesquisas revelam que a vitamina D traz diversos benefícios importantes além de abaixar os níveis de açúcar no sangue. Parece que protege contra dezoito diferentes espécies de cânceres, tem um impacto positivo significativo no sistema imunológico no combate a resfriados e gripes, viroses e tuberculose, além de proteger contra o raquitismo e a osteoporose.

VITAMINA E

Os diabéticos parecem ter uma necessidade crescente de vitamina E. Ela reduz a glicosilação, aumenta a sensibilidade à insulina e inibe a agregação de plaquetas. Também regula o cálcio e o magnésio intracelular nos vasos sanguíneos, e ajuda a proteger contra a oxidação, a melhorar a ação da insulina e a prevenir muitas das dificuldades e complicações de longo prazo do diabetes, inclusive a neuropatia.[114] Um estudo recente descobriu que o marcador bioquímico de estresse oxidativo estava elevado em pessoas diabéticas.[115] A suplementação com 600 miligramas de alfatocoferol sintético diariamente (equivalente a 300 miligramas de RRR-alfatocoferol natural) por catorze dias resultou na redução do marcador de estresse oxidativo. Em um estudo foi relatada a melhora do controle dos níveis de glicose no sangue com uma suplementação de apenas 100 UI de alfatocoferol sintético por dia (equivalente a 45 miligramas do RRR-alfatocoferol natural).[116]

Em um experimento duplo-cego, foram ministrados 600 miligramas diários de vitamina E a 24 pacientes hipertensos. Eles apresentaram uma melhora na sensibilidade à insulina e nas concentrações de magnésio celular. Acredita-se que o magnésio proteja contra os danos da oxidação e normalize os níveis da glicose circulante.[117] Pode também ter um papel na prevenção ao diabetes. Um estudo acompanhou 944 homens com idades entre 42 e 60 anos que não tinham diabetes no começo da pesquisa. Nos quatro anos de acompanhamento, 45 homens desenvolveram diabetes. O estudo indicou que a baixa concentração de vitamina E estava associada a um risco 3,9 vezes maior de desenvolvimento de diabetes.[118]

É importante usar uma vitamina E natural, com todos os componentes tocofenóis e tocotrienóis.

BIOFLAVONOIDES

Uma pesquisa recente indicou que os flavonoides podem ser úteis no tratamento do diabetes.[119,120] Entre os flavonoides está a quercetina, que favorece a secreção de insulina e é um potente inibidor do acúmulo de sorbitol. Descobriu-se, *in vitro*, que a quercetina inibe o acúmulo de sorbitol no cristalino dos olhos[121] e retarda o processo de formação da catarata.[122,123] Outros flavonoides são a naringina e a hesperidina; ambas revelaram-se inibidoras da aldose redutase, protegendo contra a acumulação de sorbitol.[124,125]

Os benefícios nutricionais dos flavonoides incluem a elevação dos níveis de vitamina C intracelulares, a diminuição do vazamento e rompimento de pequenos vasos, a prevenção contra a formação fácil de hematomas e o reforço do sistema imunológico – todos muito importantes para os diabéticos.[126] Mirtilo, semente de uva e ginkgo biloba são importantes fontes vegetais de flavonoides.

ÁCIDOS GRAXOS ESSENCIAIS

Os ácidos graxos essenciais também desempenham um papel importante, e por isso hesito em incentivar uma dieta cuja ingestão de gordura seja baixa demais para proporcionar os benefícios desses nutracêuticos.

No diabetes, o metabolismo dos ácidos graxos essenciais fica prejudicado. A enzima delta-6-desaturase, necessária para converter o ácido linoleico em ácido gamalinoleico (AGL), fica inibida no diabetes. Em estudo com 111 diabéticos, os pesquisadores descobriram que aqueles que receberam suplementos de AGL, um ácido graxo ômega-6, apresentaram melhor desempenho em todos os dezesseis parâmetros estudados.[127] Descobriu-se que o AGL reforça a condução nervosa e o fluxo sanguíneo em ratos diabéticos. O AGL e outros ácidos graxos essenciais parecem melhorar a circulação, a condução nervosa e a produção de prostaglandina PG-1, que tem efeito anti-inflamatório e ajuda a melhorar a neuropatia.

Os ácidos graxos ômega-3 e ômega-6 são os precursores biológicos de um grupo altamente reativo de substâncias moleculares semelhantes a hormônios, que têm efeito de curta duração, conhecidas como prostaglandinas. As prostaglandinas participam da regulação, segundo a segundo, do funcionamento de cada parte do corpo. Cada órgão produz suas próprias prostaglandinas a partir dos ácidos graxos essenciais armazenados nesse órgão. Elas são cruciais para o funcionamento celular das membranas porque se tornam uma parte da construção da membrana. As prostaglandinas ajudam a equilibrar e recuperar o sistema imunológico, e a reduzir reações inflamatórias como as encontradas em artrites e reações alérgicas. Se houver desequilíbrios dietéticos que levem a desequilíbrios nas prostaglandinas, então a doença pode surgir. Embora a pesquisa não seja definitiva, a proporção entre ácidos graxos ômega-6 e ômega-3 de aproximadamente 2/1 parece ser a mais equilibrada.

Na série ômega-6 há os ácidos linoleico (AL), gamalinoleico (AGL), diomo-gamalinoleico (ADGL) e aracdônico (AA). Os ácidos graxos ômega-6 são encontrados em óleos de sementes como as de girassol, milho, soja e onagra. O óleo de amendoim tem um pouco de ômega-6, assim como o azeite de oliva, de dendê e de coco. Quantidades elevadas de AGL são encontradas no leite materno e nos óleos de prímula, borragem e groselha-preta.

Os peixes têm grandes quantidades de ácido eicosapentaenoico (AEP) e quantidades moderadas dos precursores da série ômega-3. Felizmente, os vegetarianos não precisam se preocupar com fontes de ácidos graxos ômega-3, porque as sementes de linhaça, cânhamo, beldroega, nozes, legumes e vegetais marinhos possuem grandes concentrações deles. Na série ômega-3, há o ácido alfalinoleico (AAL) e os ômega-3 de cadeia longa AEP e ácido docosa-hexaenoico (ADH).

BENEFÍCIOS DO ÔMEGA-3

A série ômega-3 deve constituir de 10 a 20% de sua ingestão de gordura. Entre os benefícios relatados estão: proteção contra doenças cardíacas, derrames e coágulos nos pulmões; atividade anticarcinogênica contra tumores;

proteção contra diabetes; prevenção e tratamento de artrites; além de tratamento de asma, TPM, alergias, doenças inflamatórias, retenção de líquido, pele seca ou áspera e esclerose múltipla. Atribui-se ao ômega-3 o aumento de vitalidade e sua contribuição para uma pele mais macia, cabelo mais brilhante, mãos mais suaves, ação de amaciamento muscular, normalização do açúcar no sangue, aumento de resistência a resfriados e uma melhora geral do sistema imunológico. Os ômega-3 são importantes também para a função visual, desenvolvimento do cérebro do feto, funcionamento do cérebro em adultos, função adrenal, formação de esperma e melhora de alguns distúrbios de ordem comportamental. De três a seis meses depois do início da suplementação com óleo de linhaça podem ser necessários para a obtenção de resultados.

ÓLEO DE LINHAÇA VERSUS ÓLEO DE PEIXE

A semente de linhaça contém de 18 a 24% de ômega-3, enquanto o de peixe possui apenas de 0 a 2%. Isso é significativo porque muitas pessoas pensam erroneamente que precisam comer peixe a fim de obter o AEP derivado de ômega-3 para a proteção do coração e das artérias. Pesquisas abundantes sobre esta questão indicam que isso não é verdade. A semente de linhaça tem muitas vantagens em relação ao óleo de peixe. A primeira é que o ômega-3 é um bloco de construção básico no corpo humano para muitas funções, sendo apenas uma delas produzir AEP. O óleo de peixe não fornece ômega-3; ele fornece AEP e, portanto, limita as opções do corpo para fazer o que precisa a partir do ômega-3. Assim, o ômega-3 é uma fonte nutricional melhor que o óleo de peixe rico em AEP.

Outra grande diferença são as fibras que vêm com a semente de linhaça. Os peixes não têm fibras e também são um alimento altamente concentrado. Diferentemente de outras plantas, a semente de linhaça tem uma fibra especial chamada lignina, que nosso corpo converte em lignanas, que ajudam a fortalecer o sistema imunológico e têm propriedades específicas anticancerígenas, antifúngicas e antivirais. Níveis altos de lignanas estão associados a taxas reduzidas de câncer de cólon e de mama. Apenas 10 gramas ou cerca de uma ou duas colheres de chá de óleo de semente de linhaça diariamente aumentam significativamente os níveis de lignanas.

A terceira vantagem do óleo de semente de linhaça sobre o óleo de peixe é que tanto o peixe como seu óleo têm colesterol em demasia. Cem gramas de óleo de fígado de bacalhau contêm 570 miligramas de colesterol, o que corresponde à quantidade encontrada em duas gemas de ovo.

A quarta vantagem é o fato de o peixe muitas vezes ter um volume grande de resíduos tóxicos porque vivem em águas poluídas. A quinta razão que torna a semente de linhaça mais indicada do que o óleo de peixe é que ele tem excesso de vitaminas A e D, que, em altas doses, podem ser tóxicas. Observe, por favor, que a provitamina caroteno, que é convertida pelo corpo em vitamina A utilizável, não pode ser tão tóxica quanto a vitamina A de origem animal.

ÁCIDO ALFALIPOICO (AAL)

Um dos antioxidantes mais importantes, embora precisemos de uma variedade deles, é o ácido alfalipoico. O AAL é útil para combater diversos problemas, entre eles as complicações cardiovasculares do diabetes ligadas aos danos produzidos nos pequenos vasos por inflamações. Usamos também uma enzima proteolítica chamada Vitalzym X para neutralizar e reverter o processo inflamatório. Numa dose diária de 1.200 UI, a vitamina E também parece desempenhar um papel na redução da oxidação no LDL.[128]

O AAL é um constituinte fisiológico de todas as membranas celulares e um antioxidante muito eficaz tanto nas áreas do corpo lipossolúveis como nas solúveis em água. Age dentro da membrana celular, reagindo com espécies reativas ao oxigênio – radical superóxido, oxigênio singlete, radicais de hidrogênio, radicais de peróxido e ácido hidroclorídrico – e neutralizando-as.[129] Vem sendo usado com sucesso na Alemanha no tratamento da neuropatia diabética.[130] A peroxidação lipídica, que é uma oxidação lipídica de radicais livres, fica aumentada na neuropatia diabética e é neutralizada pelo ácido alfalipoico.

O AAL também tende a evitar a oxidação de proteínas glicosiladas, porque age como antioxidante e estimula a absorção da glicose pelas células. O AAL foi aprovado como rotina para o tratamento da neuropatia diabética na Alemanha. Uma dose alta, cerca de 600 miligramas diários, é necessária para melhorar esse distúrbio.[131] O efeito primário do AAL é sua reação antioxidante. Em resumo, o AAL melhora o metabolismo do açúcar no sangue, reduz a glicosilação da proteína, melhora o fluxo sanguíneo para os nervos periféricos e estimula a regeneração das fibras nervosas.[132,133,134,135]

Pesquisas mostraram que o AAL melhora a sensibilidade à insulina. Em um estudo, 74 pacientes com diabetes tipo 2 foram aleatoriamente designados para receber placebo ou 600, 1.200 ou 1.800 miligramas de AAL diariamente.[136] Depois de quatro semanas, os que receberam suplementos de AAL estavam com sua sensibilidade à insulina melhorada, e todas as três dosagens foram eficazes. Outros estudos sustentaram essas descobertas. Existem indícios de que o ácido lipoico reativa as vitaminas C e E quando elas já desempenharam sua função antioxidante, e que também trabalha sinergisticamente com a niacina e a tiamina.

ÁCIDO GAMALINOLEICO (AGL)

Tem sido relatado que o AGL pode reverter o dano nos nervos periféricos em pacientes com neuropatia diabética. Ele regula a insulina e parece proteger contra os danos provocados pelo diabetes ao coração, aos olhos e rins. O AGL tem uma atividade poupadora de insulina que permite que ela seja mais eficaz. As dietas relativamente ricas em ácido linoleico parecem diminuir a progressão de microangiopatia em diabéticos.[137] Fontes excelentes são o óleo de açafroa e de sementes de linhaça.

AMINOÁCIDOS

ACETILCARNITINA

Outro nutriente, a acetilcarnitina, melhora a função nervosa periférica ao normalizar a condução nervosa. Ela parece restaurar os níveis de mioinositol que foram diminuídos pelo acúmulo do sorbitol.

L-ARGININA

A argininia é outro nutriente que parece reforçar a sensibilidade à insulina, assim como a função cardiovascular. Um estudo mostrou que a sensibilidade à insulina aumentou 34% com o uso de arginina e apenas 4% no grupo controle. A suplementação de L-arginina pode ser benéfica para pessoas que sofreram aumento de glicações avançadas e envelhecimento induzido por radicais livres que acompanham o controle deficiente de açúcar no sangue e de insulina. Em estudo clínico realizado no Departamento de Medicina da Universidade de Viena, 1 grama de L-arginina foi ministrado duas vezes ao dia a pessoas que tinham estresse oxidativo em consequência de controle deficiente do açúcar no sangue. Os resultados do estudo revelaram redução significativa nas reações do estresse oxidativo, e a suplementação de L-arginina também reduziu a extensão de dano ao DNA e a outros materiais celulares importantes, mionimizando, assim, os processos associados ao envelhecimento acelerado.[138]

A arginina parece aumentar o óxido nítrico neurotransmissor. O óxido nítrico também dilata os vasos sanguíneos e ajuda a diminuir a pressão e a melhorar o fluxo sanguíneo. Quanto melhor o fluxo sanguíneo, melhor a circulação e mais saudáveis os tecidos.

MINERAIS

Um corpo fortemente mineralizado é mais resistente a doenças e ao envelhecimento. Os minerais têm papel importante no tratamento do diabetes. Além de prejudicada pela diminuição de minerais no solo que afeta a todos que não seguem uma dieta suplementada, a maioria dos diabéticos sofre de deficiência mineral graças à perda de minerais pela poliúria (emissão excessiva de urina). Os principais minerais que precisam ser repostos são vanádio, magnésio, cromo, cálcio, zinco, manganês e potássio. As células beta do pâncreas são ricas em zinco, manganês, potássio e crômio.

O planeta Terra é feito de minerais, assim como nosso corpo. Os minerais são catalisadores de reações enzimáticas no corpo. Ativam todas as estruturas orgânicas e são a base de todas as estruturas orgânicas e celulares do corpo.

Os minerais são os construtores do sistema, no qual agem segundo índices de frequência. Entretanto, não são necessariamente produtores de energia. O corpo humano é composto inteiramente de minerais e água. A molécula da água é a única que age no sistema humano como um solvente potente, recolhendo nutrientes e eliminando os resíduos. Sem os minerais essenciais e oligominerais, não poderíamos viver.

Do total de noventa minerais, há aproximadamente 23 minerais essenciais, que incluem dezesseis minerais mais importantes e sete oligominerais. Todos os oligominerais são necessários para que o corpo funcione em sua melhor forma. Eles precisam ser repostos no sistema por meio de formas iônicas solúveis em água. Já em1936, o Senado dos Estados Unidos declarava: "Noventa e nove por cento dos americanos têm deficiência de minerais, e uma deficiência expressiva dos minerais mais importantes em qualquer pessoa acaba por resultar em doença". Esta foi uma das declarações mais inteligentes feitas pelo Senado americano, e algo que ainda estava além até mesmo do escopo das escolas de medicina. Agora, muitos anos depois, estamos sujeitos a uma alimentação prejudicial, com alimentos que receberam pesticidas e herbicidas, pratos feitos em micro-ondas e alimentos colhidos de solos cada vez mais pobres em minerais. A situação só piorou, e é por isso que todos precisam cada vez mais de suplementação, sejam veganos ou carnívoros. O doutor Linus Pauling, duas vezes ganhador do Prêmio Nobel, disse: "É possível ligar todas as doenças e indisposições, em última análise, à deficiência mineral". Uma pesquisa feita pelo doutor Maynard Murray, autor de *Sea energy agriculture* [Agricultura da energia do mar], mostra que um corpo altamente mineralizado é mais resistente a doenças e ao envelhecimento.

Para um mineral ser utilizado no plano intracelular, precisa ser tão infinitesimal a ponto de ser medido em unidades de angstrom, e suas partículas devem ser completamente solúveis em água. Apenas a forma iônica de minerais, capazes de ser medidos em unidades de angstrom, consegue entrar nas células e ativar as estruturas adequadas de DNA para que elas atuem nas frequências orientadoras do funcionamento do corpo. Um angstrom (assim chamado em homenagem a Anders Jonas Angström) corresponde a 1 milésimo de mícron e 1 milionésimo de metro. O significado dessa informação é que quase todos os suplementos minerais à venda são maiores do que 1 mícron.

Isso pode parecer um pouco confuso, mas pense no seguinte: partículas de 1 mícron ou mais serão absorvidas pelo sangue, mas são muito grandes para serem absorvidas intracelularmente e dentro do núcleo. Essas formas maiores permanecem na corrente sanguínea e acabam por se depositar em vários pontos do tecido. As partículas medidas em angstrom viajam através das células, e, se o corpo não precisar delas, simplesmente vai eliminá-las sem acumulação dos minerais que possa criar uma toxidez nos tecidos.

Observamos que as raízes das plantas são projetadas para romper o solo e utilizar e absorver partículas minerais do tamanho de 1 angstrom – e é isso que elas fazem. Com o auxílio do ácido fúlvico no húmus, as plantas são capazes de recolher esses minerais e quebrá-los em partículas do tamanho de 1 angstrom, que então são utilizadas. Uma vez tendo entendido isso, compreenderemos que os vegetais que comemos transferem minerais capazes de ser medidos em angstroms do solo para nós. Eles não absorvem partículas maiores, porque não conseguem assimilá-las. Minerais medidos em angstrom são a chave para a ótima absorção de minerais. *Doze anos são necessários para um terreno tornar-se deficiente de oligominerais*. Por isso os agricultores mudam de área a cada doze anos.

Os minerais medidos em mícron ou maiores podem causar diversos problemas. O paradoxo, que é difícil entender, é que, embora os tecidos estejam repletos de minerais, faltam às células os minerais medidos em angstrom. Essa é uma das razões por que podemos usar sal (do mar Celta ou do Himalaia) em nosso corpo com excelentes resultados, porque eles são medidos em angstrom iônico. Se o sal não estiver na forma iônica, simplesmente não seremos capazes de absorvê-lo. O sal de mesa (apenas cloreto de sódio) não fica disponível para ser usado no corpo e pode causar uma acumulação tóxica. Isso também ser aplica a sais secados ao sol. Como muitas formas de calor, o processo de secagem ao sol deixa os elétrons indisponíveis e faz com que os íons formem ligações mais apertadas, que os tornam inacessíveis para assimilação. Se o sal cria uma sensação de água e de sabor na boca, então ele ainda é iônico. Se ele secar a boca, isso indica que ele foi convertido a uma forma covalente menos assimilável. Embora formas minerais maiores ou sal ligado covalentemente possam nos ajudar a princípio, mais tarde podem acabam acumulando uma sobrecarga.

Paradoxalmente, um dos modos mais eficazes de eliminar esses minerais acumulados é fornecer o mesmo mineral em tamanho de angstrom. Os minerais em tamanho de angstrom agem como blocos de construção para mais de 6.000 enzimas diferentes necessárias para o funcionamento excelente do corpo. Se não tivermos os minerais adequados para essas enzimas trabalharem nos órgãos em que são necessárias, não teremos os materiais de construção celular para reparar e regenerar nossos tecidos. No diabetes, por causa de todos os alimentos refinados que ingerimos, acabamos por criar uma deficiência de cromo porque ele é eliminado dos nossos tecidos a fim de ajudar a metabolização de alimentos refinados, que não têm mais o cromo necessário para metabolizá-los. O resultado a longo prazo é uma deficiência de cromo. Assim, quando estamos ingerindo grande quantidade de carboidratos refinados e precisamos de cromo para ajudar a metabolizar o açúcar e para que a insulina funcione corretamente, nos tornamos deficientes de cromo. Quando ingerimos *junk food* ou alimentos produzidos em solo esgotado e fertilizado sinteticamente, não conseguimos metabolizar os açúcares e carboidratos adequadamente. Isso agrava a condição diabética.

Em resumo, os minerais nos levam à formação de vida. Todos os atributos positivos ou negativos da saúde podem estar ligados à carência de minerais. Para conseguir a mineralização adequada, os minerais precisam estar num tamanho que possam ser medidos em angstroms – 0,001 mícron. Devem estar conectados ao hidrogênio covalente na água, o que irá empurrá-los para dentro da célula. É no plano intracelular que ocorre a ação. Quando os minerais atingem o núcleo e as mitocôndrias da célula, há uma transmutação no plano celular que ativa o DNA. O núcleo e as mitocôndrias são centros de energia e de criação da célula. As mitocôndrias têm também uma forma particular de DNA, que é diferente do DNA nuclear. Os minerais ativam o DNA primordial. Estes minerais ativam comunicações eletromagnéticas intra e extracelularmente que organizam o sistema e comunicam que atividades devem ser executadas. Algumas das frequências do DNA são recebidas na parede das células.

Resumindo, podemos dizer que o solo nos Estados Unidos e na maior parte do planeta está esgotado e fica cada dia pior. Essa exaustão do solo cria plantas exauridas e doentes, animais exauridos e doentes, e pessoas exauridas e doentes.

O Programa de 21 Dias do Tree of Life utiliza diversos meios para a remineralização: alimentos vegetais frescos e orgânicos, mastigados, espremidos e passados no liquidificador (inclusive vegetais marinhos); superalimentos em pó e suplementação mineral biodisponível. Nossos meios para conseguir alimentos vegetais com densidade nutricional serão amplamente discutidos na seção de receitas, mas aqui vamos investigar os minerais-chave que podem auxiliar a sustentar e curar as células beta do pâncreas, melhorar a sensibilidade à insulina, regular os níveis de glicose e prevenir ou reverter as complicações diabéticas.

VANÁDIO

O vanádio é um oligomineral importante na cura natural do diabetes. Ele parece evitar que o açúcar no sangue se eleve demais, ajuda a absorção do açúcar no sangue pelo sistema muscular e protege contra o colesterol elevado, particularmente contra a acumulação de colesterol no sistema nervoso central. No Tree of Life, usamos o vanádio muitas vezes para lidar com a resistência à insulina e com o diabetes tipo 2. Descobriu-se que o vanádio é útil na proteção contra a catarata e a neuropatia diabéticas.[139] Reduz a gliconeogênese e amplia o desenvolvimento dos depósitos de glicogênio.[140] Parece estar associado a modestas melhoras na glicose em jejum e na resistência hepática à insulina. Experimentos clínicos descobriram uma diminuição significativa na necessidade de insulina em pacientes com diabetes insulinodependente depois de tratamento com sulfato de vanádio. Também foi observada uma queda nos níveis de colesterol nos dois tipos de diabetes (dependente e não dependente de insulina). Também se descobriu que ele estimula a absorção de glicose e o metabolismo que leva à normalização da glicose. Em alguns casos, ajudou restaurar a produção de insulina em ratos diabéticos.

As algas marinhas são boas fontes de vanádio.

MAGNÉSIO

A insuficiência de magnésio é comumente associada tanto ao diabetes melito insulinodependente (DMID) como ao diabetes melito não insulinodependente (DMNID), e é um dos mais importantes minerais a serem repostos.

Descobriu-se que de 25 a 38% dos diabéticos têm níveis diminuídos de magnésio (hipomagnesemia),[141] e a suplementação pode prevenir algumas das complicações do diabetes, como a retinopatia e doenças cardíacas.[142] Uma das causas da deficiência pode ser a perda crescente de magnésio pela urina em consequência da excreção de glicose que acompanha o diabetes mal controlado. A deficiência de magnésio tem sido associada à resistência à insulina. A carência intracelular de magnésio tem se apresentado como característica comum da resistência à insulina. Pesquisas também têm mostrado que a diminuição da sensibilidade à insulina ocorre com a deficiência de magnésio.[143] Parece haver uma associação clara entre o consumo dietético mais baixo de magnésio e a maior resistência à insulina em pessoas não diabéticas.[144] Outra pesquisa observou que a deficiência de magnésio resultava em prejuízo da secreção de insulina, e a reposição de magnésio restaurava a secreção de insulina. Os suplementos dietéticos de magnésio (400 miligramas/dia) mostraram melhorar a tolerância à glicose em pessoas mais velhas.[145]

Em dois novos estudos, feitos com homens e mulheres, aqueles que consumiam mais magnésio na dieta estavam menos propensos a desenvolver o diabetes tipo 2, de acordo com o relatório publicado em janeiro de 2006 no *Diabetes Care*.[146] Até agora, não foram realizados muitos estudos sobre os efeitos a longo prazo de uma dieta com magnésio para o diabetes. O doutor Simin Liu, da Faculdade de Medicina de Harvard e da Faculdade de Saúde Pública de Boston, disse: "Nossos estudos forneceram algumas evidências diretas de que, a longo prazo, a maior ingestão de magnésio tem um efeito protetor na diminuição dos riscos de diabetes".[147]

Os diabéticos muitas vezes têm níveis baixos de magnésio nas células e no sangue, e alguns pesquisadores acreditam que talvez eles tenham um defeito no metabolismo do magnésio que exacerba a doença. Mesmo que você não seja diabético, estará sujeito a sofrer de resistência à insulina se tiver deficiência de magnésio. Um estudo recente descobriu que adultos normais e saudáveis desenvolvem uma resistência à insulina 25% maior quando sob uma dieta deficiente de magnésio.[148]

O magnésio é também muito alcalinizante para o corpo e ajuda conter a tendência à acidez provocada pelo estilo de vida e pela fisiologia diabetogênica. Sua concentração mais alta encontra-se em vegetais de folhas verdes, oleaginosas, grãos integrais, arroz não polido e no germe de trigo. Geralmente, uma alimentação rica em magnésio inclui maçã, abacate, beterraba, damasco, bagas, castanha-do-pará, repolho, coco, folhas de confrei, figos, alga dulse, endívia, espinafre, centeio, nozes, agrião e milho.

Dosagem: 400 miligramas/dia. Os diabéticos também devem tomar no mínimo 50 miligramas de vitamina B_6 diariamente, já que o nível de magnésio intracelular depende da ingestão dessa vitamina. Sem a B_6, é difícil para o magnésio estar preparado para entrar na célula.

CÁLCIO

O cálcio é um mineral alcalinizante que ajuda a neutralizar a acidez do diabetes. Ainda não foi bem estudado em relação ao diabetes, mas, depois de usar cálcio como suplemento, um paciente meu teve queda nos níveis de plasma de insulina em jejum e aumento significativo da sensibilidade à insulina.

ZINCO

O zinco parece ser importante na prevenção da resistência à insulina, assim como o baixo nível de zinco parece estar associado com a resistência à insulina aumentada. Ele parece estar envolvido em quase todos os aspectos do metabolismo da insulina, inclusive na sua síntese, secreção e utilização. Níveis mais baixos podem afetar a capacidade das ilhotas do pâncreas de produzir e secretar insulina, particularmente no diabetes tipo 2.[149] O zinco parece ter efeito protetor contra a destruição de células beta, assim como efeitos antivirais. Um aumento da excreção urinária de zinco parece contribuir para a condição nutricional marginal de zinco que tem sido observada em diabéticos,[150] e por isso precisa de suplementação. A suplementação de zinco tem melhorado os níveis de insulina nos diabetes de tipo 1 e 2.[151] O zinco também ajuda a curar feridas, um fenômeno observado frequentemente em diabéticos. As deficiências de zinco em diabéticos estão associadas ao excesso de atividade de radicais livres e ao aumento da oxidação de gorduras.[152] Quando as gorduras ficam oxidadas, tornam-se mais reativas e prejudiciais e causam danos ao coração, às artérias e a outras partes do sistema vascular.

Os alimentos que contêm zinco são os legumes, as oleaginosas (especialmente as amêndoas) e sementes (particularmente as de abóbora e de girassol).

POTÁSSIO

O potássio ajuda a reduzir a resistência à insulina em locais pós-receptores na membrana celular. Ele parece melhorar a sensibilidade à insulina e a secreção da insulina. A terapia de insulina causa perda de potássio nos diabéticos que precisam usá-la. O potássio elevado reduz o risco de doenças cardíacas e baixa a pressão sanguínea. Inúmeros estudos indicam que grupos que seguem uma dieta com ingestão relativamente alta de potássio têm pressão sanguínea mais baixa em comparação com grupos que seguem uma dieta com ingestão relativamente baixa de potássio.[153] Os dados de mais de 17.000 adultos que participaram do Third National Health and Nutrition Examination Survey – NHANES III indicam que a ingestão mais alta de potássio na dieta estava associada a pressões sanguíneas significativamente mais baixas.[154] Os resultados do experimento Dietary Approaches to Stop Hypertension (DASH) forneceram mais comprovações dos efeitos benéficos de uma dieta rica em potássio para a pressão sanguínea.[155] Em comparação com uma dieta de controle que forneceu apenas 3,5 porções diárias de frutas e verduras e 1.700 miligramas diários de potássio, uma dieta que incluía 8,5 porções diárias de frutas e verduras e 4.100 miligramas diários de potássio abaixou a pressão sanguínea em média de 2,8/1,1 mmHg (sistólica/diastólica) em pessoas com pressão normal, e em média de 7,2/2,8 mmHg em pessoas com hipertensão.

Existe algum perigo no excesso de potássio, especialmente nas doenças renais ou no diabetes. Se alguém estiver recebendo uma suplementação rica em potássio, a função renal deverá ser periodicamente avaliada. O potássio também é alcalinizante.

Boas fontes alimentares de potássio são ameixa, tomate, alcachofra, espinafre, sementes de girassol e amêndoas.

MANGANÊS

O manganês é um fator importante em muitos sistemas enzimáticos associados ao controle do açúcar no sangue, ao metabolismo de energia e à função hormonal da tireoide.[156,157] Pesquisas com cobaias revelaram que a deficiência de manganês resultava em diabetes e nascimento de filhotes que desenvolviam anormalidades pancreáticas. A maioria dos diabéticos tem cerca da metade dos níveis de manganês das pessoas normais, e a excreção urinária de manganês revelou-se ligeiramente mais alta em 185 diabéticos em comparação com 185 pessoas do grupo de controle não diabético.[158] Em um estudo sobre a condição funcional do manganês foi encontrada a atividade da enzima antioxidante Mn-SOD, mais baixa nos glóbulos brancos de diabéticos do que nos dos participantes do grupo de controle não diabético.[159]

Dosagem: não mais do que 30 miligramas por dia.

CROMO

O cromo é um nutriente essencial para o metabolismo de açúcar e gordura. Como o cromo parece melhorar a ação da insulina, e a deficiência de cromo resulta na diminuição da tolerância à glicose, atribui-se hipoteticamente à deficiência de cromo a condição de fator contribuinte para o desenvolvimento do diabetes tipo 2.[160,161] Foram encontrados em pessoas com diabetes tipo 2 índices mais altos de perda urinária de cromo do que em pessoas saudáveis, especialmente naquelas que portavam diabetes havia mais de dois anos.[162]

Em doze de quinze estudos controlados de pessoas com diminuição da tolerância à glicose, a suplementação com cromo mostrou melhorar em alguma medida a utilização de glicose ou apresentar alguns efeitos benéficos nos perfis lipídicos do sangue.[163] O cromo usado sinergisticamente com a biotina parece melhorar a função das células beta e aumentar a absorção da glicose tanto pelas células do fígado quanto pelas células musculares, além de inibir a produção excessiva de glicose no fígado. De 25 a 30% das pessoas com diminuição da tolerância à glicose acabaram desenvolvendo o diabetes tipo 2.[164]

Em 1997, os resultados de um experimento realizado na China indicou que a suplementação de cromo pode ser benéfica para o tratamento do diabetes tipo 2.[165] No estudo, 180 participantes divididos em grupos tomaram placebo, 200 microgramas/dia de cromo ou 1.000 microgramas/dia de cromo (os dois últimos grupos o ingeriram sob a forma de picolinato de cromo). Ao término de quatro meses, os níveis de glicose no sangue estavam de 15 a 19% mais baixos naqueles que ingeriram 1.000 microgramas/dia do que nos que tomaram placebo. Os níveis de glicose no sangue dos que tomaram 200 microgramas/dia não diferiram significativamente dos daqueles que tomaram placebo. Os níveis de insulina estavam mais baixos tanto nos que tomaram 200 microgramas/dia como nos que ingeriram 1.000 microgramas/dia. Os níveis de hemoglobina glicosilada, uma medida de controle a longo prazo da glicose no sangue, estavam também mais baixos nos dois grupos que receberam suplementação de cromo, e mais baixos no grupo que ingeriu 1.000 microgramas/dia.

As mulheres com diabetes gestacional que receberam suplementos de 4 microgramas de cromo por quilo corporal diariamente, na forma de picolinato de cromo, durante oito semanas, tiveram os níveis de glicose em jejum e de insulina diminuídos em comparação com as que receberam placebo.[166,167]

Dosagem: a niacina-cromo é mais biodisponível do que o picolinato de cromo. Um estudo recente feito na Universidade da Califórnia descobriu que o polinicotinato de cromo era até 311% mais absorvido e retido do que o picolinato de cromo e 672% mais do que o cloreto de cromo. Em geral, a suplementação de cromo em doses de cerca de 200 microgramas/dia, em formas diversas, por dois ou três meses, tem se mostrado benéfica.

CHÁS DE ERVAS E DE OUTROS PRODUTOS VEGETAIS NATURAIS

A cafeína eleva a taxa de açúcar no sangue ao estimular e agravar a glicose do eixo adrenal, provocando o desequilíbrio e elevando os açúcares no sangue, dessa forma mantendo desequilibrada a tentativa de fazer o corpo diabético voltar à fisiologia normal. A cafeína é também diurética e provoca a desidratação, que é uma tendência no diabetes, porque o corpo fica tentando se livrar do excesso de açúcar no sangue por meio da produção de urina (diurese).

Se você tem pré-diabetes ou diabetes, sugiro que não tome bebidas com cafeína, como chá-preto (contém 60 miligramas/xícara), chá-verde (25-30 miligramas/xícara) ou mesmo erva-mate (25 miligramas/xícara). Não tome café (100 miligramas/xícara de cafeína), mesmo que seja descafeinado. Em vez disso, beba chás de ervas e outros chás de produtos vegetais naturais.

VAGEM

Segundo Paavo Airola em *How to get well* [Como ficar bem], o chá de vagem é um substituto natural excelente para a insulina, e portanto extremamente benéfico aos diabéticos. A casca da vagem é muito rica em sílica e em certas substâncias hormonais estreitamente relacionadas à insulina. Uma xícara de chá de vagem equivale, no mínimo, a uma unidade de insulina.[168] No Tree of Life, na parte de sucos do programa, usamos a vagem inteira espremida.

O produto Beanpod Tea é um chá completamente natural, suave e de sabor agradável que é muito bom para diabéticos. É naturalmente depurativo e desintoxica o pâncreas e órgãos relacionados. É feito de vagens de diversos tipos de feijão e contém os aminoácidos tirosina, triptofano e arginina, além da vitamina colina e da enzima betaína. Paciência é a palavra-chave no uso desse chá. A maioria das pessoas não experimenta melhora instantânea com ele. Os diabéticos precisam usá-lo regularmente por cerca de três meses a fim de ajudar a normalizar seus níveis de açúcar no sangue.[169]

FEIJÃO COMUM

Segundo John Heinerman, as vagens de feijão comum são eficazes para abaixar níveis elevados de açúcar no sangue. Como seria necessário consumir quase 7 quilos de vagens por dia para obter o efeito desejado, ele funciona melhor como chá. As vagens devem ser colhidas antes que os feijões amadureçam, e vagens frescas são oito vezes mais eficientes do que as secas.

Heinerman aconselha ferver doze xícaras (2,83 litros) de água, acrescentar cinco punhados de vagens de feijão cortadas grosseiramente e deixar cozinhar com a panela destampada por três horas. Coe e beba três xícaras (750 ml) diariamente nas refeições.[170]

DENTE-DE-LEÃO

Já foi dito que o dente-de-leão é um modo natural de emprestar dignidade às ervas daninhas. Ele é bem conhecido por seus efeitos benéficos para problemas no fígado, como cirrose, icterícia, hepatite, remoção da vesícula biliar e toxicidade no fígado. O doutor David Peterson, médico herbalista da

Grã-Bretanha, escreveu que o alto conteúdo de insulina da raiz pode ser visto como algo "a prescrever para pessoas com diabetes melito".

Heinerman sugere três cápsulas de raiz seca por dia.[171]

ERVAS

GYMNEMA

A *Gymnema sylvestre* diminui a absorção de glicose nos intestinos e parece regenerar as células beta do pâncreas e melhorar a secreção da insulina, assim como aumentar a permeabilidade das células de modo que possam absorver mais insulina. Na edição de novembro de 1999 do *Journal of Endrocrinology*, da Faculdade de Ciências Biomédicas do King's College, em Londres, os pesquisadores S. J. Persaud e P. M. Jones relataram: "Os resultados confirmaram o efeito estimulante da *Gymnema sylvestre* na liberação de insulina, indicando que essa erva aumenta a permeabilidade das células".

Originária da Índia, onde vem sendo usada para o tratamento de diabetes há mais de 2.000 anos, a *Gymnema* se chama "*gurmar*", que significa "destruidora de açúcar". Pesquisas com a *Gymnema* remontam aos anos 1930. Em um estudo, um extrato solúvel em água da folha de *Gymnema* foi administrado a 27 diabéticos do tipo 1, em uma dosagem de 400 miligramas/dia, por aproximadamente um ano. A necessidade de insulina desses pacientes diminuiu pela metade. A média de açúcar no sangue caiu de 230 para 152 miligramas por mililitro. Os níveis de HbA1c caíram nos seis primeiros meses, mas ainda permaneceram acima da normalidade. Foi observada também queda nas quantidades de proteínas glicosiladas, colesterol e triglicerídios.[172] Em outro estudo, o extrato de *Gymnema* dobrou o número de ilhotas e células beta no pâncreas, o que apoia a teoria de que ela aumenta a secreção de insulina ao regenerar o pâncreas.[173]

Considerada uma das ervas mais eficazes para melhorar a condição do açúcar no sangue, a *Gymnema* tem se mostrado capaz de ajudar a normalizar os índices de açúcar e de triglicerídios no sangue, reduzir o desejo de consumir doces e diminuir a necessidade de insulina. Outra pesquisa descobriu que essa erva causa a redução nas atividades das enzimas que são normalmente aumentadas no diabetes, como a fosforilase do glicogênio, enzimas gliconeogênicas e sorbitol desidrogenase. Os pesquisadores também descobriram que a depleção do glicogênio no fígado e a acumulação lipídica em animais diabéticos eram revertidas. Em outro estudo, 22 diabéticos do tipo 2 receberam este extrato herbal juntamente com seus medicamentos hipoglicêmicos via oral. Todos eles obtiveram melhora no controle do açúcar no sangue: 21 deles puderam diminuir significativamente a dosagem dos remédios e cinco foram capazes de parar com a medicação e manter o controle do açúcar no sangue apenas com esta erva.[174]

Dosagem: a dosagem média diária em muitos desses estudos foi de 400 miligramas.

CÚRCUMA

A cúrcuma é um forte antioxidante e tem sido usada no tratamento de complicações do diabetes. Inibe a oxidação – um enferrujamento interno – porque protege contra os radicais livres causados por ligações cruzadas e açúcar elevado. Assim, a cúrcuma evita os danos dos radicais livres, reduz o estresse oxidativo associado ao diabetes e ajuda a limpar os resíduos metabólicos. A cúrcuma é uma erva muito boa para o fígado, que é afetado pelo diabetes.

FENO-GREGO

O feno-grego tem sido estudado na Índia para o tratamento de diabetes tipo 1 e 2.[175,176,177,178] A administração de 5 gramas de sementes de feno-grego em pó (uma cápsula de 2,5 gramas duas vezes ao dia) resultou em queda significativa da glicose no sangue (em jejum e depois de comer) em diabéticos não insulinodependentes, com e sem doença arterial coronária (DAC). Em diabéticos com DAC, o feno-grego também baixou significativamente os níveis de colesterol total e de triglicerídios.[179] Em outro estudo, sementes de feno-grego em pó sem gordura foram dadas a pacientes diabéticos insulinodependentes numa dosagem de 100 gramas diários, divididos em duas doses, durante dez dias. O grupo tratado exibiu queda de 54% na excreção de glicose na urina no período de 24 horas, assim como a redução do colesterol total.[180] Como as sementes de feno-grego contêm 55% de fibras, retardam a rápida absorção de glicose. O feno-grego também normaliza a glicose depois das refeições e melhora a resposta da insulina no corpo, além de baixar o colesterol total e os triglicerídios.

CANELA

A canela é uma planta eficaz no controle do açúcar no sangue. Em estudo conduzido no Centro de Pesquisa Nutricional Humana do Departamento de Agricultura de Beltsville, nos Estados Unidos, o doutor Richard Anderson descobriu que a canela pode melhorar em cerca de vinte vezes o metabolismo da glicose em células de gordura.[181] Das 49 ervas, temperos e extratos de plantas medicinais estudados, o estudo concluiu que a canela era a mais bioativa.[182] A canela contém o polímero hidroximetil chalcona , que estimula a absorção da glicose. Cientistas da Universidade do Estado de Iowa determinaram que os polímeros polifenóis da canela são capazes de regular a expressão dos genes envolvidos na ativação dos receptores de insulina membrano-celulares, aumentando assim a absorção de glicose e baixando os níveis de glicose no sangue.[183] Dessa forma, a canela melhora a absorção de glicose pelas células, aumenta a eficácia da insulina e também reforça os sistemas antibacterianos, antivirais e antifúngicos. Em estudo publicado em *Diabetes Care*, descobriu-se que a canela reduz simultaneamente os triglicerídios, o colesterol LDL e o colesterol total. Os participantes de três grupos consumiram 1, 3 ou 6 gramas de canela diariamente. Os três grupos reduziram os níveis do soro de glicose em jejum de 18 a 29%. A dose de 1 grama também reduziu 18% dos níveis de triglicerídios, 7% do colesterol LDL e 12% do colesterol total. Doses maiores de canela produziram reduções ainda maiores em triglicerídios, LDL e colesterol total. [184]

Dosagem: para alcançar efeitos terapêuticos similares aos dos estudos acima citados, é preciso ingerir de um quarto a uma colher de chá cheia de canela em pó diariamente. Isso é fácil: basta misturá-la aos smoothies, chás e leites de oleaginosas e de sementes.

PIMENTA-DE-CAIENA

Contém capsaicina, que alivia dores nos nervos (neuropatias) associadas ao diabetes.

MANJERICÃO-SANTO

O manjericão-santo, conhecido na Índia como erva de Vishnu, melhora a imunidade e fortalece o corpo de modo geral. Um importante estudo publicado no *Journal of Clinical Pharmacy and Therapeutics* mostrou uma redução de 17,6% de açúcar no sangue. Ele também normaliza os níveis de triglicerídios, abaixa o colesterol, a pressão sanguínea e as inflamações em casos de diabetes leves a moderados.

SALSA

A salsa é excelente para auxiliar o funcionamento dos rins de diabéticos.

BANABA

A folha de banaba, conhecida por sua alta concentração de ácido corosólico, atua como um agente natural da insulina. Em pesquisas feitas com animais, os extratos dessa erva geraram uma diminuição significativa de glicose no sangue. Ela equilibra o açúcar no sangue, transporta-o para dentro das células e reduz a conversão do açúcar no sangue em gordura. Ajuda na perda de gordura e na redução dos níveis de triglicerídios. Ajuda também a controlar o desejo irresistível de ingerir carboidratos.

Paralelamente à folha de banaba, o ácido corosólico é encontrado no resedá. É uma erva promissora como reguladora do açúcar no sangue. Estudos no Japão sugeriram que o ácido corosólico ativa o transporte de glicose e diminui o açúcar no sangue. Em estudo realizado nos Estaos Unidos com dez diabéticos do tipo 2, o açúcar no sangue caiu 31,9% depois de duas semanas de 480 microgramas de ácido corosólico por dia. Os não diabéticos não tiveram nenhuma mudança na taxa de açúcar no sangue. Repetidos estudos têm apresentado aproximadamente os mesmos resultados.

SHILAJIT

"Dificilmente se encontra uma doença curável que não possa ser tratada ou curada com a ajuda de *shilajit*."

Vaid Charak (século I)

"Shilajit" significa "conquistador de montanhas e aniquilador da fraqueza" em sânscrito. A erva vem dos contrafortes do Himalaia e é o remédio natural mais importante da medicina aiurvédica. É um antigo extrato herbomineral do Himalaia, que melhora as reservas de glicogênio no fígado e tem se mostrado útil para reduzir o açúcar na urina, promover a regeneração das células beta pancreáticas e diminuir o estresse oxidativo. Não é muito conhecido, mas nós o temos usado para a reposição mineral. O princípio ativo do *shilajit* é o ácido fúlvico, que melhora a biodisponibilidade de importantes oligominerais. Além disso, há suposições de que facilite a regeneração das células pancreáticas. É conhecido como adaptógeno e deve ser tomado de preferência durante o inverno.

COCCINIA INDICA

A *Coccinia indica* parece ter um efeito na diminuição da glicose no sangue e funcionar com o mesmo mecanismo do melão-de-são-caetano.[185,186]

GINGKO-BILOBA

O gingko-biloba tem flavonas estabilizadoras de membrana e antocianinas, que parecem proteger contra a retinopatia.[187]

GINSENG-AMERICANO

Uma equipe de pesquisadores da clínica de atendimento da Universidade de Toronto no Hospital St. Michael usou o ginseng-americano (*Panax quinquefolius*) no tratamento de diabetes tipo 2.[188] Em um estudo preliminar, os autores mostraram que a ingestão de 3 gramas do ginseng americano concomitantemente – ou 40 minutos antes – à ingestão de 25 gramas de glicose via oral reduzia significativamente os níveis de glicose no sangue em diabéticos do tipo 2.[189]

Outro estudo foi feito com dez diabéticos do tipo 2, seis homens e quatro mulheres, que sofriam da doença por períodos que variavam de dois a doze anos. Sete estavam sob medicação antidiabética e três apenas faziam dieta. A idade média deles era 63 anos. O ginseng americano mostrou um benefício evidente, reduzindo a glicose total pós-prandial de 15 a 20% ao longo das duas horas do experimento. As três diferentes doses utilizadas parecem ter dado o mesmo resultado. Uma dose de 3 gramas duas horas antes do teste glicêmico revelou-se tão eficaz quanto uma dose mais alta (25 gramas) – portanto, precisamos apenas de 3 gramas três vezes ao dia. O ginseng americano também é um bom adaptógeno geral.

ARRUDA-DE-BODE

Na Europa medieval, a arruda-de-bode (*Galega officinalis*) era usada no tratamento do diabetes. Ela contém guanidina, o protótipo herbal do medicamento metformina, que melhora a sensibilidade à insulina e é usado para tratar o diabetes tanto do tipo 1 quanto do tipo 2. A metformina tem sido considerada um dos melhores medicamentos antienvelhecimento comercializados atualmente. A arruda-de-bode provoca a redução prolongada do açúcar no sangue de ratos e aumenta a tolerância a carboidratos. Em um estudo, o extrato de arruda-de-bode abaixou em cerca de 32% o índice de açúcar no sangue de ratos diabéticos.[190] Também aumentou os níveis de glicogênio no fígado e no miocárdio de coelhos, diabéticos e saudáveis. Além disso, essa erva reduz o açúcar no sangue tanto de pessoas normais quanto de diabéticos.[191]

PTEROCARPUS

O *Pterocarpus marsupium* equilibra a glicose e abaixa o colesterol. Em diferentes estudos, foi capaz de reverter os danos sofridos pelas células beta, o que é impressionante. Além disso, também ajuda a conter o efeito da resistência à insulina, mantém os níveis de açúcar no sangue, restaura a liberação de insulina pelo pâncreas e, em alguns casos, resultou na restauração quase completa da secreção normal de insulina.

MIRTILO

O mirtilo (*Vaccinium myrtillus*) tem longa tradição como auxiliar no tratamento de diabetes. A fruta contém flavonoides conhecidos como antocianinas, pigmentos vegetais que têm excelentes propriedades antioxidantes. Eles recolhem as partículas danificadas do corpo conhecidas como radicais livres, ajudando a evitar ou reverter os danos às células. Os antioxidantes têm se mostrado úteis para prevenir inúmeras moléstias de longo prazo, como doenças cardíacas, câncer e o distúrbio ocular chamado degeneração macular. O mirtilo também contém vitamina C, outro antioxidante.

As antocianinas encontradas na fruta também podem ser úteis para pessoas com problemas de visão. Durante a Segunda Guerra, pilotos de combate ingleses relataram melhora na visão noturna depois de comerem geleia de mirtilo. O mirtilo também tem sido indicado no tratamento da retinopatia (lesão na retina) em diabéticos porque parece que as antocianinas ajudam a proteger a retina. Seu uso também tem sido indicado no tratamento de catarata.

O mirtilo também foi capaz de abaixar em 26% a glicose em ratos diabéticos e em 39% a taxa de triglicerídios.[192] Também se descobriu que ele estabiliza o colágeno[193] e diminui a permeabilidade capilar.[194] A permeabilidade capilar aumentada, que pode provocar hemorragia retiniana e consequente restauração anormal de colágeno, é uma causa subjacente da retinopatia diabética. O mirtilo pode diminuir a formação anormal de colágeno e a permeabilidade capilar, ajudando a prevenir a retinopatia.[195] Em outro estudo, 54 pacientes diabéticos foram tratados com 500-600 miligramas diários de um extrato por um período que variou de 8 a 33 meses. Foi atingida a quase total normalização dos polímeros de colágeno e verificou-se um decréscimo de 30% na glicoproteína estrutural.[196]

Dosagem: prepare o chá de mirtilo como infusão, usando uma colher de chá de bagas secas em uma xícara de água. Beba uma xícara por dia. Para controle da glicose, faça um chá com ⅔ de xícara de folhas em duas xícaras de água fervente, por 25 minutos, e beba duas xícaras diariamente.

CARDO-MARIANO

Descobriu-se que o cardo-mariano, também chamado cardo-leiteiro, é benéfico no tratamento de uma série de distúrbios do fígado. Extratos do cardo-mariano com 80% de silimarina (por exemplo, uma cápsula de cardo--mariano tem 160 miligramas de silimarina) têm propriedades antioxidantes e reguladoras da glicose. Em estudo realizado no Hospital Monfalcone, na Itália, sessenta diabéticos insulinodependentes tomaram 600 miligramas de silimarina ou placebo durante doze meses. Depois do primeiro mês, em que os níveis de glicose em jejum estavam elevados, a glicose em jejum abaixou 9,5% e a média diária da glicose caiu 14,9% no grupo tratado. Além disso, a glicosuria (açúcar na urina), os níveis de hemoglobina glicosilada e as necessidades de insulina diminuíram significativamente.[197]

SUPLEMENTOS ADICIONAIS DO PROGRAMA

VITALZYM X

Há indicações de que a Vitalzym X e outras enzimas proteolíticas de alta potência criem uma liberação ou dissolução das massas de fibrina no sistema vascular e ajudem a reverter a cicatrização fibrosa generalizada que ocorre no corpo. Ajuda especificamente a lidar com a inflamação que ocorre no diabetes, especialmente na do tipo 1, mas também na do tipo 2, em que os órgãos ficam inflamados e esgotados e começam a criar cicatrizes. Acredito também que evite que a ligação cruzada passe à polimerização.

ENZIMAS DIGESTIVAS

Segundo nossa teoria, as enzimas digestivas ajudam a superar lentamente as deficiências enzimáticas gerais documentadas no diabetes. Fazem isso porque ajudam o corpo a usar menos do seu próprio poder enzimático para digerir os alimentos. Dessa forma, pela lei da secreção adaptativa de enzimas teorizada pelo doutor Howell, elas reconstroem os níveis esgotados de amilase, lipase e protease no sistema. Às vezes os diabéticos sofrem de paresia gástrica, que é a lentidão no esvaziamento do estômago associada à má digestão. A digestão da maioria das pessoas com mais de 45 anos tende a enfraquecer progressivamente, criando uma dificuldade de assimilar adequadamente a nutrição fornecida pelos alimentos. Por isso também sugerimos uma suplementação de HCl para auxiliar a digestão de proteínas, a assimilação de minerais e B_{12}. Em outras palavras, as enzimas digestivas têm um efeito tônico sobre toda a energia e capacidade curativa do organismo.

NATURAL CELLULAR DEFENSE (NCD)

Outro componente importante do nosso programa de suplementação é o Natural Cellular Defense (NCD), uma forma líquida de zeólita que faz a quelação segura dos metais pesados. Metais pesados, pesticidas, herbicidas e um total de 70.000 produtos químicos são usados comercialmente nos Estados Unidos, segundo o Environmental Defense Council. Desses produtos, 65.000 são considerados prejudiciais à saúde. O Environmental Defense Council relata que mais de 1,8 bilhão de quilos de produtos tóxicos são despejados no ambiente todos os anos. Embora não haja muitos dados disponíveis, isso sugere que os metais pesados, especialmente arsênico, mercúrio, cádmio e chumbo, interferem na função específica da insulina e nos receptores de insulina. Outros, como o flúor em nossa água e uma variedade de pesticidas e herbicidas, são venenos metabólicos que podem perturbar ainda mais o já prejudicado metabolismo dos diabéticos.

Como aproximadamente 80% dos diabéticos do tipo 2 estão acima do peso e a maioria dessas toxinas fica armazenada nos tecidos de gordura, à medida que as pessoas começam a perder peso, essas toxinas são liberadas na corrente sanguínea e linfática em concentrações mais altas. Em nossa pesquisa clínica preliminar no Tree of Life, fomos capazes de medir a incidência de 26 toxinas, inclusive metais pesados, urânio esgotado e uma variedade de pesticidas e herbicidas. Normalmente as pessoas têm todas as 26 toxinas que verificamos. Uma pesquisa universitária revelou que o NCD é eficaz na remoção de metais pesados. Descobrimos que, quando combinada com o jejum de suco verde, ocorre uma poderosa sinergia que acelera a remoção de toxinas e, portanto, otimiza nossa capacidade de levar rapidamente os diabéticos de volta para uma fisiologia saudável. Houve relatos de que o NCD também ajuda a diminuir taxas elevadas de açúcar no sangue ao absorvê-lo diretamente em suas estruturas metálicas e levá-lo para fora do sistema.

HÁBITOS DE VIDA

EXERCÍCIO

No caso da resistência à insulina do diabetes tipo 2, exercitar-se regularmente pode significar a diferença entre a dependência farmacológica e o controle do açúcar no sangue sem medicação. Os diabéticos que praticam exercícios experimentam vários níveis de melhora, incluindo o reforço da sensibilidade à insulina, que gera menos necessidade de injetar insulina, o aumento da tolerância à glicose, a redução do colesterol total e de triglicerídios, aumento dos níveis de HDL e maior perda de peso. O programa de prevenção ao diabetes conduzido nos Estados Unidos de 1997 a 2001 mostrou que participantes que perderam de 5 a 10% do peso corporal mantinham esse peso quando faziam cerca de meia hora de exercícios moderados por dia, com isso reduzindo o risco de diabetes em 58%.[198] Algumas pesquisas sugerem que o exercício aumenta o número de receptores de insulina nos casos de DMID.[199]

Os diabéticos do tipo 1 precisam um pouco mais de atenção ao se exercitarem, porque o exercício pode criar uma liberação imediata de ácido lático e glucagons, que podem aumentar o nível de açúcar no sangue, especialmente para os que atingem níveis acima de 250 miligramas. Outro perigo do exercício é se a glicose estiver muito baixa sob o efeito da insulina e o corpo usá-la para obter energia, o que pode resultar em cetoacidose. Por isso, o nível de açúcar no sangue deve ser verificado antes de exercícios intensos. Outro risco é o de agravamento de doença cardiovascular e de complicações oculares. Para o diabetes tipo 2, normalmente os exercícios fazem baixar a glicose no sangue. Por isso, antes de exercícios intensos, os diabéticos do tipo 2 devem tomar menos insulina ou medicação hipoglicêmica oral. Tomados esses cuidados, recomendamos exercícios moderados para todos os diabéticos.

O melhor exercício é pular em uma minicama elástica de boa qualidade por 16 minutos por dia, de quatro a cinco vezes por semana. Entre outros exercícios cardiovasculares, aconselhamos caminhada moderadamente rápida, natação etc. Não há necessidade de escolher um programa de exercícios complicado, mas de encontrar um exercício que seja agradável e que o deixe positivamente estimulado, e não exausto.

MINICAMA ELÁSTICA

Pular numa minicama elástica, ou minitrampolim, é possivelmente o melhor e mais divertido exercício estimulador cardiovascular e linfático, exigindo o mínimo de tempo comparado a qualquer outro programa de exercícios. É o meu exercício estimulante, aeróbico e linfático preferido.

MUSCULAÇÃO

Se considerarmos que o tecido muscular é responsável por 80% da absorção de açúcar pelo sangue depois de uma refeição, é fácil entender por que qualquer bocadinho de músculo a mais ajuda. Outro benefício importante do tecido muscular é que, ao contrário do tecido gorduroso, ele usa constanteemente a energia. Quanto mais tecido muscular você tiver, mais elevado será seu índice metabólico, porque, enquanto você queima certa quantidade de calorias durante o exercício, seu tecido muscular continuará a queimar calorias horas após o exercício.[200]

MEDITAÇÃO E PRECE

O Programa de 21 Dias do Tree of Life também inclui a prática da meditação, tendo em vista que o estresse tem sido claramente relacionado ao aumento de açúcar no sangue em consequência do aumento da secreção de epinefrina e corticosteroide, o que leva ao aumento da resistência à insulina. O valor da meditação e da ioga tem sido demonstrado em programas conhecidos, como o do doutor Dean Ornish, em que se conseguiu reverter a aterosclerose, assim como no amplo corpo de pesquisas que ligam a meditação à melhora geral da saúde, da vitalidade e da longevidade. É interessante observar que pesquisas da Universidade de Medicina da Carolina do Sul revelaram que pessoas com diabetes que regularmente frequentam serviços religiosos têm níveis mais baixos da proteína C-reativa, um fator de risco inflamatório para a doença cardíaca, a causa mais frequente de morte entre os diabéticos.[201] Em nível mais profundo, tenho observado que as pessoas que têm algum tipo de ligação espiritual reforçam sua capacidade de curar-se. Nunca existe alimento suficiente para a alma faminta, e a meditação e a prece a sustentam.

IOGA

Além da meditação, também ensinamos Kali Ray TriYoga™, que é boa para aliviar o estresse físico e mental. A ioga é outra forma de exercício, mas é muito mais do que apenas um exercício cardiovascular. É um sistema completo, que cria um fluxo de energia pelo corpo, ajuda a curá-lo e estimula o pâncreas e outros órgãos internos. Embora haja certas posições tradicionais da ioga associadas à cura do diabetes, preferimos este sistema não só porque ele inclui essas posições, mas também porque o fluxo de energia que é criado tem uma efeito maior de cura. Quase todas as formas de ioga têm uma ação tônica útil para a estimulação e cura de órgãos internos como pâncreas, fígado, rins e adrenais. Praticada regularmente, a ioga pode ajudar a regular os níveis de glicose no sangue, reduzir os níveis dos hormônios do estresse e auxiliar no controle do peso. Procure um professor conhecido e experiente, que se sinta à vontade para usar a ioga como apoio para a cura do seu diabetes.

CUIDADOS COM A PELE

O mais importante nos cuidados com a pele é observar bem a condição da pele de seus pés, já que é o primeiro lugar em que o processo de deterioração do diabetes se manifesta.

O doutor Alan Dattner, dermatologista holístico que vive na cidade de Nova York, recomenda loções ricas em ácidos graxos ômega-6, gorduras essenciais que os diabéticos não produzem bem. Evite o ácido glicólico e outros ácidos fortes de frutas, pois são muito ásperos para a pele, aconselha a doutora Jeanette Jacqui, dermatologista holística de Phoenix, no Arizona. Muito fortes também são álcool, iodo, mercurocromo, ácido salicílico e o peróxido de benzoíla.[202]

ZERO POINT

Uma das mais importantes partes do programa é o curso Zero Point, um treinamento psíquico-espiritual de quatro dias que ajuda a pessoa a abandonar sua alimentação e hábitos disfuncionais, a deixar de lado a resistência a curar-se do diabetes e a se afastar da Cultura da Morte, na qual muitos diabéticos, como o resto de nossa sociedade, estão viciados. Este curso também ajuda o diabético a abandonar o mito da alopatia de que o diabetes tipo 2 não só é incurável como é uma caminhada lenta e descendente em direção à morte. Durante o curso os participantes se abrem para amar a si mesmos de uma forma mais profunda, o que, naturalmente, facilita a cura.

Este curso acontece na segunda semana do programa de 21 dias. No curso Zero Point, os clientes recebem dois dos mais importantes presentes que alguém pode receber em um programa de cura: primeiro, a limpeza das formas de pensamento negativo normalmente associadas à escuridão da Cultura da Morte, o que leva ao segundo presente, que é permitir-se amar a si mesmo e ativar a crença em seu poder de autocura.

RESUMO DO CAPÍTULO 4

O uso de ervas, nutrientes e suplementos é um dos modos de dar sustentação e acelerar o retorno completo do processo disfuncional de envelhecimento do diabetes à fisiologia normal. Com todos esses acréscimos úteis ao processo de cura, precisamos nos lembrar de que somente uma coisa conta: o fundamento para reverter o diabetes é ativar os genes antienvelhecimento e desativar a expressão dos genes diabetogênicos. Isso afeta profunda e positivamente o metabolismo das proteínas, lipídios e carboidratos no diabetes. Quando desativamos o processo diabetogênico e ativamos os genes da saúde usando a cozinha mundial antidiabetogênica da Cultura da Vida, criamos condições para uma reversão rápida do processo diabetogênico. Esta é a peça central do nosso programa de reativação da genética saudável e do sucesso de nosso programa para reverter o diabetes naturalmente. Por sua natureza, também ajuda a perder peso natural e facilmente, porque a dieta de alimento vivo nos torna capazes de comer metade do que ingeríamos numa dieta normal pobre em nutrientes. Esta dieta de alimentos vivos não é de privação, mas de satisfação, prazerosa e nutritiva para nossos sentidos, nosso corpo e nossa mente. Ela traz uma quantidade impressionante de enzimas vivas e energia elétrica que melhoram o funcionamento de todas as atividades celulares no sistema. Carrega fitonutrientes que ativam o efeito genético antienvelhecimento e antidiabético. No geral, melhora todos os aspectos da saúde. Esta é a chave do programa, e tudo o mais dá sustentação a esse fundamento.

Assim que certo nível de reparação e de retorno à fisiologia saudável normal é atingido, não é preciso mais usar todas as ervas e suplementos. Os clientes passam da Fase 1.0 para a Fase 1.5, e muitas vezes dispensam os suplementos depois de voltar à fisiologia normal, mantendo-a por um período de três a seis meses.

A deliciosa cozinha antidiabetogênica da Fase 1.5, entretanto, é o que deveremos comer sempre a fim de manter uma expressão fenotípica saudável e viver de um modo completamente novo, que não só previne a instalação do diabetes, mas também cria corpo, mente e espírito saudáveis e dispostos. A dieta de 80% de alimentos crus e totalmente vegetariana da Cultura da Vida é o primeiro fundamento do programa, e as ervas e os suplementos são os fundamentos secundários, que aceleram e sustentam a cura.

Fundamental para o sucesso do programa é a sustentabilidade. Os resultados clínicos que obtive com o uso de alimentos vivos e o jejum de suco verde não deixam dúvida de que podemos livrar as pessoas da insulina e hipoglicêmicos orais de maneira rápida e segura, com o retorno a uma saudável glicemia de jejum. A grande dificuldade que permanece é manter-se na dieta e no estilo de vida da Cultura da Vida, e não ser engolido novamente pela escuridão da Cultura da Morte, que é predominante no mundo de hoje. A escuridão da Cultura da Morte da qual o diabetes é um sintoma pandêmico é o nosso primordial desafio. O aquecimento global é um sintoma semelhante que surge da escuridão da Cultura da Morte. A vida do planeta está em risco, mas o mundo estava em estado de negação, e agora, mesmo admitindo o problema, ainda se recusa a mudar seu estilo de vida que produz elevados índices de CO_2, enquanto hipocritamente declara a importância dessa mudança. Para uma pessoa sensata, fica claro que uma solução "moderada" nos leva mais fundo na escuridão, porque cria a sensação de que estamos fazendo algo para mudar significativamente o que está acontecendo, enquanto na verdade estamos apenas tocando a superfície do problema.

Uma vantagem do programa de 21 dias é a rapidez de seus resultados, que deixam claro que algo pode ser feito imediatamente para reverter a fisiologia diabética. O poder dos resultados imediatos é impressionante. Esta não é uma abordagem comprometida ou "moderada", que retarda a marcha para a morte. Observei que uma pessoa leva cerca de dois anos para se fixar na dieta e nos hábitos da Cultura da Vida. Está incluído no nosso programa de 21 dias um ano de acompanhamento com diversos sistemas de apoio. É crucial entender que aquilo que na Cultura da Morte é chamado eufemisticamente de "moderação" na verdade mata. Neste contexto, a moderação mata porque reativa a sentença de morte. Um velho ditado chinês diz que, se você não mudar de caminho, vai acabar chegando ao local para o qual está caminhando. A moderação não muda o caminho pelo qual você está seguindo, e não tem mostrado os resultados nos quais nos faz acreditar. É por isso que a Associação Americana de Diabetes e grande parte dos médicos declaram que o diabetes é incurável e irreversível, porque eles estão prescrevendo moderação, que simplesmente não funciona, como eles mesmos admitem. Na verdade, eles estão no caminho da *imoderação.*

A abordagem que oferecemos é prudente e traz resultados imediatos. Muda o caminho que você está trilhando e salva a sua vida. Isto é moderação verdadeira: conhecer a verdade e fazer o que é adequado para sanar a situação. Não é viver na escuridão da morte e da negação, à qual chamamos eufemisticamente de "moderação" para nos dar a cálida ilusão, o sentimento vago de que estamos agindo racionalmente. Acreditamos que o sucesso a longo prazo do programa depende da sustentação criada por meio do curso Zero Point, do treinamento da nova dieta e de um ano de acompanhamento. Nosso objetivo é criar um estudo organizado com pelo menos duzentas pessoas, tanto nos Estados Unidos quanto em Israel, com atenção voltada para a porcentagem de pessoas capazes de manter uma fisiologia saudável ao longo de um ano.

Na terceira semana do programa de 21 dias, há um treinamento para o preparo da dieta da Fase 1.0, de 80 a 100% de alimentos crus, só de vegetais. Este é um curso de cinco dias no qual gostaríamos de ver a família incluída. O foco é fortalecer as pessoas nos fundamentos da cozinha de alimentos vivos da Fase 1.0 só de vegetais. Esta parte será aprofundada na seção de receitas deste livro.

Para os que precisam ir adiante na perda de peso, oferecemos o programa de jejum de suco, que pode ser seguido em casa até o cliente atingir um peso saudável e normal. Esse programa foi desenvolvido por meu assistente de pesquisa, David Rainoshek, com base na formação que recebeu de meu colega John Rose, e ajuda a firmar os clientes na dieta e nos hábitos da Cultura da Vida. Os detalhes dessa parte são apresentados no capítulo 5.

No capítulo 5 também tratamos da estabilização e manutenção do nosso programa – ajudando as pessoas a integrar completamente a Cultura da Vida à sua maneira de viver em família. A continuação feliz desse trabalho segue por um ano com visitas ao Tree of Life para ajudar as pessoas a permanecer e celebrar a Cultura da Vida. É nesse período que examinamos o HbA1c a cada três meses e criamos tempo e espaço para as pessoas estabilizarem sua boa saúde e a fisiologia recém-adquirida. Não consideramos uma pessoa realmente curada da mentalidade e da fisiologia diabéticas até que apresente dois exames de HbA1c consecutivos com resultados dentro dos índices normais e uma glicemia de jejum de 70 a 85 regularmente, sem o uso de qualquer medicação tradicional para o diabetes.

CAPÍTULO 5

Como manter-se saudável vivendo a Cultura da Vida

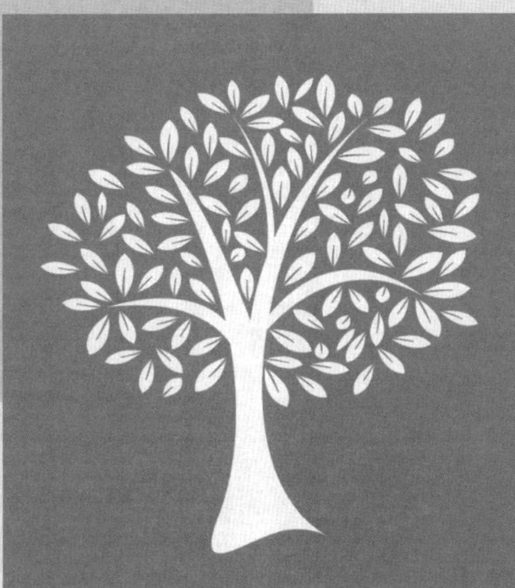

"Você não é o que é; na verdade, você é o que consegue ser. O mais interessante na vida é que você pode se tornar melhor. Mais forte, mais sábio e mais saudável do que jamais imaginou. Você é capaz de aproveitar todo o seu potencial. Dar nova forma à sua estrutura física, à sua inteligência, ao seu equilíbrio emocional, ao seu poder espiritual. Trata-se de saber transmutar biologicamente o curso da vida no ouro branco da glória."

David Wolfe

Após o programa de 21 dias, é necessária uma manutenção prudente e contínua em casa para reverter completamente o diabetes. Quando sua taxa de glicemia alcançar índices não diabéticos, é bem provável que seu colesterol, seus triglicerídios e suas proteínas C-reativas se normalizem. Dependendo de como começou, seu peso pode não ser ainda o ideal. Ao voltar para casa, você levará a autoconfiança e a consciência de ser capaz de seguir com sucesso os próximos (e, talvez, mais importantes) passos para se tornar uma pessoa saudável – com a dieta e os hábitos antidiabetogênicos da Cultura da Vida. Você vai perceber que não precisamos viver na estéril cultura diabetogênica, que as complicações têm solução e que é possível ter uma vida muito mais saudável.

Os efeitos positivos dessa vida mais saudável passam, então, a influenciar outros aspectos de nossa vida: a mente, as emoções e o espírito. Curar-se de anos de sofrimento com o diabetes e suas complicações significa que algo que ocupou tanto espaço em nossa vida não existe mais. Agora somos capazes de aproveitar nosso potencial e passamos a acreditar mais em nós, o que os outros também farão ao perceber que nos tornamos cheios de vida. Qualquer ligação com os diabéticos que éramos e com a Cultura da Morte está em processo de transformação.

Após 21 dias sob proteção, você vai retornar a seu ambiente familiar, e assim se inicia a etapa seguinte, a manutenção da cura. Agora você irá aprender a adotar a Cultura da Vida *em nosso mundo*. Um desafio imediato é criar uma memória celular que pare de pedir os alimentos conhecidos da velha cultura que ajudou a criar o diabetes. Você vai aprender a reagir aos elogios, questionamentos, ceticismo e entusiasmo de amigos e colegas de trabalho. É importante respeitar o tempo de que sua mente precisa para se adaptar à nova dieta de alimentos saudáveis de origem vegetal e ricos em nutrientes. E, naturalmente, você se tornará mais consciente de como adotar os princípios da Cultura da Vida em todos os aspectos.

DIETA SUSTENTÁVEL OU MODA PASSAGEIRA?

"Isso tudo é muito mais fácil de implementar do que parece. O maior obstáculo não é fisiológico nem psicológico. Como Walter Bagehot observou, a angústia de uma ideia nova é uma das maiores aflições na natureza humana.... Seus conceitos favoritos podem estar errados, e suas crenças mais profundas podem não ter fundamento'. E seus alimentos preferidos podem ser a raiz de suas maiores angústias! O que acontece é que as pessoas acham mais fácil acreditar numa mentira contada mil vezes do que num fato do qual nunca ouviram falar."

Daniel P. Reid, The tao of sex, health, and longevity

É importante deixar claro que o programa de 21 dias e a dieta antidiabetogênica da Cultura da Vida (vegetal, orgânica, composta em 80 a 100% de alimentos vivos) não são modas passageiras.

A prática de comer alimentos vegetais, abster-se de carne, fazer jejum, ingerir sucos vegetais e usar ervas para curar doenças provavelmente remonta a um passado mais distante do que a própria história registrou. Hipócrates, pai da medicina (460-357 a.C.), disse "Como aquele não conhece os alimentos pode entender as doenças dos homens?". Já lemos no *Gênesis* (1, 29) sobre a alimentação de origem vegetal. Howard Williams, em seu livro *The ethics of diet* [A ética da alimentação], resume toda uma história documentada de abstenção de carne e retorno à alimentação natural, citando mais de cinquenta dos principais pensadores ocidentais, como Hesíodo (século VIII a.C.), Pitágoras (570-470 a.C.), Platão, Ovídio, Sêneca, Plutarco, Thomas More, Voltaire, Rousseau, Leonardo da Vinci, Schopenhauer e Albert Einstein. A alimentação exclusivamente vegetariana é defendida pela maioria das principais tradições religiosas do mundo, como foi mostrado em *Food for the gods* [Alimento dos deuses], de Rynn Berry. Menciono o assunto em meus livros *Conscious eating* [Alimentação consciente] e *Nutrição evolutiva*, que contêm o exemplo mais bem documentado cientificamente de uma dieta vegana de alimentos vivos. Vimos evidências de que a dieta de alimentos processados é diabetogênica, e de que o modo de viver e comer da Cultura da Morte gera muito mais sofrimento e enfermidade no mundo do que apenas o diabetes. E vale repetir que a culinária antidiabetogênica da Cultura da Vida, adotada globalmente, daria para alimentar a população mundial sete vezes mais com a produção agrícola atual. Ela está enraizada profundamente em nossa herança cultural, espiritual e genética, e é de fato uma dieta acompanhada de um estilo de vida que atende às necessidades individuais e coletivas dos dias de hoje.

Diante da estimativa de que uma em cada três crianças venha a desenvolver diabetes nos Estados Unidos, e com a pandemia mundial ameaçando a economia das nações, precisamos de soluções simples e importantes, que não sejam apenas paliativas, mas que resolvam o problema definitivamente. Como ficou claro, a dieta e o estilo de vida são os fatores que estão por trás de tudo isso. E estamos oferecendo uma solução prática para essa realidade. Ela pode parecer extrema, mas as circunstâncias que criaram o diabetes também são. Na virada do século XX, as pessoas comiam cerca de 7 quilos de açúcar por ano; hoje, comemos 68 quilos por ano. Isso, além de ridículo, é extremo, tão extremo que comer apenas 7 quilos por ano, o que é relativamente normal, pode ser considerado radical. Precisamos levar mais em conta a prudência do que abordagens convencionais ineficazes como a “moderação”, um termo que passa uma ilusão de bom senso. O consumo de 68 quilos de açúcar a cada ano (o equivalente a 52 colheres de chá por dia) é um verdadeiro Crime Contra o Bom Senso.

MODERAÇÃO MATA!

"Se um amigo que fumou a vida inteira lhe pede um conselho, você lhe diz para reduzir o fumo a apenas dois cigarros por dia ou para parar de fumar de vez? É a isso que me refiro quando digo que a moderação, mesmo com as melhores intenções, às vezes dificulta um resultado efetivo."

T. Colin Campbell, The China study

"Moderação? É mediocridade, medo e confusão dissimulados. É a ilusão aceitável do diabo. É o meio-termo inconstante que não faz ni nguém feliz. Moderação é para os fracos, os apologéticos, para os indecisos, que ficam em cima do muro com medo de escolher entre viver e morrer. Moderação é um chá morno, preparado pelo próprio diabo!"

Dan Millman, A jornada sagrada do guerreiro pacífico

Neste livro já falamos sobre o doutor Caldwell B. Esselstyn, da Cleveland Clinic, citado pelo doutor T. Colin Campbell no *China study*. O trabalho do doutor Esselstyn provou que a doença cardiovascular é benigna, e que curá-la só é possível se a ideia de "tudo, desde com moderação" for deixada de lado e uma alimentação *prudente* exclusivamente vegetal for adotada. O diabetes também é uma doença benigna, portanto reversível com a culinária e os hábitos da Cultura da Vida. Para um novato, essa dieta pode *parecer estranha até que ele se acostume com ela*. À medida que caminhamos para uma alimentação orgânica de alimentos vivos, também passamos: de alimentos pouco nutritivos para alimentos muito nutritivos; da angústia dos sintomas da doença para a sua dissolução; de alimentos sem vida para alimentos vivos; de grandes para mínimas despesas médicas; de uma expectativa de vida abaixo da média para uma acima da média; de milhões de mortes por inanição para quase nenhuma morte; de uma dieta que só proporciona conforto e prazer para uma dieta de *transformação*, em que a alimentação é meio e suporte de crescimento pessoal. Dados do mundo inteiro mostram que a alimentação de origem vegetal previne e elimina sobrepeso, doenças cardíacas, diabetes, artrite, hipertensão, depressão e constipação, só para citar alguns exemplos. É uma mudança de uma alimentação egocêntrica para uma existência voltada para o mundo, um ato de amor pelos outros e por si mesmo.

Quando se trata da prevenção e particularmente da reversão do diabetes, o conceito convencional de moderação, com sua atrativa aparência de equilíbrio, é tudo menos prudência e bom senso. Quero trabalhar com pessoas que estejam determinadas a reverter *completamente* o diabetes e voltar a uma condição saudável, não diabética e plena, características da Cultura da Vida. Sabe-se que, com um forte "por que" se pode chegar a qualquer "como".

Uma vez que você aceite que o diabetes, com todas as suas complicações, precisará deixar de existir, um sentimento de determinação permeará sua existência, levando-o a uma vida saudável que você nunca imaginou possível. Essa jornada é uma revolução interna, uma mudança de atitude, da privação para a abundância. Ao mudar para a culinária antidiabetogênica da Cultura da Vida, você ganhará consciência de três mudanças em sua vida:

1. Abandonarei minha dieta padrão e egocêntrica (privação).
2. Abandonarei minha dieta padrão e egocêntrica e adotarei a culinária da Cultura da Vida (transição).
3. Alimento-me com a culinária da Cultura da Vida e desfruto do prazer de estar saudável e livre do diabetes (abundância e alegria).

No começo, pode ser que você encare as mudanças como uma privação, pois os hábitos e alimentos diabetogênicos estão por toda a parte. A vida contemporânea será um lembrete constante de que você abandonou os paradigmas da Cultura da Morte. Seus amigos e parentes também serão um sinal exterior de que você está adotando outro estilo de vida e vão aplaudi-lo, aconselhá-lo ou condená-lo por isso. Buda disse: "Mesmo que um milhão de pessoas acreditem numa mentira, ainda é uma mentira". O romano Sêneca, representante do estoicismo, escreveu em seu ensaio, *Sobre a vida feliz*:

> É perigoso seguir a multidão, e, como estamos mais dispostos a confiar no outro do que julgar por nós mesmos, nunca revelamos qualquer opinião em relação à maneira de viver, mas sempre uma confiança cega, até que um erro transmitido de uma pessoa para outra finalmente nos envolve e provoca nossa destruição. O exemplo de outrem é nossa ruína; desgarremo-nos da multidão e então nos tornaremos completos.

Sêneca descreve a importância de reconhecer o poder da sombra da Cultura da Morte, como caímos nessa armadilha e como nos livrarmos dela. Sua vida depende de compreender isso. Quando conquista algo, você naturalmente inspira outras pessoas a repetir seu feito. Embora alguns amigos se distanciem, muitos novos amigos surgirão ao seu redor.

REVOLUÇÃO INTERIOR

"Revolução não é destruir algo; mas introduzir algo. Se desperdiçar todo o seu tempo pensando no que irá atacar, você está ligado a isso de maneira negativa. É preciso encontrar a determinação interior e trazê-la à tona. É isso o que lhe é dado: uma vida para viver. Marx nos ensina a culpar a sociedade por nossas fraquezas; Freud nos ensina a culpar os parentes; a astrologia, a culpar o universo. O único lugar onde devemos procurar a culpa é dentro de nós: nós é que não tivemos coragem de viver todo o nosso potencial."

Joseph Campbell, Pathways to bliss

Viver na Cultura da Vida exige reorientação interna e externa. Vivemos muitos anos num ambiente alimentar pobre, e nossas escolhas nos tornaram doentes e esmagaram nosso potencial. Precisamos lutar por uma saúde melhor, independentemente do ambiente, das atitudes alheias ou do nosso passado.

Externamente, temos que abandonar nossos restaurantes e mercados, que oferecem alimentos processados e adulterados, e escolher os mercados do agricultor, as cooperativas e a seção de vegetais do supermercado. Como dissemos no capítulo 2, comprar alimentos processados baratos, calóricos e pobres em nutrientes só piora o processo diabetogênico. Drewnowski descobriu que 1 dólar poderia comprar 1.200 calorias de bolachas ou batatas fritas, mas apenas 250 calorias de cenoura; 875 calorias de refrigerante, mas apenas 170 de suco de laranja.[2] Segundo o Serviço de Pesquisa Econômica do Departamento de Agricultura dos Estados Unidos, entre 1982 e 1997 o aumento dos preços desses alimentos diabetogênicos foi o seguinte: laticínios, 47%; gorduras e óleos, 47%; carne vermelha, aves e peixes, 49%; açúcar e doces, 52%. Os alimentos antidiabetogênicos da Cultura da Vida subiram 93%, tornando a alimentação saudável mais cara – mas não quando se trata de sua saúde. O alto preço dos alimentos frescos vai estimular você a procurar por eles em lugares que vendem direto do produtor, cooperativas , onde produtos de alta qualidade são mais baratos porque não são controlados pelo agronegócio, que tende a impulsionar a *junk food*.

O QUE UMA NOTA DE 1 DÓLAR PAGAVA NO ANO 2000

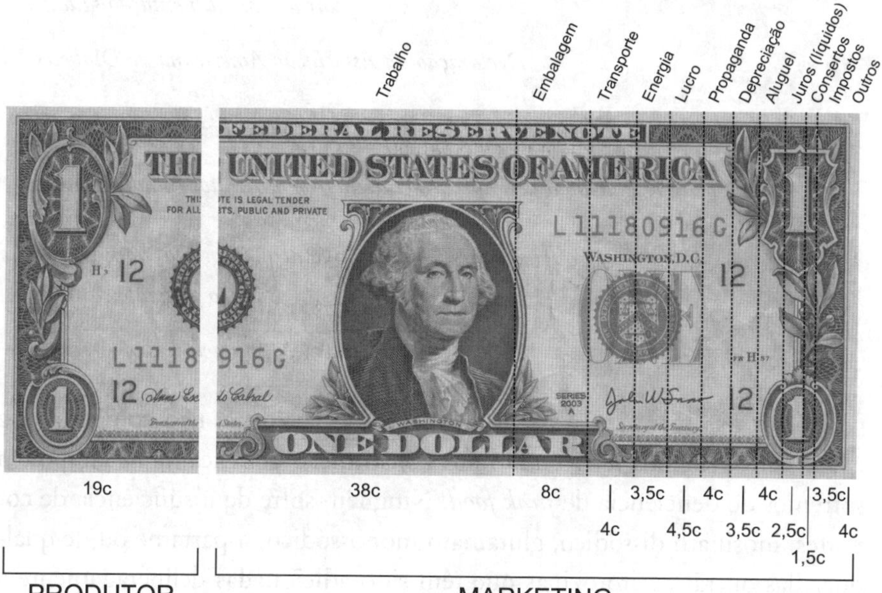

A compra direta do agricultor coloca o comprador em contato direto com a origem do alimento, rende mais para o produtor, que economiza tempo e dinheiro em transporte e comercialização, e economiza o dinheiro do comprador. A dieta da Cultura da Vida gera mais do que a satisfação pela comida em si, porque suas escolhas alimentares têm um impacto sobre a realidade econômica, agrícola, ecológica, política, social e cultural da comunidade, da nação e mesmo do mundo.

Essa mudança exterior gera uma mudança *interior*, pois estamos nos reorientando para o que realmente somos, e não para o que dizem que somos. As citações que se seguem mostram uma preocupação muito mais económica do que relacionada à saúde. *Junk food*, calorias que não produzem energia, pouca concentração de nutrientes e fibras e grande concentração de açúcar não podem ser considerados saudáveis nem por esforço de imaginação. Já passou da hora de pararmos de seguir a propaganda da Cultura da Morte:

"A Associação Americana de Diabetes defende que todos os alimentos podem se adequar a uma alimentação saudável."

Declaração da Associação Americana de Diabetes

"Todos os alimentos e bebidas podem fazer parte de uma dieta saudável."

Associação Nacional de Fabricantes de Refrigerantes dos Estados Unidos

"Políticas que declaram que alimentos são 'bons' ou 'maus' são contraproducentes."

Grocery Manufacturers of America

Apesar das mentiras a que fomos levado a acreditar, não comemos Big Macs nem bebemos refrigerante por constituição genética, nem tampouco sofremos de deficiência de *junk food*. Ninguém sofre de insuficiência de corantes, inosinato dissódico, glutamato monossódico, aspartame ou de qualquer das outras excitotoxinas que têm sido adicionadas deliberadamente a nossos alimentos e nos conquistam e viciam por lucro. Por milhões de anos fomos criados fisiológica, bioquímica e geneticamente para uma alimentação viva, orgânica, de origem vegetal. Inúmeros dados médicos, sociológicos e históricos confirmam isso. Através da comida, interagimos com o planeta, com nossos antepassados (que *não tinham diabetes*) e percebemos quem realmente somos.

A Cultura da Vida é um convite para uma viagem de autoconhecimento em busca do direito de sermos saudáveis. Fazer uma dieta exclusivamente à base de alimentos vegetais porque estamos determinados a eliminar as causas do diabetes e de outras doenças é um ato de amor e consciência. Nesse processo libertador e transformador, passamos por cima da falsa identidade que nos tem sido imposta pela propaganda, incluindo as iniciativas financiadas pela indústria alimentícia e que se dizem "saudáveis". Saiba que essas iniciativas constituem exatamente o oposto da história da alimentação humana de 3,2 milhões de anos (até 10.000 anos atrás), da mensagem do *Gênesis* e do maior estudo sobre nutrição já realizado, o *China Study*, que envolveu 6.500 pessoas e mais de 8.000 associações estatisticamente significativas entre diversos fatores alimentares e doenças. Todas essas fontes, que não são motivadas por lucro, dizem a mesma coisa: a alimentação de origem vegetal é a mais saudável e natural para o homem. Ajuda-nos a reencontrar nossa essência e a curar a natureza do planeta. Por não gerar acúmulo de recursos, libera sete vezes mais recursos para alimentar toda a população do planeta. Mas, para isso, precisamos de meios, motivação e apoio necessários para recuperar nosso direito mais básico de saúde e bem-estar.

OS EFEITOS DA INGESTÃO DE SUCO VERDE EM JEJUM

Como vimos quando tratamos dos sete estágios da doença, as duas principais causas do diabetes são a toxemia e a inflamação. Ambas são tratadas com jejum de suco verde, gerando purificação, alcalinização, reidratação, restabelecimento e restauração.

PURIFICAÇÃO

Purificar é reduzir o peso excedente, mas há muitos componentes do peso, e não só a gordura ao redor da cintura. Estamos carregados de metais pesados; substâncias residuais no sangue, na linfa, células, trato intestinal e cólon que não foram eliminadas; acúmulo de toxinas em nossos órgãos, como placas nas artérias coronárias, calcificações nos rins, pedras na vesícula biliar; e muitos temos edema, o excesso de líquido que o corpo forma na tentativa de reter toxinas para proteger os tecidos. Embora não seja especificamente um método de perda de peso, o jejum de suco verde acelera naturalmente o retorno ao peso normal e elimina um dos principais fatores do diabetes, a obesidade.

Para eliminar todos esses componentes do peso, recorremos a alguns recursos: repouso e compensação fisiológica pela ingestão de sucos; e auxílio aos órgãos de excreção.

Auxílio aos órgãos de excreção: as substâncias residuais de todas as partes do corpo devem ser eliminadas em tempo adequado. Caso contrário, você tem um acúmulo de toxinas, que leva a reações de purificação e crises que se manifestam através de dor de cabeça, dores musculares e nas articulações, erupções na pele, desequilíbrio emocional, febre etc. O jejum de suco verde é indicado para eliminar rapidamente as toxinas, auxiliando os órgãos que fazem parte do mecanismo de excreção (linfa, sangue, pele, fígado, rins e intestinos), amenizando ou fazendo passar o desconforto que pode ser associado com purificação e cura.

Limpeza do cólon: lavagens intestinais costumam ajudar. A maioria das toxinas que você libera passa por seu intestino. Aconselha-se fazer um enema todas as manhãs nos primeiros 14 a 21 dias da ingestão de suco verde em jejum, uma vez que é nesse período que a parte mais significativa da purificação ocorre. Os kits para enema podem ser encontrados em farmácias; sugerimos que compre um que tenha múltiplo uso, e não o de uso único, que não segura líquido suficiente, não funciona tão bem e, por ser descartável, acaba causando desperdício. Pode-se fazer também hidroterapia de cólon, que tem ação purificadora mais profunda. Você deve consultar seu médico a respeito do uso desse excelente método de eliminação de substâncias, principalmente se estiver acima do peso e sofrer de constipação há muitos anos. Em geral, não recomendamos o uso constante de hidroterapia de cólon fora do jejum, pois ela enfraquece a energia descendente (*apana*).

Escovação de pele: a pele é um dos cinco principais canais de excreção do corpo, eliminando quase meio quilo de substâncias tóxicas por dia em forma de transpiração ou pele morta. Por sua capacidade de livrar o organismo de toxinas, tem-se referido à pele como o terceiro rim. A escovação da pele ativa a linfa sob ela, e é feita com uma escova de cerdas naturais de cabo longo. Com exceção do rosto, todo o corpo deve ser escovado antes do banho matinal – isso leva dois ou três minutos. No início, você verá algo parecido com um pó saindo de sua pele. Segundo o doutor Bernard Jensen, "são cristais de ácido úrico e outros produtos residuais secos que *saem* com a transpiração". E acrescenta:

Sempre escove a pele quando ela estiver seca, e nunca exponha a escova à água. Embora as cerdas pareçam um pouco duras, isso acontece porque a escova é nova e sua pele ainda não se acostumou com seu toque. Se achar que as cerdas estão duras demais, você pode, apenas uma vez, mergulhá-las em água quente por não mais que um minuto na profundidade máxima de 1,20 centímetros. Isso deixará as cerdas um pouco mais macias. Contudo, logo você vai querer uma escova mais firme! Sua pele agradecerá por ser escovada regularmente, e você vai amar o toque e a aparência de sua pele.[3]

O movimento da escovação é circular, partindo dos pés e mãos em direção ao coração. A pressão deve ser suficiente para dar um leve tom rosado à pele.

Tratamento quente-frio: é fácil e remonta a milhares de anos atrás. Se você já esteve numa sauna ou um spa japonês, teve a oportunidade de experimentar o uso do calor e do frio para revigorar e auxiliar a purificação do organismo. Na variação de temperaturas, ocorre a movimentação do sangue e da linfa para a superfície da pele com o calor, depois para o centro do corpo com o frio, novamente para a superfície com o calor, e assim por diante. O jeito de fazer isso em casa é no chuveiro. Fique de cinco a oito minutos sob a água quente até relaxar. Então fique sob a água fria por cerca de um minuto, depois quente por mais um minuto. Faça isso sete vezes, terminando com a água fria. Isso o deixa revigorado logo de manhã, além de fazer maravilhas para a circulação da linfa em seu corpo e, consequentemente, melhorando a eliminação de toxinas de seu organismo.

Suplementos desintoxicantes: Natural Cellular Defense (discutido no capítulo 4), para a remoção de metais pesados e toxinas ambientais, e Tachion Fasting Elixir, para reenergizar e purificar a vesícula biliar e os rins.

Exercícios: conhecemos os benefícios da atividade física para os diabéticos. Durante o consumo do suco verde em jejum, indicamos uma sequência leve de ioga – alongamentos simples, apenas para soltar e movimentar o corpo. Depois, comece a caminhar por distâncias mais longas por até trinta minutos. Enquanto o corpo está se purificando, é melhor conservar a maior parte da energia para gerar força vital e estimular a desintoxicação celular, mas exercícios moderados, que agitam a linfa e o sangue e deixam o corpo estimulado, mas não exaurido, são excelentes. Não sobrecarregue seu corpo com atividades físicas.

RESTABELECIMENTO

Nosso corpo leva de um a sete anos para repor tecidos e células. Essa grande variação depende da fisiologia.

Os músculos se restabelecem num período de seis meses a três anos. O pâncreas, entre cinco e doze meses. O fígado, a cada três meses. Os ossos, de oito meses a quatro anos. Os glóbulos vermelhos, entre noventa e 120 dias. E a mucosa intestinal, entre cinco e trinta dias.

Isso é ótimo, e sustenta as palavras de Wolfe na abertura deste capítulo, de que você não é o que é, mas o que consegue ser. Você tem a oportunidade de transformar completamente sua estrutura física em seu mais elevado potencial genético. Um corpo saudável ajuda a manter o equilíbrio emocional, a mente mais clara e maior consciência espiritual. O jejum de suco verde, feito com vegetais verdes, de duas a quatro vezes ao ano, propicia o restabelecimento do organismo. Segundo David Wolfe, em seu livro *Eating for beauty* [Alimentação para a beleza]:

> As folhas verdes constituem a melhor fonte de minerais alcalinos, contêm as melhores fibras, têm propriedades calmantes e são a melhor fonte de clorofila. A clorofila é um construtor do sangue e um dos maiores curadores da natureza. Os alimentos verdes e folhosos são os mais abundantes do planeta. Em julho de 1940, o doutor Benjamin Gurskin, diretor de patologia experimental da Temple University, publicou no *American Journal of Surgery* um vasto estudo realizado com 1.200 pacientes tratados com clorofila. Sobre o poder da clorofila, ele disse: "É interessante observar que não há um único caso registrado em que não tenha ocorrido melhora ou a cura". Em 1950, o doutor Howard Westcott constatou que apenas 100 miligramas de clorofila na dieta neutralizavam o mau hálito, odores de suor e menstruação e o cheiro desagradável da urina e das fezes.

REIDRATAÇÃO

O corpo de um ser humano adulto é composto de aproximadamente dois terços de água – 50% de nosso peso corporal. No útero, o feto é constituído de 90% de água, e um bebê, de 75 a 80%. Se não nos hidratamos adequadamente, nosso conteúdo corporal de água cai para menos de 50% com a idade. A água é um dos principais elementos das partes que nos compõem: gordura é 20% água; sangue, 80%; ossos, 25%; rins, 80; fígado, 70; músculos, 75; pele, 70; e cérebro, 85%. Mas, infelizmente, muitas pessoas estão desidratadas, e é muito importante destacar que o cérebro é 85% água e que, quando ele começa a desidratar, os neurônios definham. E isso contribui em muito para a senilidade.

A água tem função de antioxidante e solvente universal, e, em parte, é com ela que se gera vida no planeta. Sua capacidade de agir como solvente é o que faz a nutrição funcionar para todas as substâncias vivas. Quando são regadas, as plantas absorvem nutrientes, assim como a água dissolve os nutrientes para que eles entrem em nossa corrente sanguínea. Isso é básico, mas deixa claro, como mostram pesquisas, que a água atua como meio de transferência das pequenas frequências de informação de DNA de uma célula para outra. Se a água é poluída, ou seja, se o que entra em nosso corpo é poluído com um conjunto de frequências negativas, como pesticidas e herbicidas, a água não consegue transmitir corretamente as informações intra e extracelulares. Se consumirmos água contaminada, além de introduzir venenos em nosso corpo, ela bloqueia as informações intra e extracelulares de e para o DNA.

Agindo como solvente, a água tem um conteúdo elétrico e mineral que ajuda a regular todas as funções do corpo. Mas desidratação e resíduos tóxicos podem atrapalhar esse processo, interrompendo a transferência de informação. Esse desequilíbrio pode gerar perda de fluxo elétrico e colapso das reações celulares. A desidratação também gera acúmulo de acidez extracelular e toxemia, que prejudica bastante a diferenciação de energia elétrica entre as células. Por causa disso, ela desregula o gradiente intra e extracelular. A toxemia e a acidez extracelular geram privação de oxigênio e danos ao DNA, e aceleram o envelhecimento. Aumentam os danos por radicais livres, e a acidez extracelular bloqueia o fluxo de hidrogênio para as células.

É importante entender o que chamamos de sintomas de desidratação. Um deles é a dispepsia, ou dor de estômago. Ela acontece porque as células da mucosa estomacal precisam ser hidratadas e lavadas entre as refeições para eliminar ácidos e desenvolver certo grau de alcalinidade. Quando estamos desidratados, ou não ingerimos líquidos antes das refeições, nós, na verdade, provocamos um estreitamento da membrana das células do estômago, deixando de proteger o órgão adequadamente da acidez que é produzida naturalmente. Outro sintoma da desidratação é a dor reumática, ou artrítica, que está relacionada a qualquer dor nas articulações, uma vez que elas são lubrificadas por água. Cria-se uma fina camada de água que ajuda a lubrificar as superfícies comuns das articulações. Mas, com a desidratação, essa camada lubrificante se evapora, e passa a haver atrito entre as articulações. Dores nas costas, sobretudo na região lombar e no ciático, geralmente resultam de desidratação dos discos entre as vértebras. Esses discos criam um espaço amortecedor entre as vértebras graças à água conseguem reter. Quando os discos se desidratam, 75% do peso da parte superior do corpo que eles amortecem começam a comprimir os espaços intervertebrais, pressionando os nervos dessa região. Isso acaba gerando espasmos musculares. Em geral, após alguns dias da reidratação, a pressão sobre os nervos começa a se reduzir. O alívio da dor ciática, na verdade, pode começar após apenas uma hora. Dor cardíaca, ou angina do peito, é outro sintoma. Quando o corpo está desidratado, o fluxo sanguíneo para o coração é reduzido. Dores de cabeça por acúmulo de toxinas e contração de vasos sanguíneos são outros sintomas, assim como língua seca e constipação. Uma das principais causas de morte em aviões é a desidratação, que provoca coágulos nas pernas que podem migrar para os pulmões, causando embolia pulmonar.

Segundo algumas fontes científicas, 75% dos americanos são cronicamente desidratados. Em 37% dos americanos, a sede decorrente da desidratação é tão fraca que é confundida com fome. Na verdade, uma das melhores maneiras de perder peso é beber água quando se está com fome. Um copo de água na hora de dormir pode eliminar as contrações estomacais por fome que ocorrem no meio da noite. Isso trata a desidratação, ao mesmo tempo em que vai direto à causa da fome excessiva, gerada pela confusão entre sede e fome. O desarranjo no sistema metabólico é tão grande que, mesmo com desidratação moderada, o metabolismo desacelera cerca de 3%. A desidratação é provavelmente o principal desencadeador de fadiga durante o dia. Uma queda de 2% da água do corpo pode desidratar os neurônios e a passagem de neurotransmissores no cérebro, gerando vertigem, problemas na memória de curto prazo, dificuldade com cálculos matemáticos simples e perda de foco em frente ao computador. Isso tudo com uma redução de apenas 2%. Um copo d'água pode reverter significativamente alguns processos de desidratação. Um estudo da Universidade de Washington mostrou que ingerir cinco copos d'água por dia diminui o risco de câncer de cólon em 35%, de mama em 79%, e de bexiga em 50%. Essa é uma constatação muito forte sobre a importância da água. Com a idade, pode ocorrer desidratação, e por isso um dos principais tratamentos antienvelhecimento é ingerir água suficiente – cerca de 1,9 litro para uma pessoa de 68 quilos.

ALCALINIZAÇÃO

Esse é um princípio fundamental para a cura: a acidez, como no diabetes, gera doença, enquanto a alcalinidade gera saúde. Estamos o tempo todo gerando produtos residuais acidíferos que precisam ser neutralizados ou excretados. Por isso, os seres humanos precisam ingerir constantemente alimentos alcalinos para combater essa produção de ácidos. Nossa vida e nossa saúde dependem da capacidade do corpo de manter o equilíbrio do pH do sangue em aproximadamente 7,46, por um processo conhecido como *homeostase*. Com esse pH levemente alcalino, os processos químicos corporais funcionam melhor e todos os produtos residuais são eliminados rapidamente.

O pH normal de todos os tecidos e fluidos do corpo, com exceção do estômago, é alcalino. Por exemplo, as secreções do fígado e a bile hepática ficam entre 7,1 e 8,5. A bile da vesícula, entre 5,0 e 7,7. Se esses pHs não estiverem dentro dos parâmetros ideais, as enzimas digestivas e metabólicas dessas regiões e órgãos não funcionarão corretamente, acarretando problemas para a saúde. Com exceção do sangue, todos esses sistemas têm uma ampla variação de pH, em parte para poder oscilar de modo a equilibrar o pH do sangue. Minha experiência de mais de 35 anos demonstrou que o pH sanguíneo saudável deve manter-se dentro da pequena variação de 7,42 a 7,50, pois é dentro dela que as células funcionam melhor, especialmente as células do cérebro. Ser muito alcalino é tão prejudicial quanto ser ácido demais. Nós nos concentramos mais na acidez porque esse é um problema mais comum entre as pessoas, mas temos que nos preocupar tanto com uma coisa quanto com a outra. O pH ideal para a primeira urina da manhã (que é mais precisa) é de 6,5 a 6,8. Contudo, se ingerirmos muitos alimentos ácidos, e o corpo, o sangue e a urina se tornarem ácidos, e não alcalinos, o baço, o fígado, o coração e os rins, que são os órgãos responsáveis pela purificação do sangue, ficam sobrecarregados e, no final, enfraquecidos e vulneráveis a doenças. Dessa forma, as toxinas não são eliminadas como deveriam e acabam se acumulando nas articulações, causando artrite e/ou gota. Ou tentam sair através da pele, gerando eczema, acne, feridas e furúnculos. A acidez, portanto, pode contribuir para a manifestação das mais diversas doenças, como hemorroidas, câncer, problemas hepáticos e renais, cálculos ou infecções na vesícula biliar, impotência, pressão alta, doenças cardíacas, AVC, asma e alergias. Se pela manhã o pH da urina estiver acima de 7,2, isso pode indicar que o sangue está muito alcalino. Os sintomas característicos de excesso de alcalinidade são espasmos musculares, câimbras, hiper-reatividade, desorientação e desequilíbrio mental.

A dieta e os hábitos da Cultura da Morte por si só geram acidez – privam o corpo de alcalinizar alimentos e seus minerais. Os maiores vilões são os alimentos de origem animal, refrigerantes, bebidas alcoólicas, medicamentos e estresse. Para compensar a incapacidade do corpo de manter o equilíbrio acidez-alcalinidade e, consequentemente, ter a chance de recuperar-se de diversas doenças, é importante aumentar a quantidade de alimentos de origem vegetal que forneçam minerais alcalinos, como sódio, magnésio, cálcio e potássio orgânicos.

RECEITAS DE SUCOS

Na Fase 1, bebemos sucos de baixo índice glicêmico, frescos, feitos em casa com um extrator ou um liquidificador de alta rotação. O suco também pode ser extraído da polpa espremendo-a com um saco de pano fino.

- Base – aipo, pepino
- Verduras folhosas – espinafre, salsinha, couve-tronchuda, couve-manteiga, acelga, couve-chinesa, agrião, folha de beterraba, repolho, ervas (com moderação, para evitar amargor), dente-de-leão, verduras, todas as outras verduras folhosas
- Outros vegetais – tomate, pimentão (vermelho, amarelo, laranja), cacto nopal, vagem, raiz de bardana, alcachofra-de-jerusalém, rabanete e quaisquer brotos de vegetais

- Adoçante natural (use moderadamente em virtude de seu maior índice glicêmico ao ser espremido) – pastinaca, maçã, batata-doce, cenoura, beterraba
- Condimentos – suco de limão e limão-siciliano, pimenta-de-caiena em pó, suco de gengibre, alho amassado, sal do Himalaia, açafrão (em pó ou suco)

EXEMPLOS BEM-SUCEDIDOS DE UMA DIETA DE ALIMENTOS VIVOS E EXCLUSIVAMENTE VEGETAL

Talvez você nunca tenha se deparado com uma nutrição à base de alimentos vivos e queira saber se não vai perder alguma parte do corpo se comer apenas alimentos vegetais. Muitos livros de dieta e nutrição são escritos por pessoas que não transmitem uma imagem de saúde, e isso pode ser um forte indicador da legitimidade de sua abordagem. O autor deste livro segue uma dieta 100% vegetal, de alimentos vivos e orgânicos, há mais de trinta anos e goza de saúde plena.

É importante conhecer pessoas que tenham se dado bem adotando a Cultura da Vida – seus nomes constam dos agradecimentos no início deste livro. David Wolfe, Brian Clement, Viktoras Kulvinskas e a família Boutenko são alguns deles. Procure também por membros da Cúpula Internacional de Alimentos Vivos. Todas essas pessoas têm materiais publicados em livros e na internet, muitos deles listados no apêndice deste livro.

Além disso, procure lugares onde as refeições sejam preparadas com alimentos crus e consulte na internet as fontes sugeridas no final deste livro. Neste exato momento, você está atraindo para a sua vida as melhores coisas possíveis. Você é um turbilhão de energia positiva e tem a oportunidade de recomeçar, tornando-se o que jamais imaginou. Torne-se mais uma dessas pessoas cujo estilo de vida lhes permite conquistar o que você tanto deseja para a sua vida. A comunidade da Cultura da Vida é feita das pessoas mais vibrantes e cheias de energia que você terá o imenso prazer de conhecer.

ACOMPANHAMENTO DE APOIO

Uma vez por mês, o Tree of Life oferece atendimento com uma pessoa instruída na Cultura da Vida, ou, se acessível na região, uma filial ou uma reunião informal do Tree of Life. Veja no site www.treeoflife.nu onde encontrar esses grupos. Esse acompanhamento não é voltado apenas para a nutrição, mas também para a vida emocional e espiritual. Inclui acesso por um ano ao Alive with Gabriel, no site gabrielcousens.com, com perguntas e respostas.

Depois de três meses de programa, costumo medir as taxas de HbA1c, que serão verificadas a cada três meses. Os genes antidiabetogênicos são ativa dos, e as taxas de glicemia de jejum se normalizam em aproximadamente 21 dias mais de 53% para o diabetes tipo 2, e 30% para o tipo 1. O mais difícil é fazer os participantes manterem a dieta e o estilo de vida da Cultura da Vida. Além do programa de 21 dias, oferecemos diversos programas de retiro para apoio e desenvolvimento intelectual, emocional e espiritual, de acordo com a necessidade de cada um.

A principal razão desse ano de acompanhamento é a dificuldade que têm as pessoas de se libertarem da Cultura da Morte sem apoio, vivendo numa sociedade em que predominam os comportamentos nocivos. Com base em minha experiência, são necessários de um a dois anos para a transição emocional, psicológica e fisiológica para a Cultura da Vida – isso não acontece de uma hora para outra. Em *Breaking the food seduction* [Vencendo a sedução da comida], o doutor Neal Barnard relata uma pesquisa realizada em abril de 2000 com 1.244 adultos: ao serem perguntados se aceitariam uma oferta de 1.000 dólares para não comer carne durante uma semana, 25% deles responderam que "não trocariam carne por dinheiro". O interessante foi que os descendentes de hispânicos ou asiáticos estavam mais dispostos a aceitar a oferta hipotética (provavelmente porque frutas e verduras estão mais presentes em sua alimentação), com menos de 10% de recusa; mas 25% dos caucasianos e afro-americanos rejeitaram os 1.000 dólares.

Qual é o problema? Por que as pessoas são tão viciadas em carne? Porque ela vicia mesmo.

A carne tem alto índice insulínico. Cerca de 115 gramas de carne criam a mesma reação insulínica no corpo que a mesma medida de açúcar. Essa insulina parece estar envolvida na liberação de dopamina, um neurotransmissor que estimula a sensação de prazer, que também é ativada por entorpecentes, nicotina, cocaína, álcool, anfetamina e laticínios (como dissemos anteriormente, os derivados do leite têm um tipo específico de casomorfina, que tem um décimo do poder da morfina pura). Quando pesquisadores de Edimburgo, na Escócia, bloquearam o efeito narcótico da carne, o desejo por presunto caiu 10%; por salame, 25%, e por atum, incríveis 50%.

Não só o homem se torna viciado em produtos animais. Carneiros, que são herbívoros, e papagaios, que são frutívoros, também se viciam numa dieta de carne. Em suas longas viagens marítimas, os nórdicos descobriram que, quando os cordeiros a bordo eram levados a comer carne e peixe, se acostumavam a esses alimentos. Ao desembarcar em terra firme, os cordeiros não queriam mais voltar à dieta original de grama. Cavalos muitas vezes são alimentados com peixes e passam a gostar desse tipo de alimento, apesar de não ser natural para eles. Os papagaios, frutívoros, também são ensinados a comer e apreciar alimentos de origem animal. Resumindo, animais que viviam sob alimentação exclusivamente à base de vegetais vivos tornaram-se fisicamente viciados em carne.

Como foi mostrado em *Breaking the food seduction* [Vencendo a sedução da cimida], o açúcar, assim como o chocolate, libera substâncias naturais que dão uma sensação de bem-estar. Estamos falando das endorfinas, que são semelhantes aos opiáceos em sua estrutura química e ativam o neurotransmissor dopamina, que estimula o centro de prazer do cérebro. O efeito narcótico do açúcar, segundo pesquisas, pode ser desencadeado até pelo mero gosto do açúcar, antes mesmo que a reação insulina-dopamina ocorra. Alimentos ricos em carboidratos estimulam outro neurotransmissor, a serotonina, que ajuda o humor e o sono.

O trigo, e particularmente o glúten contido nele, é metabolizado em pelo menos onze tipos de opiáceos.

É por essas razões que um ano de acompanhamento para cortar o vício em alimentos da Cultura da Morte é tão importante.

PROCESSO INTENSIVO ZERO POINT

O processo Zero Point ajuda o cliente a: quebrar bloqueios emocionais e mentais, problemas psicossomáticos, vícios de alimentos e outras substâncias; a amar a si mesmo e superar a sutil resistência à cura do diabetes; a se livrar de relacionamento de codependência e prejudiciais à saúde; e, finalmente, a aderir a seu desígnio sagrado de modo a se tornar o ser pleno que realmente é. O processo intensivo Zero Point liberta a mente da preocupação com seus padrões psicoemocionais viciantes, abrindo as portas para a clareza. Ajuda os participantes a despertar do estado de devaneio que nos separa do Todo. Ajuda-os a entender que personalidade é um caso de identidade equivocada, e a ser capazes de se abrir para a plenitude da vida. Embora não seja ensinado como um caminho espiritual, é um processo espiritual poderoso, que sustenta o processo espiritual de todas as linhas e tradições religiosas.

A coisa mais importante que aprendemos no Zero Point é que a *personalidade é um caso de identidade equivocada*. Para sermos livres, temos que transcender nossa identidades pessoal, cultural, arquetípica e até espiritual. Não somos nossos pensamentos, nossa mente e nosso corpo. Essa consciência resulta numa orientação de vida totalmente nova. O processo nos permite entrar na sincronicidade dual/não dual, em que *temos* – mas não *somos* – nossa personalidade e nossos arquétipos.

Quando compreendemos que nossos pensamentos não exercem poder sobre nós, nos tornamos capazes de dissolvê-los quando necessário. Dissolvendo o que não somos, alcançamos a indescritível consciência de quem somos. Essa transformação interna, numa perspectiva cósmica universal, abre o caminho para uma vida centrada em Deus. Os conflitos da vida então cessam. Somos livres para seguir o fluxo de nosso destino de uma maneira que manifesta nosso desígnio sagrado, nossa verdadeira expressão no mundo.

A liberdade não tem passado, futuro ou presente. A liberdade é solitária, vazia e sem adjetivos. O importante é ser a verdade em todos os momentos, e não *buscar* a verdade. Viver o aqui e agora nos liberta das armadilhas de nossa mente e de suas preocupações com passado, presente e futuro, ou sua relação com o mundo. Somos despertados de nosso transe e libertados das armadilhas de nossa história.

O processo Zero Point permite que nossa mente se torne aberta como o céu, que contém o sol, a lua, as estrelas, as nuvens, as chuvas, a neve ou simplesmente o azul. Quando nos tornamos céu, não nos importamos de saber qual desses elementos vai aparecer; criamos espaço para que todos passem por nós.

Assim, estamos capacitados a aceitar nosso destino e nossa vida sem medo, hesitação ou resistência. Livres da ditadura da mente, podemos celebrar nossa vida com alegria, satisfação e o êxtase da liberdade.

TREINAMENTO PARA A ALIMENTAÇÃO CONSCIENTE

A base do treinamento para a alimentação consciente no Tree of Life Café é criar alimentos capazes de apoiar o despertar da consciência. A alimentação consciente começa com o preparo consciente dos alimentos. Estudos mostraram que nossas intenções têm influência sobre as menores partículas. Na alimentação viva, as estruturas cristalinas de água captam a energia de nossa presença, bem como a energia do ambiente. No Tree of Life Café, nossos alimentos vivos vibram com uma energia curadora profunda que contagia todos os aspectos da criação.

O foco desse curso experimental de seis dias é compartilhar com os alunos o poder de permanecermos presentes em nosso coração enquanto elaboramos a comida – a verdadeira essência do preparo consciente. Isso vai orientá-lo nos princípios do preparo consciente de alimentos vivos enquanto você faz uma imersão na vivência do Tree of Life.

O curso inclui:

- Montar uma cozinha de alimentos vivos – uma discussão prática interativa
- Os segredos do preparo consciente
- Alimentos da dieta do arco-íris – aprendizado da tabela de fases
- Introdução ao equilíbrio dos ingredientes
- Alimentos fermentados – aula prática
- Introdução a molhos, sopas, biscoitos e saladas
- Aula de café da manhã – leites e granolas
- Pães e crostas básicos

- Queijos de sementes, patês, molhos e vegetais marinados
- Sobremesas com baixo índice glicêmico – Fases 1.0 e 1.5
- Pão judaico challah trançado
- Germinação com microrganismos eficazes e minerais marinhos
- Caminhadas na natureza
- Certificado de conclusão com festa de encerramento
- Livro de exercícios detalhados – atualizado com frequência
- Volume 1 do livrinho de receitas
- Orientação e assistência diariamente (tire suas dúvidas a qualquer hora!)
- Acesso às melhores fontes (de alimentos, equipamentos, instrução, assistência)

Palestras com Gabriel Cousens e a equipe do Tree of Life Café sobre os seguintes assuntos:

- Dieta do arco-íris
- Como individualizar a alimentação
- Por que alimentos vivos?
- Perguntas e respostas sobre nutrição
- Continuar em casa

RETIRO ESPIRITUAL EM JEJUM

"Já fiz jejum, ioga e meditação, mas nunca com o grau de competência e integridade que o doutor Cousens e sua equipe criaram para tratar questões clínicas, emocionais e espirituais em um programa integrado e cuidadoso."

Doutor G. L. D., Tucson, Arizona

Organizado por Gabriel e Shanti Gold-Cousens, esse retiro utiliza o jejum espiritual com suco para desbloquear a fonte divina da juventude, vitalidade e transformação. No retiro espiritual em jejum, liberamos nossa resistência à cura para despertar corpo e mente para quem realmente somos. Pelo processo de desapego ao alimento físico, nos abrimos para a nutrição espiritual e desfrutamos do banquete espiritual dos quatro elementos: ar, terra (sucos), água e sol (fogo). Gabriel e Shanti participam do jejum em grupo, ensinando ioga em todos os aspectos do ser. O retiro espiritual em jejum é a jornada definitiva para o guerreiro interior – para dentro e além do Todo. Durante o retiro oferecemos:

- Sucos frescos e orgânicos por sete dias
- Meditação *shaktipat* diária com Gabriel Cousens
- Alimentos vivos por dois dias para a reintrodução de alimentos
- Tenda do suor (se o clima permitir)
- Kali Ray TriYoga® diariamente
- Caminhadas na natureza
- Canto
- Seminários e discussões espirituais
- Ofurôs ao ar livre
- Cura holística opcional no spa Tree of Life

Com sessões de meditação profunda, o retiro espiritual em jejum permite o contato do indivíduo com sua verdade divina e seu ritmo sagrado pessoal.

"O jejum espiritual é a morte e o renascimento místico nos braços de Deus. O jejum espiritual leva você ao prazer do divino. Você não sabe o que é sentir-se bem até fazer o jejum."

Doutor Gabriel Cousens

CURSO DE RELACIONAMENTOS SAGRADOS

"Conheça a si mesmo como um filho sagrado do divino e explore o universo como se fosse um parque de diversões sensorial, selvagem, emocionante e abundante. Domine a arte do relacionamento sagrado e evoque a união divina em todos os momentos. Embarque numa jornada interior, desatando as forças dinâmicas do amor, como se corpo, mente e espírito se fundissem como uma manifestação contínua de êxtase."

Doutor Gabriel Cousens

O curso de relacionamentos sagrados é um dos *workshops* que Gabriel e Shanti mais gostam de ministrar. Juntos, eles tecem uma rede de amor reluzente que inspira e ajuda todos a encontrar a chama do amor divino dentro de seu próprio coração. Casais exploram os mistérios da intimidade numa vereda espiritual em que são ensinados a evocar o divino em seu relacionamento. Gabriel e Shanti ajudam casais a despertar e fortalecer a força espiritual entre eles, levando a cura das energias masculina e feminina ao planeta no processo de retorno ao Todo.

EVENTOS ANUAIS

Para ampliar a comunidade de apoio e criar uma experiência coletiva da Cultura da Vida, o Tree of Life realiza no dia 4 de julho o Dia da Interdependência, com David Wolfe e Gabriel Cousens. E também um almoço gratuito e aberto ao público no Dia de Ação de Graças.

PARA EXERCER SEU VERDADEIRO POTENCIAL

"Quando deixamos de pensar apenas em nós e em nossa autopreservação, experimentamos uma transformação verdadeiramente heroica de consciência."

Joseph Campbell

Através da Cultura da Vida nos tornamos *potencialistas*, percebendo as verdadeiras habilidades das pessoas, individual e coletivamente. Lembre-se de não se preocupar com sua capacidade de adotar a dieta de baixo índice glicêmico da Cultura da Vida. Quem você é agora e quem nascerá com o Programa de 21 Dias do Tree of Life e da Cultura da Vida são duas pessoas distintas. Você passará por uma transformação física, emocional, mental e espiritual ao perceber seu verdadeiro potencial em todos esses aspectos, tendo mente, corpo e espírito sempre pedindo para atrair as melhores coisas para a sua vida.

Na Cultura da Vida, comemos e vivemos como um ato de amor e consciência, sabendo que a felicidade não é uma questão individual, que cada um pode ter uma vida plena e saudável, sem diabetes, e inspirar autoconfiança, alegria e esperança em outras pessoas. Isso pode ser conquistado simplesmente pelo simples ato de viver uma existência autêntica, que aceita o que somos: indivíduos que se alimentam de vegetais orgânicos e querem deixar para trás a realidade diabetogênica industrializada da "vida moderna" para viver na Cultura da Vida, em que todos consomem os melhores alimentos, em que honramos a herança de nossos ancestrais e criamos um mundo saudável para as próximas gerações.

CAPÍTULO 6

A culinária da Cultura da Vida

"Sou decididamente adepto do vegeterianismo por princípio, não apenas por razões morais e estéticas. Acredito sinceramente no estilo de vida vegetariano e tenho fé e esperança na mudança do destino da humanidade graças aos efeitos benéficos para o corpo de uma dieta mais saudável e sua influência sobre a índole das pessoas. Isso acabará por trazer benefícios e melhorias para a sociedade."

Albert Einstein

"Comer é uma necessidade, mas comer com inteligência é uma arte."

Duque François de La Rochefoucauld

Uma culinária antidiabetogência, com a qual você possa viver prazerosamente ao longo dos anos, é essencial para a prevenção e o tratamento do diabetes. Por exemplo, uma pesquisa feita em 1999 na Grã-Bretanha mostrou que pessoas que comem salada e vegetais crus frequentemente estão 80% menos sujeitas a ter diabetes tipo 2 do que as que ingerem vegetais mais raramente.[1] A cozinha da Cultura da Vida ensinada no Programa de 21 Dias do Tree of Life funciona. Não é só uma dieta a ser seguida, mas o delicioso aspecto culinário de viver na Cultura da Vida por toda a sua existência. Tendo em vista todas as formas diferentes de consumir alimentos mencionadas neste livro, vamos recapitular o que examinamos. O Programa de 21 Dias do Tree of Life inclui o jejum de suco verde para levar seus níveis de açúcar, HbA1c e outros índices químicos no sangue a taxas fisiologicamente saudáveis. O programa também inclui o *workshop* Zero Point, um processo que serve para limpar emoções, bloqueios mentais, problemas psicossomáticos, distúrbios alimentares e outros vícios, e, finalmente, o *workshop* Alimentação Consciente para aprender a preparar essas comidas saborosas, o que é explicado neste capítulo.

Neste capítulo, oferecemos dois modos complementares de alimentação segundo a cozinha da Cultura da Vida que podem se ajustar aos horários, cultura culinária, exigências nutricionais específicas e habilidades culinárias de qualquer pessoa.

Oferecemos uma abordagem básica e de longo prazo de alimentação viva, explicada no livro *Rainbow green live-food cuisine* [Culinária verde e viva do arco-íris], que desenvolvemos especificamente para este programa. A Cozinha Internacional do Arco-Íris é mais intensiva, tanto na elaboração quanto no tempo de preparo, e permite criar pratos que despertam, ou até excedem, as sensações do paladar e os prazeres gastronômicos da dieta a que você estava acostumado, e podem ser adaptados ao gosto de cada família, cultura e sociedade.

Quanto ao teor glicêmico da dieta, recomendo que você estabilize na Fase 1.0 por três a seis meses até se sentir completamente à vontade com sua nova fisiologia. Pode então passar para a Fase 1.5 ou permanecer na Fase 1.0. Passar do jejum diretamente para a Cozinha Internacional do Arco-Íris (de acordo com suas necessidades fisiológicas de recuperação) e viver na Cultura da Vida é essencial para o sucesso do programa a longo prazo.

"A comida é um sinal do amor de Deus."

Gabriel Cousens

Outro aspecto essencial é tratar a ingestão do alimento como um evento espiritual, cultural e social significativo, praticado com consciência e sacralidade. É preciso incluir e equilibrar cuidadosamente todos esses aspectos para ter sucesso a longo prazo. Preparar o alimento e comê-lo conscientemente é parte vital do processo. Para extrair o máximo do alimento, mantenha coração e mente num estado de amor, gratidão e consciência quando for preparar e comer sua refeição.

"Quem pensa que não tem tempo para comer saudavelmente cedo ou tarde vai achar tempo para ficar doente."

Edward Stanley, The conduct of life

Se você não tem muito tempo para ficar na cozinha, mas quer que o diabetes desapareça, é melhor arranjar tempo para ficar saudável do que continuar a sofrer de uma limitação crônica e não controlada e morrer prematuramente vítima do diabetes.

A COZINHA INTERNACIONAL DO ARCO-ÍRIS

Preparar os pratos da Cozinha Internacional do Arco-íris é uma aventura culinária que leva a um mundo de sabores saudáveis, vitais e substanciosos. Se estiver embarcando na jornada de preparo de alimento vivo pela primeira vez, um tesouro de novas habilidades, utensílios, ingredientes e dicas esperam por você. Este capítulo é um guia que mostra "como fazer" e oferece a ajuda de que você vai necessitar para a sua viagem. O mistério aguarda por você!

Há muitas opções para planejar a incrível cozinha da Cultura da Vida. Eu recomendo que você use também receitas do livro *Rainbow green live-food cuisine* [Culinária verde e viva do arco-íris], de Gabriel Cousens e do Tree of Life Café, que traz muitas ideias de pratos deliciosos feitos para a dieta e o estilo de vida apresentados neste livro, e que usamos em nosso Programa de 21 Dias do Tree of Life .

EQUILÍBRIO DE SABORES

Uma das principais maneiras de criar uma experiência epicurista de degustação é estabelecer o equilíbrio dos sabores. O conceito de equilíbrio de sabores, compartilhado com o Tree of Life Café por nosso antigo *chef*, Chad Sarno, foi incorporado ao nosso programa para criar pratos crus multiculturais. O equilíbrio de sabores é a chave para preparar pratos deliciosos. Baseia-se no preparo holístico de alimentos, que celebra o equilíbrio de aromas e o equilíbrio na nutrição do corpo emocional e do corpo espiritual. Quando mantemos os corpos físico, emocional e espiritual com alimento reconfortante, cria-se equilíbrio.

TABELA DE EQUILÍBRIO DE SABORES			
Doçura	**Salinidade**	**Acidez**	**Gordura**
Frutas com baixo teor glicêmico	Sal marinho	Limão-siciliano	Óleos
Tomate-cereja	Azeitona	Limão	Sementes e oleaginosas
Pimentão	Missô	Grapefruit	Manteigas de sementes e de oleaginosas
Cenoura	Vegetais marinhos	Vinagre de maçã	Abacate
Beterraba	Alga kelp	Chucrute	Polpa do coco
Laranja inteira	Alga dulse		Azeitona
Missô branco			Beldroega

Em cada refeição, precisamos ter uma base de sabor. Essa base – o equilíbrio entre doçura, salinidade, acidez e gordura em cada prato – nos dá condições de fazer quase todos os pratos étnicos. Repito: os ingredientes básicos, que você vai encontrar na maior parte das receitas deste livro, têm os quatro elementos: doçura, acidez, salinidade e gordura. Por exemplo, em um patê, você pode usar pinholes como gordura, cenoura para a doçura, um pouco de suco de limão para a acidez e sal marinho para a salinidade. Juntos, esses elementos constroem a base do patê.

Para a gordura, você pode usar todos os tipos de óleo: óleo de nozes, linhaça, cânhamo, girassol, gergelim, sementes e oleaginosas úmidas, sementes e oleaginosas secas, manteiga de oleaginosas, abacate, coco ou azeitonas. Para a acidez, use cítricos (limão-siciliano, limão, vinagre de maçã e chucrute). Para a salinidade, use sal marinho, que contém 82 minerais. É um sal não cozido, vivo. Considero o missô um alimento vivo porque, quando é fermentando, é ativado com enzimas. O missô cria um sabor salgado muito bom, e pode ser usado sozinho como substituto do caldo simples. A azeitona é boa para a salinidade e para a gordura, sendo também a fruta mais mineralizada. Para o sabor doce, não use frutas secas, porque elas possuem teor glicêmico muito alto e são micogênicas, isto é, dão margem ao crescimento de patogênicos como a cândida. Em seu lugar, o Tree of Life Café usa os vegetais mais doces e algumas frutas com teor glicêmico mais baixo. Na Fase 1.5, pode-se usar de vez em quando um pouco de uvas-passas, maçãs ou peras, e ocasionalmente suco de laranja. Pode-se usar também água de coco e vegetais mais doces, como tomate-cereja, pimentão, cenoura e beterraba em pequenas quantidades. O missô branco doce é muito bom tanto para a doçura quanto para a salinidade.

Cada cultura tem sabores característicos, obtidos pelo uso de ervas e temperos específicos. Por exemplo, nas culinárias italiana e siciliana, os sabores fundamentais são alho, manjericão e azeite de oliva. Nas cozinhas tailandesa e balinesa, os sabores mais usados são manjericão, capim-limão, tamarindo, galanga, curry, cominho e coentro. Nas culinárias mexicana e espanhola, use coentro, cominho, alho, azeite de oliva, jalapeño e outras pimentas. As culinárias marroquina e africana enfatizam o coentro, a canela, o gengibre e o cominho. As cozinhas japonesa e chinesa usam gengibre, alho e gergelim. A culinária do Leste Europeu emprega alho, hortelã, orégano, canela, salsinha, gengibre e feno-grego. Na cozinha indiana, usa-se alho, gengibre, cardamomo, misturas com curry, cominho e o sabor genérico de massala, assim como gergelim, açafrão, canela, feno-grego, cúrcuma e erva-doce. Para a cozinha dos Estados Unidos, use alho, orégano, dill, canela e pimentas.

Cada cultura também enfatiza diferentes alimentos. Por exemplo, as cozinhas italiana e siciliana usam com frequência limão, azeitona, tomate e espinafre. As culinárias tailandesa e balinesa dão maior ênfase ao limão e ao coco. As do México e da Espanha usam limão, tomate e abacate. As cozinhas marroquina e africana usam azeitona, laranja, limão-siciliano, tomate e berinjela. As culinárias japonesa e chinesa empregam limão, brotos de feijão-mungo, couve-chinesa, vegetais sortidos, ervilha-torta e abóbora. As cozinhas do Leste Europeu e da Grécia usam limão, berinjela, tomate e abóbora. A cozinha indiana emprega couve-flor, espinafre, ervilha e limão-siciliano. A americana usa ervilha, cenoura, limão-siciliano e tomate.

Quando examinamos quais alimentos, ervas e temperos funcionam bem juntos, especialmente quando usados para obter determinados sabores culturais, percebemos a influência biorregional: plantas que crescem próximas uma da outra combinam sinergisticamente na cozinha. Isso é, em certo sentido, parte do projeto divino: os humanos são mais bem alimentados pelo alimento que cresce em sua região. Por exemplo, o tomate e o manjericão podem ser plantados juntos e são ingredientes complementares na cozinha.

Assim, se quiser fazer uma salada italiana, use produtos italianos, como tomate, azeitona e espinafre, regados com um pouco de azeite e limão-siciliano, que são comuns na Itália, e polvilhe com sal. A seguir, acrescente as ervas que são próprias da cultura italiana. Se desejar um prato tailandês, você deverá usar polpa de coco e gergelim. Pode-se usar o coco com um pouco de limão e acrescentar os temperos que fazem parte da cultura tailandesa. Para acompanhar esses sabores básicos, inclua ervilha, cenoura e couve-flor.

É importante compreender que as quantidades de salinidade, acidez, gordura e doçura se complementam e se combinam com ervas étnicas para formar um sabor completo. Por exemplo, certos ingredientes realçam certas ervas. Assim, se um prato levar coentro, convém acrescentar menos limão, porque a acidez do limão realça o coentro e desperta mais seu sabor. Se usar manjericão no lugar do coentro, acrescente mais limão. Além disso, pense no óleo como um veículo para o sabor. Se um prato contiver apenas limão, sal e ervas, esses sabores – salgado e ácido – irão diretamente para as papilas gustativas. Mas o óleo suaviza os sabores e os equilibra. Por isso, o componente de gordura é importante.

A arte desta culinária é o equilíbrio, que é alcançado quando são usados ingredientes frescos, da estação, capazes de satisfazer os quatro elementos de sabor, equilibrando as ervas e encontrando o estilo próprio de reunir os ingredientes em um prato sensacional. Com esse propósito, comece com uma receita básica e então brinque com os elementos. Analisando qualquer uma das receitas, você poderá ver a base delas, os quatro sabores e os vegetais, ervas e temperos que dão à receita sua característica cultural. Assim, quando criar suas próprias receitas da Cozinha Internacional do Arco-íris partindo do zero, crie uma receita básica com os quatro sabores e então jogue com as ervas e os temperos próprios da culinária da região que tiver escolhido.

A Cozinha Internacional do Arco-íris não é só a mais saudável dieta de purificação e manutenção da saúde pessoal, da saúde do planeta, e do despertar da consciência. É também uma prazerosa exploração da culinária artística e de sabores deliciosos.

CONHEÇA OS INGREDIENTES

Esta seção dedica-se aos alimentos e ingredientes usados em nossas receitas no Tree of Life Café. Destacamos os alimentos que têm alta densidade nutricional e pouco açúcar. Muitos destes itens estão disponíveis no Culture of Life Store no website do Tree of Life Project: www.cultureoflifestore.com

VEGETAIS DE FOLHAS VERDES

Entre os alimentos com mais alta densidade nutricional estão as folhas verdes, especialmente couve, dente-de-leão, espinafre, acelga, couve-tronchuda, rúcula, salsinha e repolho verde. Eles têm altos índices de minerais alcalinos, proteína e clorofila, sendo, portanto, regeneradores e purificadores.

COMPRE E ARMAZENE OLEAGINOSAS E SEMENTES

É recomendável que sementes e oleaginosas sejam compradas diretamente de fornecedores especializados. Esses alimentos, obtidos em lojas de produtos naturais ou mercados convencionais, podem ficar rançosos se permanecerem nas prateleiras por muito tempo. Idealmente, as sementes e oleaginosas devem ser guardadas no *freezer* ou na geladeira para evitar que seu componente de óleo fique rançoso. Se isso não for possível, armazene-as em um local frio, escuro e seco. Tome mais cuidado ainda com sementes e oleaginosas com alto teor de óleo, como castanhas-do-pará, macadâmias, pinhões e pinholes. Se estiverem amareladas, devem estar rançosas.

ESCOLHA OS ÓLEOS

Como sugerimos no capítulo 2, pessoas com doença cardiovascular arterosclerótica grave deveriam seguir a recomendação do doutor Esselstyn e eliminar o azeite de oliva e outras gorduras animais saturadas ou cruas de sua dieta. No mesmo contexto, pessoas diagnosticadas com diabetes há mais de um ano têm, com quase 100% de certeza, uma degeneração do endotélio das artérias, e seria prudente que evitassem ou minimizassem o uso do azeite até que a fisiologia diabética tivesse sido revertida completamente. Mesmo que os óleos altamente antioxidantes ômega-3 sejam uma boa alternativa, recomendo que essas pessoas prefiram molhos feitos com oleaginosas e sementes moídas aos óleos feitos com elas, que apenas contêm os antioxidantes solúveis em gordura. Em geral, mesmo que esses óleos sejam benéficos, ainda recomendo que se mantenha uma ingestão relativamente baixa de gordura (de 15 a 20% do total de calorias) no processo de cura do diabetes pela dieta de alimentos vivos. Da mesma forma, como na cozinha dos alimentos vivos pode-se comer a metade, se tanto, com o mesmo benefício nutricional, é mais saudável e teoricamente melhor ter de 10 a 15% de calorias de gordura em uma dieta de apenas vegetais cozidos.

Os melhores óleos para usar em molhos de salada são os que têm alto teor de ômega-3: os óleos de nozes, linhaça e cânhamo, assim como o de gergelim, que é rico em antioxidantes. Nas receitas do Tree of Life, recomendo que se tente substituir o azeite de oliva por esses óleos.

Os óleos convencionais devem ser evitados, porque foram muito processados. Mesmo os "óleos prensados a frio" podem ter sido afetados pelo calor em algum estágio do processamento. Os óleos que recomendo são:

- Óleo de linhaça prensado a frio, que deve ser usado dentro de três semanas a partir da data da fabricação, porque tem grande probabilidade de ficar rançoso.
- Óleo de semente de cânhamo, que deve ser usado dentro de seis semanas a partir da data da fabricação, porque também tem grande probabilidade de ficar rançoso.
- Óleos de linhaça, coco, girassol e amêndoas prensados a frio.
- Óleo de coco, mas não mais do que 1 ou 2 colheres de sopa por dia, porque eleva os níveis de colesterol quando ingerido em excesso.

ERVAS E TEMPEROS

Sempre que possível, ervas frescas e temperos inteiros são usados no Tree of Life Café, já que seu aroma é muito mais rico e delicioso do que seus equivalentes secos. Temperos como erva-doce, dill (endro), cominho, cravo, canela e cardamomo podem ser comprados inteiros e facilmente moídos em um moedor de temperos ou de café.

ESTÉVIA

A estévia é uma erva doce nativa das Américas do Norte e do Sul. Só uma espécie, a *Stevia rebaudiana,* tem o sabor suficientemente doce para ser chamada de "folha doce", no Brasil e no Paraguai, onde é nativa. A estévia é uma boa alternativa como adoçante. Uma pesquisa recente mostra que ela não eleva o nível de açúcar no sangue e pode até baixá-lo. Folhas inteiras de estévia podem ser compradas em lojas de alimentos naturais ou por encomenda, ou você pode plantá-la. Moa a folha inteira até virar pó e acrescente a pratos e chás para adoçá-los. Também é possível comprar a estévia diluída em água em lojas de produtos naturais. Evite as formas de estévia diluídas em álcool e refinadas. A estévia não refinada é verde-escura.

BAGAS DE GOJI

Análises clínicas mostram que essas bagas incomuns são um poderoso antioxidante, contendo dezoito tipos de aminoácidos (seis vezes mais do que o pólen de abelha), mais betacaroteno do que a cenoura e cinco vezes mais vitamina C por peso do que a laranja. Contêm ainda vitaminas B_1, B_2, B_6 e E. Mostraram-se eficientes no aumento de glóbulos brancos, protegendo o funcionamento do fígado, diminuindo a taxa de colesterol, aliviando a hipertensão e ajudando a fortalecer o sistema imunológico enquanto constroem tecido muscular e queimam a gordura corporal. As bagas de goji são conhecidas por aumentar a longevidade.

As bagas de goji tibetanas oferecidas pelo Tree of Life crescem na natureza, em vales protegidos, e são cultivadas na Mongólia Interior, em solo de milhões de anos onde nunca foram usados pesticidas. Elas são secadas e depois embaladas em sacos fechados a vácuo. Na cozinha da Fase 1.5, as bagas podem ser comidas secas, como aperitivo (apenas algumas), ou colocadas de molho e usadas em receitas.

SEMENTE DE LINHAÇA

A semente dourada da linhaça é muito nutritiva e uma contribuição diária essencial a uma dieta saudável. Seu valor nutricional é maior do que o da semente de linhaça marrom, mais comum. Ela contém fibras, lignanas e ácidos graxos ômega-3 de cadeia curta, assim como fibras solúveis e insolúveis, que auxiliam a limpeza do trato intestinal e a regularização do seu funcionamento. As lignanas fornecem um poderoso reforço ao sistema imunológico e à saúde celular. Os ácidos graxos ômega-3 de cadeia longa são essenciais para equilibrar a química cerebral. A semente de linhaça é uma das poucas fontes de ômega-3 numa cozinha estritamente vegetariana. Recomendo três colheres de sopa para oxidantes lentos, e de três a seis colheres para oxidantes rápidos por dia. Outras fontes de ômega-3 de cadeia longa que contêm componentes de cadeia longa DHA e EPA são o produto E3Live® e a erva beldroega. O índice de conversão de ômega-3 de cadeia curta em cadeia longa é de 1%. A adição de uma colher de sopa de óleo de coco aumenta o índice para 3 a 6%, de três a seis vezes melhor. Não recomendo mais do que uma ou duas colheres de sopa de óleo de coco por dia, porque o excesso pode elevar o colesterol.

As sementes podem ser moídas em um moedor de temperos ou de café e usadas em muitas receitas, ou apenas salpicadas em saladas, misturadas a granolas ou frutas. Quando a semente de linhaça é colocada de molho, a água se torna espessa e gelatinosa, podendo ser usada em muitas receitas para dar liga ou engrossar.

SAL DO MAR CELTA OU DO HIMALAIA

O sal cinza-claro do mar Celta contém primordialmente, mas não totalmente, sódio e cloreto (33% de sódio e 51% de cloreto). Graças a um método exclusivo de coletá-lo da água do mar (empregado na costa noroeste da França), associado ao recolhimento do sal evaporado naturalmente com utensílios de madeira, ele também contém mais de 82 oligoelementos não encontrados em outros sais marinhos. Outro excelente sal integral é o sal do Himalaia. Ambos estão em sua forma iônica.

Ao sal de mesa comum, que não recomendo, faltam minerais e oligoelementos porque ele é purificado e refinado, restando apenas sódio e cloreto. Depois de refinado, o sal comum é misturado com iodo, agentes branqueadores e agentes antiendurecedores, que formam um produto absolutamente branco e solto. Mesmo muitos sais rotulados como "sal marinho" são lavados ou fervidos, o que retira dele os minerais e oligoelementos, tornando-os tóxicos. Qualquer sal que tenha sido aquecido transforma-se numa forma covalente, que o corpo tem dificuldade de assimilar. O sal extraído do mar Celta e do Himalaia são os mais energéticos e completos que já encontramos. A pesquisa indica que o sal marinho é usado pelo corpo para a mineralização, hidratação e para restabelecer o equilíbrio sódio-potássio saudável para a linfa, o sangue e os líquidos extracelulares.

MANTEIGA DE AMÊNDOAS E TAHINE DE GERGELIM

A manteiga de amêndoas é feita com amêndoas cruas, que não ficaram de molho. Da mesma maneira, o tahine é uma manteiga suculenta feita de sementes de gergelim cruas. O processo de moagem de muitos tahines e manteigas de amêndoas comerciais envolve a exposição ao calor intenso; portanto, seus rótulos, que os identificam como "crus", são muito enganosos.

Tanto a manteiga de amêndoas quanto o tahine são ingredientes versáteis para muitos tipos de receita, particularmente sopas e molhos de salada. O tahine se destaca pela textura cremosa e pelo aroma intenso. A manteiga de amêndoas e o tahine podem ser usados como molho para mergulhar vegetais crus ou fatias de maçã, ou espalhados no pão ou em biscoitos. A pesquisa citada neste livro mostra que as amêndoas estão associadas a mais de 23% de diminuição do LDL.

SEMENTE DE CÂNHAMO

A semente de casca fina da surpreendente planta do cânhamo tem um sabor agradável de nozes, semelhante ao da semente de girassol. As sementes contêm muitos nutrientes – são uma fonte excelente de ácidos graxos essenciais, liberando esses ácidos a um índice equilibrado de 3,75:1. A semente de cânhamo contém o raro ácido gamalinoleico (AGL) e é uma fonte de proteína, contendo todos os aminoácidos essenciais. É também uma fonte de ácidos graxos ômega-3 de cadeia curta igual à semente de linhaça.

Infelizmente, grande parte das sementes de cânhamo sofrem irradiação durante a importação; entretanto, o Tree of Life fornece sementes verdadeiramente vivas e orgânicas, que chamamos de nozes de cânhamo. A semente de cânhamo vai bem na granola ou salpicada em saladas, e é especialmente saborosa em molhos de tomate. Além disso, substitui deliciosamente outras sementes e oleaginosas em muitas receitas.

AZEITONA

As azeitonas mais saudáveis são as curadas em água ou em sal do mar Celta. São ricas em gordura monoinsaturada, com altas proporções de aminoácidos essenciais, vitaminas E e A, betacaroteno, cálcio e magnésio.

ÓLEO DE COCO

Cocos maduros são usados para fazer o saudável óleo de coco, que é quase sólido em temperatura ambiente, e por isso muitas vezes é chamado de manteiga de coco. O óleo de coco cru não processado cheira como coco fresco, enquanto os óleos de coco mais comerciais, inclusive os das marcas mais comumente encontradas em lojas de produtos naturais, são em geral desodorizados e processados sob calor, e portanto não recomendados. O óleo prensado a frio pode ser adquirido no site da Health Store da Tree of Life.

As gorduras saturadas no óleo de coco são gorduras de cadeia média (triglicerídeos) e portanto diferentes da maioria de outras fontes de gordura saturada (triglicerídeos de cadeia longa), que são armazenadas no corpo. Os altos teores de triglicerídeos encontrados no óleo de coco são fáceis de digerir, mesmo para quem sofre de problemas para digerir gorduras. De fato, os triglicerídeos ajudam o corpo a metabolizar a gordura com eficiência. Desse modo, o óleo de coco fornece uma fonte prontamente disponível de energia. As gorduras saturadas são também um importante material de construção para todas as células do corpo humano. O óleo de coco ajuda a converter gorduras ômega-3 de cadeia curta em gorduras ômega-3 de cadeia longa.

O óleo de coco tem uma proporção alta (50% mais) de ácido graxo láurico e contém ácido caprílico, dos quais retira suas propriedades antiparasitárias, antivirais e antifúngicas. Portanto, quem tem problemas intestinais como candidíase ou outras infecções sistêmicas pode se beneficiar da inclusão diária do óleo de coco em sua dieta. O óleo de coco pode ser adicionado a leites de sementes, molhos de salada, sobremesas (agindo como espessante quando gelado) e até mesmo sopas. Não recomendo mais do que uma ou duas colheres de sopa por dia, por causa de sua tendência a elevar as taxas de colesterol. O óleo de coco funciona também como uma loção excelente para a pele e óleo de massagem.

OBSERVAÇÃO SOBRE O SHOYU E OS AMINOÁCIDOS DE BRAGG

Esses condimentos à base de soja são agentes aromáticos populares entre muitos *chefs* da culinária do alimento cru. Entretanto, não são usados na Cozinha Internacional do Arco-íris porque o corpo tem dificuldade para processar a soja, e parece que esses produtos são contaminados por cultivo geneticamente modificado. Também foi demonstrado que, por força do calor do processamento (sim, todos os produtos de soja são cozidos) desse produto ocorre a formação natural de glutamato monossódico.

UTENSÍLIOS PARA O PREPARO

Utensílios de alta qualidade são essenciais para otimizar as propriedades de restabelecimento da saúde das receitas deste livro. A compra de utensílios de qualidade para a cozinha de alimentos vivos requer um pequeno investimento, mas a durabilidade e os resultados compensam o custo inicial.

A ESCOLHA DA FACA

Uma boa faca é o utensílio mais importante na cozinha. Compre a melhor faca que estiver a seu alcance. Recomendo a lâmina de aço de alto carbono, que é o material mais durável. Experimente-a na loja, se for possível, observando como a sente em sua mão. Uma boa faca precisa ter estabilidade, como uma extensão do seu braço.

Facas de cerâmica são uma alternativa excelente ao aço porque não escurecem frutas e vegetais pela oxidação, como ocorre com as de metal, nem emprestam qualquer sabor metálico ao alimento. Também duram meses, ou mesmo anos, sem precisar ser afiadas. A cerâmica é um material muito duro, mas quebradiço; essas facas são suscetíveis a quebra se forem manuseadas descuidadamente.

Para picar ervas frescas, um cortador com uma lâmina levemente arredondada é essencial. Faça um movimento oscilatório, para a frente e para trás, sobre as ervas para picá-las bem fino.

LIQUIDIFICADOR

Um liquidificador de alta rotação é essencial para a cozinha de alimentos vivos. Os liquidificadores comuns são incapazes de processar adequadamente ou obter a uniformidade desejada quando são batidas nozes ou sementes duras – o motor queimará rapidamente com esse uso.

EXTRATOR DE SUCO

A escolha de um extrator de suco deve ser feita cuidadosamente. A maioria dos aparelhos é do tipo que centrifuga. A qualidade do suco extraído nesse tipo de aparelho está abaixo do ideal, porque, como o mecanismo gira em alta velocidade, rasga os alimentos, que então oxidam mais rapidamente. Os extratores desse tipo também costumam geram desperdício, porque não conseguem quebrar completamente a parede da célula e extrair todo o seu suco.

O melhor tipo é a centrífuga, que tritura o alimento em baixa velocidade, preservando as qualidades do suco. A centrífuga deixa a polpa bem seca, já que o suco é completamente extraído, o que é mais econômico. Você também pode fazer sucos de vegetais verdes com um liquidificador de alta rotação, batendo os ingredientes com um pouco de água e espremendo o suco em um saco de pano fino sobre uma jarra.

PROCESSADOR DE ALIMENTOS

Um processador de alimentos de alta qualidade permite processar vegetais, oleaginosas e sementes em diversas consistências. Escolha um que tenha capacidade de oito a dez xícaras.

DESIDRATADOR DE ALIMENTOS

Ao procurar um desidratador é importante escolher um que funcione com ventilador, que garante temperaturas secantes mais uniformes por toda a superfície. Deve ter também comandos de controle e seleção de temperatura. Muitos modelos domésticos não possuem controles de temperatura.

O Tree of Life Café recomenda o desidratador Excalibur por causa de seu eficiente sistema de ventilação, acurado controle de temperatura e facilidade de uso e de limpeza. O Excalibur tem nove bandejas que deslizam para dentro e para fora do aparelho sem perturbar outros níveis, o que acontece nos modelos comuns com empilhamento circular. Leia mais adiante as dicas de desidratação.

MOEDOR DE CAFÉ OU MOEDOR DE TEMPEROS

O moedor de café pode ser usado para moer temperos inteiros e funciona perfeitamente para moer sementes de linhaça, mas um moedor de temperos de boa qualidade é mais eficiente e capaz de transformar em pó temperos mais duros, além de fornecer vedação hermética para os temperos inteiros. Se for esta a sua escolha, compre um moedor para cada tipo de tempero inteiro que for usar, como pimenta-do-reino em grãos, noz-moscada, coentro, cardamomo, canela, cominho, cariz e erva-doce.

CORTADOR EM ESPIRAL (SALADACCO)

Um cortador em espiral é essencial para criar o formato de “macarrão instantâneo” usando legumes como abobrinha, cenoura, abóbora e outras raízes vegetais. É fácil fazer tiras chatas e cabelos de anjo com este utensílio engenhoso. Ele e o cortador de legumes plano são básicos para o preparo de pratos mais sofisticados.

CORTADOR DE LEGUMES PLANO

Um dos utensílios mais versáteis na cozinha, o cortador de legumes plano é simples de usar e corta em fatias finas ou grossas verduras e frutas. Com a troca de uma lâmina, é possível cortar em palitos, em tiras ou ralar. Essencial para fazer a "massa" de lasanha e para muitos outros tipos de "macarrão".

DICAS DIVERSAS

DESIDRATAÇÃO

A desidratação a baixa temperatura é uma técnica que aquece e seca os alimentos sem destruir as enzimas. Em seu livro *Food enzymes for health and longevity* [Enzimas para a saúde e longevidade], Edward Howell afirma que as enzimas são destruídas quando o alimento é exposto a uma temperatura de 46 a 49°C. Entretanto, segundo uma pesquisa recente feita pela Excalibur Dehydrator Company, para obter um resultado melhor deve-se iniciar em 63°C no estágio inicial do processo de secagem. Isso é necessário porque, à medida que o alimento se desidrata, literalmente "transpira" a umidade que contém e, desse modo, cria um resfriamento.

Essa informação mudou meu modo de ver o processo de desidratação de alimentos. Significa que a maneira mais segura de desidratar alimentos que contenham muita água é iniciar a secagem a 63°C por um tempo máximo de três horas. Depois a temperatura é ajustada na faixa "normal" de 46 a 49°C até a finalização do processo de secagem. Com isso, limita-se o potencial de crescimento bacteriológico e reduz-se o tempo que o alimento fica no desidratador. Quanto mais tempo ele ficar ali, mesmo em temperaturas mais baixas, maior será a possibilidade de as enzimas serem destruídas. A desidratação em baixa temperatura constante, praticada durante anos pela comunidade do alimento vivo, pode não ser segura, porque favorece o crescimento e a fermentação de bactérias. No Tree of Life, sentimos que a nova abordagem é mais segura e mais eficiente.

JOGUE FORA SEU MICRO-ONDAS!

O processo de radiação do micro-ondas decompõe e modifica a estrutura molecular do alimento e funciona como um "forno de radiação". A União Soviética proibiu o uso do forno de micro-ondas em 1976. No entanto, mais de 90% das casas dos Estados Unidos têm micro-ondas. Como eles são mais práticos e poupam mais energia que os fornos elétricos convencionais, são poucas as casas e os restaurantes que não os possuem. A maioria das pessoas, mesmo profissionais de saúde, acredita que o forno de micro-ondas não têm nenhum efeito negativo sobre a comida nem sobre quem a consome. Isto está longe de ser verdadeiro. Na verdade, curei duas pessoas que tinham recebido o diagnóstico de "fadiga crônica" ao conseguir que elas jogassem fora o micro-ondas. As cinco notícias a seguir, embora não conclusivas, são altamente sugestivas dos riscos do uso de fornos de micro-ondas.

A primeira é sobre um processo movido em 1991 contra um hospital de Oklahoma referente ao uso de um forno de micro-ondas para aquecer o sangue para uma transfusão. Neste caso, uma paciente submetida a uma cirurgia do quadril morreu em função de uma simples transfusão de sangue. Parece que a enfermeira havia aquecido o sangue no micro-ondas. O que se imagina é que o sangue previamente compatível teve sua estrutura modificada ao passar pelo micro-ondas,tornando-se incompatível para a transfusão.

A segunda, publicada na *Lancet* de 9 de dezembro de 1989, é um relato sobre o leite de bebê submetido a aquecimento em micro-ondas:

> No leite de bebê aquecido no micro-ondas, certos aminoácidos trans converteram-se em seus isômeros cis sintéticos. Os isômeros sintéticos, sejam aminoácidos cis ou ácidos graxos trans, não são biologicamente ativos. Depois, um dos aminoácidos, L-prolina, foi convertido em seu isômero D, que sabidamente é neurotóxico (envenena o sistema nervoso) e nefrotóxico (envenena os rins). O fato de os bebês serem alimentados fora do peito já era suficientemente ruim, mas agora lhes dão leite falso (fórmulas para bebês), ainda mais tóxico devido ao aquecimento em forno de micro-ondas.

A terceira é uma notícia que trata de alimentos preparados em micro-ondas, mostrando que quem come esse alimento tem alterações na química do sangue. Com o título "Estudo comparativo de alimentos preparados convencionalmente e em micro-ondas" e publicado por Raum e Zelt em 1992, 3(2):43, ele relata:

> Uma pesquisa de curto prazo encontrou mudanças significativas e perturbadoras no sangue de pessoas que consomem leite e vegetais processados em micro-ondas. Oito voluntários comeram diversas combinações dos mesmos alimentos cozidos de diferentes modos. Todos os alimentos processados no micro-ondas causaram alterações no sangue dos voluntários. Os níveis de hemoglobina decresceram, os níveis de glóbulos brancos caíram e os níveis de colesterol subiram. Os linfócitos decresceram.

A quarta notícia trata de carcinógenos criados quando a comida é processada em micro-ondas. No livro da doutora Lita Lee, *Health effects of microwave radiation – microwaves ovens* [Efeitos da radiação das micro-ondas sobre a saúde – fornos de micro-ondas] e nas edições de março e setembro de 1991 do *Earthletter*, ela declarou que todo forno de micro-ondas vaza radiação eletromagnética, prejudica o alimento e converte as substâncias cozidas nele em produtos tóxicos e carcinogênicos. Outras pesquisas resumidas nesse artigo revelaram que os fornos de micro-ondas são muito mais prejudiciais do que se imaginava a princípio.

A quinta notícia interessante diz respeito às pesquisas russas publicadas pelo Atlantis Raising Educational Center de Portland, Oregon. Formaram-se carcinógenos em praticamente todos os alimentos testados. Nenhum alimento testado foi submetido a mais tempo no micro-ondas do que o necessário, isto é, cozinhar, descongelar ou aquecer por tempo suficiente para assegurar uma ingestão sanitária. A seguir, o resumo de alguns resultados.

- Preparar carnes no micro-ondas por tempo suficientemente para assegurar uma ingestão sanitária causou a formação de d-nitrosodietanolamina, substância reconhecida como carcinogênica.
- Processar leite e cereais em grão no micro-ondas converteu alguns de seus aminoácidos em carcinógenos. Descongelar frutas converteu suas frações de glucosídeo e galactósido em substâncias carcinogênicas.
- Exposições extremamente curtas de verduras cruas, cozidas ou congeladas transformaram seus alcaloides em carcinógenos.

- Formaram-se radicais livres carcinogênicos em plantas processadas em micro-ondas, especialmente raízes.

Os pesquisadores russos também relataram uma aceleração acentuada da degradação estrutural, levando a uma diminuição de 60 a 90% do valor alimentício de todos os alimentos testados. Entre as mudanças observadas, estavam:

- Decréscimo da biodisponibilidade das vitaminas do complexo B, vitaminas A e E, minerais essenciais e fatores lipotrópicos em todos os alimentos testados.
- Várias tipos de dano a diversas substâncias existentes nos vegetais, como alcaloides, glucosídeos, galactósidos e nitrilosides.
- Degradação de nucleoproteínas nas carnes.

SALGAMENTO E MASSAGEM

A técnica de salgamento, indicada em muitas receitas, ajuda a amaciar vegetais duros como repolho, couve ou brócolis. O sal faz os vegetais liberarem a umidade à medida que quebra as paredes das células. A digestão é feita com mais facilidade quando essas fibras são quebradas. Alimentos que contêm muita celulose murcham devagar, criando uma textura semelhante à do alimento cozido.

As folhas verdes podem ser "massageadas" com sal diretamente com as mãos. Este efeito é reforçado quando se adiciona um pouco de acidez, como suco de limão ou vinagre de maçã. Recomendamos que apenas seja usado o sal do mar Celta ou do Himalaia na preparação de qualquer alimento.

DEMOLHA E GERMINAÇÃO

Muitas oleaginosas, sementes e grãos precisam ser postos de molho ou para germinar antes de serem usadas na cozinha de alimentos vivos. Ao colocar de molho sementes e oleaginosas, retira-se os inibidores de enzimas que elas contêm, ativando seu potencial nutritivo. Abaixo, um quadro para orientá-lo nesse processo.

ORIENTAÇÕES PARA A DEMOLHA E GERMINAÇÃO						
Tipo de Semente	**Medida Seca**	**Tempo de Demolha**	**Tempo de Germinação**	**Rendimento**	**Extensão da Colheita**	**Dicas**
OLEAGINOSAS						
Amêndoas	1 xícara (chá)	12 horas			nenhuma	Guardar na geladeira, na água
Pecãs	1 xícara (chá)	1-2 horas				
Nozes	1 xícara (chá)	1-2 horas				
Macadâmia		não demolhar				Sementes amarelas indicam ranço
Pinhões		não demolhar				
Pistaches com casca		não demolhar				
SEMENTES						
de abóbora descascadas	1 xícara (chá)	4 horas	24 horas	2 xícaras (chá)	0,31 cm	Pode estragar se não for usada imediatamente
de girassol descascadas	1 xícara (chá)	4 horas	24 horas	2,5 xícaras (chá)	0,62-1,25 cm	Usar apenas grãos crus
de trigo-sarraceno descascadas (cuidado, demolha/germinação muito longas causam fermentação)	1 xícara (chá)	15 minutos	24 horas	2 xícaras (chá)	0,31 cm	
de gergelim branco sem descascar	1 xícara (chá)	2-8 horas	2-4 dias			
de gergelim preto	1 xícara (chá)	2-8 horas	2-4 dias			
de cânhamo	1 xícara (chá)	não demolhar				
de linhaça dourada/marrom	1 xícara (chá)	8 horas				

ORIENTAÇÕES PARA A DEMOLHA E GERMINAÇÃO						
Tipo de Semente	Medida Seca	Tempo de Demolha	Tempo de Germinação	Rendimento	Extensão da Colheita	Dicas
SEMENTES						
de linhaça dourada/marrom (para moer)	1 xícara (chá)	Não demolhar, moer e comer seca				
GRÃOS						
Centeio	1 xícara (chá)	6 horas	5-7 dias	3 xícaras (chá)	10 cm	
Trigo espelta	1 xícara (chá)	6 horas	5-7 dias	3 xícaras (chá)	10 cm	O espelta é um trigo primitivo
Trigo	1 xícara (chá)	6 horas	5-7 dias	3 xícaras (chá)	10 cm	
Trigo kamut	1 xícara (chá)	6 horas	5-7 dias	3 xícaras (chá)	10 cm	
Cevada	1 xícara (chá)	6 horas	5-7 dias	3 xícaras (chá)	10 cm	
Amaranto	1 xícara (chá)	3 horas	24 horas	3 xícaras (chá)	0,31 cm	
Painço	1 xícara (chá)	3 horas	12 horas	3 xícaras (chá)	0-0,31 cm	
Quinoa	1 xícara (chá)	3 horas	24 horas	3 xícaras (chá)	0,62 cm	
BROTOS VERDES						
Trigo-sarraceno	1 xícara (chá)	6 horas	5-7 dias	7,5 cm		
Girassol	1 xícara (chá)	7 horas	5-7 dias	7,5 cm		
VEGETAIS PEQUENOS						
Alfafa	3 colheres de sopa	5 horas	5 dias	4 xícaras (chá)	5 cm	
Trevo	3 colheres de sopa	5 horas	5 dias	4 xícaras (chá)	5 cm	
Feno-grego	¼ de xícara (chá)	6 horas	5 dias	4 xícaras (chá)	5 cm	Bom para dissolver catarro
Couve	¼ de xícara (chá)	5 horas	5 dias	4 xícaras (chá)	2,5 cm	
Mostarda	3 colheres (sopa)	5 horas	5 dias	4 xícaras (chá)	3,75 cm	Picante
Rabanete	3 colheres (sopa)	6 horas	5 dias	4 xícaras (chá)	5 cm	Picante

ORIENTAÇÕES PARA A DEMOLHA E GERMINAÇÃO						
Tipo de Semente	Medida Seca	Tempo de Demolha	Tempo de Germinação	Rendimento	Extensão da Colheita	Dicas
DIVERSOS						
Tomate seco	1 xícara (chá)	3-4 horas				Água morna apressa a demolha
Uvas-passas	1 xícara (chá)	3 horas				Água morna apressa a demolha
Alga dulse	1 xícara (chá)	2 minutos				Massagear na água e escorrer imediatamente para reter os minerais
Wakame	1 xícara (chá)	2 horas				Difícil de mastigar, picar bem
Alga tipo Kelp	1 xícara (chá)	15 minutos				

MENU DIÁRIO BÁSICO DA COZINHA INTERNACIONAL DO ARCO-ÍRIS

Usando a abordagem da Cozinha Internacional do Arco-íris, Tim e Michela Casey (os gerentes do Tree of Life Café) e eu criamos um menu simples, flexível e indicado para o dia a dia. O menu aqui apresentado é um modelo básico que você pode aplicar usando as receitas apresentadas aqui e outras da Fase 1.0 da dieta do arco-íris para criar uma dieta adequada ao tempo que você tem disponível e a suas habilidades culinárias.

CAFÉ DA MANHÃ

Escolha entre: salada, sopa ou suco de vegetais
Mistura de superalimentos verdes em pó, dependendo de suas necessidades (produto encontrado em mercados)
Chá

LANCHE

½ litro de suco de vegetais. Se precisar de mais proteína, acrescente oleaginosas e sementes, ou 1-2 colheres de sopa de concentrados altamente proteicos, como a clorela ou a espirulina, ou uma mistura de superalimento em pó (produto encontrado em mercados).

ALMOÇO

Salada ou sopa
Entrada
Patê, biscoitos ou leite de soja
Chá

LANCHE

½ litro de suco de vegetais. Se precisar de mais proteína, acrescente oleaginosas e sementes, ou 1-2 colheres de sopa de concentrados altamente proteicos como a clorela ou a espirulina, ou uma mistura de superalimento em pó, ou
Palitos de vegetais e patê ou
Rolinhos de sushi

JANTAR

Salada ou sopa. Se desejar, inclua alguns dos itens abaixo, mas o jantar deve ser leve.
Entrada
Patê, biscoitos ou leite de soja
Chá
Sobremesa uma vez por semana
Se precisar de mais proteína, acrescente oleaginosas e sementes, ou 1-2 colheres de sopa de concentrados altamente proteicos como a clorela ou a espirulina, ou uma mistura de superalimento em pó.

PRATOS PRINCIPAIS

BRÓCOLIS COM PIMENTÃO E QUEIJO VEGETAL

Vegetais:

2 xícaras (chá) de brócolis fatiados ou picados
1 xícara (chá) de pimentão cortado em tiras finas

Queijo de sementes:

1 xícara (chá) de sementes de girassol
¼ de xícara (chá) de azeite (ou outro óleo recomendado)
2 colheres (sopa) de suco de limão
½ colher (chá) de pimenta-do-reino
¼ de colher (chá) de sal do mar Celta ou do Himalaia
½ maço de coentro fresco
¼ de colher (chá) de pimenta-de-caiena
¼ de colher (chá) de assa-fétida (tempero aiurvédico que tem gosto de cebola e propriedades que combatem os gases)
2 colheres (chá) de cominho
água de azeitonas kalamata, para a consistência desejada
(Nota: é a água em que as azeitonas ficam de molho.)

Corte o pimentão e os brócolis e reserve. Bata as sementes no processador de alimentos até obter a cremosidade de manteiga ou uma consistência bem próxima. Acrescente azeite, suco de limão, água, assa-fétida, pimenta-do-reino, pimenta-de-caiena e sal. Processe até ficar com consistência cremosa. Esfregue a mistura, massageando, no pimentão e nos brócolis. Coma assim ou sirva sobre um wrap de linhaça. Rende 1-2 porções.

WRAPS DE LINHAÇA

1 xícara (chá) de sementes de linhaça moídas, sem peneirar
1 xícara (chá) de sementes de trigo moídas e peneiradas
2 colheres (sopa) de sementes de papoulas inteiras
½ colher (chá) de sal do mar Celta ou do Himalaia
½ xícara (chá) de água abençoada, acrescentada aos poucos até obter uma massa que possa ser aberta com um rolo.

Moa a linhaça no liquidificador e ponha em uma tigela. Moa e peneire a polpa seca das sementes de trigo e de papoula na tigela (ver a seção de sementes e oleaginosas mais adiante) para criar uma "farinha de sementes". Misture os ingredientes secos. Acrescente a água aos poucos. Abra a massa e corte círculos de 15 centímetros com o cortador de biscoitos. Abra mais uma vez cada círculo para obter wraps tão finos quanto tortilhas. Este é um wrap de linhaça básico. Podem ser acrescentadas outras ervas para um "wrap condimentado". Rende 1-2 porções.

SUSHI NORI OU ROLINHOS DE PEPINO

Recheio do sushi:

2 xícaras (chá) de nozes
1 pimentão vermelho e 1 amarelo
2 colheres (sopa) de óleo de gergelim
2 colheres (sopa) de suco de limão
2 colheres (sopa) de suco de gengibre
½ colher (chá) de sal do mar Celta ou do Himalaia
¼ de colher (chá) de pimenta-do-reino moída na hora
4-6 colheres (sopa) de coentro ou manjericão fresco, picado
uma pitada de pimenta-de-caiena

Opcional:

1 colher (chá) de capim-limão moído no moedor de temperos
1 folha de limão kaffir moída no moedor de temperos (ou raspas de limão)

Para o recheio:
Passe as nozes no processador. Acrescente o óleo, o suco de limão, o sal e a pimenta. Junte o capim-limão, as raspas de limão e as ervas frescas. Corte os pimentões amarelo e vermelho em tiras finas. Use brotos de girassol, trevo--vermelho, alfafa e/ou vegetais em tiras finas.

Para enrolar:
Coloque o recheio sobre o fundo de uma folha de alga nori. Distribua os pimentões e brotos sobre o recheio. Comece a enrolar a folha com o recheio para formar um tubo. Use um pouco de água para selar as bordas. Corte e sirva.

Para os rolinhos de pepino:
Corte as extremidades do pepino. Use um descascador de vegetais para retirar a casca e jogue-a fora. Passe o cortador ao longo de toda a extensão do pepino. Continue a passar o cortador para obter tiras longas de pepino da largura da lâmina do cortador. Distribua as tiras umas sobre as outras separadas por cerca de 1 centímetro até formarem uma folha com largura de 15 a 17 centímetros.
Pode colocar a alga sobre ela e enrolar, ou enrolar sem a alga nori seguindo as mesmas orientações acima.
A alga nori é um alimento maravilhoso. Muitas vezes cortamos as folhas em quatro partes e as recheamos com um pouco de salada. Depois dobramos cada folha no formato de um taco mexicano e é só saborear. Rende 4 unidades.

CONCHAS DE TACOS

Use uma das receitas básicas de biscoito. Depois de 4 horas de secagem, retire os biscoitos da bandeja antiaderente e coloque em uma tábua. Corte com um cortador de biscoitos de 15 centímetros (ou a borda de uma jarra com esse diâmetro, por exemplo). Talvez você tenha de usar uma faca para cortar as partes secas. Modele o círculo no formato de meia-lua, como o da concha de taco, usando um pano de prato dobrado em quatro como espaçador. Desse modo, será possível dobrar duas conchas sobre um pano. Arrume as conchas de lado e leve para desidratar pelo período restante. Recheie os tacos com verduras, guacamole e salsinha. Rende 4 unidades.

GUACAMOLE

2 abacates cortados em cubos
2 colheres (sopa) de suco de limão
¼ de xícara (chá) de coentro picado
1 colher (chá) de cominho
¼-½ colher (chá) de sal do mar Celta ou do Himalaia

Corte os abacates em cubos e acrescente os ingredientes restantes. Amasse um pouco para obter uma textura cremosa. Rende 2-4 porções.

MOLHO DE TOMATE

1½ xícara (chá) de tomates maduros cortados em cubos
1½ xícara (chá) de pepinos sem sementes cortados em cubos
1 xícara (chá) de coentro picado fino
1 colher (sopa) de azeite de oliva
1 colher (sopa) de suco de limão
uma pitada de pimenta-de-caiena
uma pitada de sal do mar Celta ou do Himalaia

Pique todos os ingredientes e acrescente o suco de limão, o azeite, os temperos e o sal. Rende 1-2 porções.

MOLHO DE MORANGO

1 xícara (chá) de morangos fatiados
1 xícara (chá) de pepinos sem sementes cortados em cubos
1 xícara (chá) de tomates cortados em cubos
1 xícara (chá) de coentro picado fino
1 colher (sopa) de suco de limão
¼ de colher (chá) de sal do mar Celta ou do Himalaia
1 colher (sopa) de azeite de oliva
uma pitada de pimenta-de-caiena

Pique e corte em cubos os ingredientes sólidos e ponha-os em uma tigela. Junte os ingredientes restantes e misture. Rende 2 porções.

PIZZA

Massa:
Use uma das receitas de pão: forme uma bola com a massa e coloque-a no centro de uma fôrma antiaderente. Pressione o centro da bola contra a fôrma, dando o formato de uma crosta de pizza. Para evitar rachaduras na massa, use a palma de uma das mãos para pressionar e a outra para dar o formato. Se uma rachadura começar a se formar, feche-a rapidamente pressionando as bordas. Rende 4 unidades.

Pizza de queijo vegetal:
Use a receita de queijo de sementes (ver Queijos de oleaginosas e sementes) com tempero italiano opcional. Ou, em vez do queijo, use a receita de pesto de manjericão.

Tempero italiano:
Mistura de ervas secas: orégano, manjericão, alecrim, tomilho, sálvia, manjerona e segurelha.

Marinada:
1 pimentão vermelho
2 xícaras (chá) de tomates secos
½ xícara (chá) do líquido do tomate seco
¼ de xícara (chá) de azeite de oliva (ou outro óleo recomendado)
1 dente de alho
2-4 colheres de sopa de tempero italiano (ver acima)
½ colher (chá) de pimenta-do-reino
¼ de colher de sal do mar Celta ou do Himalaia

Coloque todos os ingredientes no liquidificador e ligue em velocidade alta. Rende 4 porções.

Cobertura:

2 pimentões cortados em cubos
1 abobrinha cortada em cubos
1 dente de alho amassado
1 maço de manjericão
¼ de xícara (chá) de azeitonas kalamata sem caroços e picadas
3 colheres (sopa) de tempero italiano
2 colheres (sopa) de azeite de oliva prensado a frio
1 colher (sopa) de salmoura de azeitonas kalamata
½-1 colher (chá) de pimenta-do-reino
¼ de colher (chá) de sal do mar Celta ou do Himalaia

Corte os legumes em cubos e coloque-os em uma tigela. Acrescente as ervas e os temperos e deixe marinar por alguns minutos. Rende 4 porções quando usada como cobertura de pizza.

PESTO DE MANJERICÃO

2 xícaras (chá) de nozes
½ xícara (chá) de azeite de oliva (ou outro óleo recomendado)
½ colher (chá) de sal do mar Celta ou do Himalaia
½ colher (chá) de pimenta-do-reino
2 xícaras (chá) de manjericão

Moa as nozes no processador de alimentos. Acrescente os ingredientes restantes e processe até obter uma mistura homogênea. Rende 4 porções quando usado como cobertura de pizza.

SHISH KEBABS À MODA INDIANA

Verduras marinadas:

1 abobrinha fatiada na diagonal
1 pimentão amarelo cortado em pedaços
1 brócoli em buquês grandes
1 pimentão vermelho cortado em pedaços
1 tomate fatiado

Corte todos os legumes no tamanho adequado e deixe marinar por 4 horas no molho à moda indiana (abaixo). Ponha os legumes em espetos de madeira, alternando com bolas de nozes picantes. Leve para desidratar por 2 horas a 63°C. Sirva sobre arroz de coco. Rende 4 porções.

MOLHO À MODA INDIANA

1 xícara (chá) de azeite (ou outro óleo recomendado)
2 xícaras (chá) de castanhas-do-pará
6 colheres (sopa) de limão-siciliano
2 colheres (sopa) de sementes de coentro moídas
2 colheres (sopa) de gengibre picado
2 colheres (sopa) de cominho moído
½ colher (chá) de açafrão em pó
½-¾ colher (chá) de sal do mar Celta ou do Himalaia
½ colher (chá) de assa-fétida
1 colher (chá) de pimenta-do-reino moída
½ colher (chá) de pimenta-de-caiena
½ xícara (chá) de suco de gengibre
½ maço de coentro
½ maço de manjericão

Versão tailandesa opcional:

Acrescente 1 colher (sopa) de capim-limão e uma folha de limão.
Coloque todos os ingredientes no liquidificador e bata em velocidade alta. Rende 4 porções quando usado como marinada para verduras.

ARROZ DE COCO

1 coco maduro, descascado e sem pele, processado até ficar com consistência fina
½-1 colher (chá) de sal do mar Celta ou do Himalaia
1 colher (chá) de pimenta-do-reino
uma pitada de pimenta-de-caiena

Coloque todos os ingredientes no processador de alimentos. Rende 4 porções quando servido com shish kebabs à moda indiana.

BOLAS PICANTES À MODA INDIANA

½ xícara (chá) de amêndoas, demolhadas
½ xícara (chá) de sementes de girassol, demolhadas
½ xícara (chá) de sementes de cânhamo
½ xícara (chá) de aipo picado
¼ de xícara (chá) de suco de limão espremido na hora
1 colher (sopa) de gengibre ralado
½ colher (chá) de sal do mar Celta ou do Himalaia
2 colheres (chá) de cominho
1 colher (chá) de coentro
uma pitada de cúrcuma
uma pitada de pimenta-de-caiena
uma pitada de assa-fétida
uma pitada de sementes de mostarda
uma pitada de feno-grego

Processe todas as oleaginosas e as sementes no processador de alimentos e despeje-as em uma tigela. Acrescente os ingredientes restantes e misture até obter uma consistência que permita formar bolas. Dica: use uma concha de sorvete para fazer as bolas. Desidrate a 63ºC. Rende 4 unidades quando servidas acompanhando shish kebabs à moda indiana.

BOLAS DE NOZES PICANTES

1 xícara (chá) de nozes, demolhadas
1 xícara (chá) de sementes de girassol, demolhadas
¼ de xícara (chá) de manjericão ou coentro frescos
1 colher (sopa) de gengibre fresco ralado
½ colher (chá) de sal do mar Celta ou do Himalaia
uma pitada de assa-fétida
uma pitada de pimenta-de-caiena
uma pitada de cúrcuma

Processe as sementes e as oleaginosas no processador de alimentos até obter uma textura fina. Junte os ingredientes restantes e processe para obter uma consistência que permita formar bolas. Faça as bolas e desidrate a 63°C por 2 horas. Rende 4 porções.

VAGENS DHAL

1 xícara (chá) de vagens
1 xícara (chá) de abacate
¼ de xícara (chá) de água
1 tomate
2 colheres (sopa) de azeite de oliva (ou outro óleo recomendado)
2 colheres (chá) de sal
1 colher (chá) de cominho
¼ de colher (chá) de cúrcuma
¼ de colher (chá) de pimenta-de-caiena
¼ de colher (chá) de coentro
¼ de colher (chá) de sementes de mostarda

Bata no liquidificador duas vagens com os ingredientes restantes até obter uma mistura homogênea. Acrescente mais água se for necessário para a consistência desejada. Corte as vagens restantes em pedaços de 5 centímetros. Misture bem o molho e as vagens em uma tigela. Rende 2 porções.

VAGENS COM ERVAS

350 gramas de vagem
2 colheres (sopa) azeite de oliva (ou outro óleo recomendado)
1½ colher (sopa) de salsinha fresca
1 colher (sopa) de hortelã fresca
1 colher (sopa) de suco de limão
2 colheres (chá) de raspas de limão
½ colher (chá) de sal
pimenta moída a gosto

Coloque as vagens em uma tigela grande, junte o sal e massageie até as vagens ficarem macias, por cerca de 5 minutos. Misture os ingredientes restantes e junte-os às vagens. Sirva em temperatura ambiente. Rende 2 porções.

ARROZ COM REPOLHO

¾ de xícara (chá) de arroz integral de grão longo
1 xícara (chá) de água
2 tomates
⅓ de cabeça de repolho picado grosseiramente
pimenta moída, sal, coentro e dill para temperar a gosto

Deixe o arroz cozinhar na água por cerca de 15 minutos. Acrescente os ingredientes restantes e continue a cozinhar até o repolho amolecer, por 5 a 10 minutos. Rende 2 porções.

ARROZ MEXICANO

½ xícara (chá) de arroz integral ou selvagem cru
1 xícara (chá) de água fria
1 dente de alho amassado (opcional)
2 colheres (sopa) de azeite de oliva ou de coco
1 colher (sopa) de missô
¼ de cebola picada grosseiramente (opcional)
1 tomate italiano pequeno picado
⅛ de jalapeño pequeno
2 tomates secos demolhados, batidos no liquidificador
½ colher (chá) de sementes de cominho moídas
sal a gosto

Despeje o óleo em uma panela em fogo médio, acrescente o arroz cru e refogue. Mexa para não queimar, por 5 minutos. Junte o alho (opcional). Acrescente a água e os ingredientes restantes, mexendo bem. Tampe e deixe cozinhar em fogo médio-baixo por 20-30 minutos. Estará pronto quando o arroz estiver estufado e a água tiver sido absorvida. Rende 2 porções.

ARROZ INTEGRAL NO AZEITE DE DENDÊ

4 xícaras (chá) de água
2 xícaras (chá) de arroz integral
1 colher (sopa) de azeite de dendê
1 dente de alho amassado (opcional)
1 colher (sopa) de cominho moído
½ colher (chá) de pimenta-de-caiena (a gosto)
1 colher (chá) sal

Em uma panela, refogue o alho no azeite de dendê por 2 minutos em fogo médio. Acrescente os temperos e a água e deixe ferver. Junte o arroz. Cozinhe sem tampar em fogo médio até que a água borbulhe acima da superfície do arroz. Tampe e deixe o arroz em fogo baixo até que a água seja absorvida, por 25 minutos. Rende 4 porções.

PAINÇO E ERVILHAS COM TEMPERO INDIANO

2 xícaras (chá) de ervilhas partidas
4 xícaras (chá) de água
2 talos de aipo picados
½ cebola picada (opcional)
1 colher (chá) de óleo de coco
2 colheres (sopa) de curry em pó
2 colheres (chá) de cominho moído
1 dente de alho amassado (opcional)
1½ colher (chá) de sal
1¼ xícara (chá) de painço descascado
uma pitada de pimenta-de-caiena (opcional)

Coloque a água com as ervilhas, ¼ de xícara (chá) de cebola (opcional), temperos e o óleo numa panela e deixe cozinhar por 35 minutos. Acrescente o painço, mexendo. Tampe a panela e deixe cozinhar por 20 minutos. Retire do fogo. Acrescente ¼ de xícara (chá) de cebola (opcional) e o aipo. Deixe em repouso por 10 minutos, com a panela tampada. Regue com 2 colheres de óleo de coco e sirva. Rende 4 porções.

LENTILHA COM ARROZ

1½ xícara (chá) de arroz integral de grão longo
3 xícaras (chá) de água
1 cebola média cortada em cubos
⅓ de xícara (chá) de lentilhas marrons secas
¼ de colher (chá) de pimenta em flocos
½ colher (chá) de sal
1 folha de louro grande

Aqueça o óleo em uma panela em fogo médio. Junte a cebola e a pimenta em flocos e mexa até a cebola ficar transparente. Acrescente a cebola e as lentilhas e mexa por 5 minutos. Adicione a água e os temperos, deixe levantar fervura e então cozinhe em fogo de médio a baixo,com a panela tampada, por 50 minutos. Retire do fogo, conservando a panela tampada por 10 minutos para absorver o vapor. Rende 2 porções.

ARROZ COM FEIJÃO-FRADINHO

1½ xícara (chá) de arroz de grão longo
2 xícaras (chá) de feijão-fradinho cozido na hora
3½ xícaras (chá) de água
1 cebola cortada em cubos
2 colheres (sopa) de óleo de coco
1 folha de louro
½ colher (chá) de sal
pimenta-do-reino e pimenta-de-caiena a gosto

Ferva 3 xícaras (chá) de água. Acrescente o arroz, a folha de louro e ¼ de colher (chá) de sal. Leve à fervura novamente, tampe a panela e deixe cozinhar em fogo baixo por 45 minutos. Retire, deixe descansar com a panela tampada por 10 minutos e então retire o louro. Aqueça o óleo em uma panela em fogo médio, acrescente a cebola, ¼ de colher (chá) de sal e as pimentas. Mexa até a cebola escurecer. Junte o feijão-fradinho, ½ xícara (chá) de água e o arroz. Rende 4 porções.

AMARANTO

1 xícara (chá) de amaranto
3 xícaras (chá) de água
1 dente de alho amassado (opcional)
1 cebola média cortada em cubos (opcional)
1 colher (sopa) de óleo de coco ou azeite de oliva
sal e pimenta a gosto
pimenta vermelha em flocos ou pimenta-de-caiena em pó a gosto

Misture em uma panela os cinco primeiros ingredientes. Deixe levantar fervura e depois reduza o fogo, para cozinhar. Tampe a panela e deixe cozinhar por 25 minutos. Junte os ingredientes restantes. Rende 2 porções.

ARROZ VERSÁTIL E SURPREENDENTE

4 xícaras (chá) de água
1 xícara (chá) de arroz integral
1 xícara (chá) de lentilha ou de feijão
1 cebola média picada (opcional)
2 dentes de alho amassados (opcional)
3 colheres (sopa) de azeite de oliva (ou outro óleo recomendado)
2 colheres (sopa) de temperos a gosto (ver em seguida)

Aqueça o azeite em uma panela, acrescente a cebola, o alho e os temperos. Refogue até dourar. Acrescente os ingredientes restantes. Deixe ferver. Reduza o fogo, mantendo-o médio-baixo. Tampe a panela e deixe cozinhar por 30-35 minutos, ou até que a água tenha evaporado. Retire do fogo e bata aos poucos no liquidificador, enchendo apenas a metade do copo de cada vez. Batê-lo no liquidificador é que o deixa macio e aveludado.

Opções de tempero:
Indiano: use curry em pó, pimenta em pó, canela ou cominho
Mediterrâneo: depois de cozido o arroz, acrescente tomates picados, manjericão, salsinha, orégano e umas gotas de suco de limão
Ou apenas acrescente um pouco da água da conserva de azeitonas marroquinas

DHAL

2 xícaras (chá) de água
1 xícara (chá) de lentilhas vermelhas
1 xícara (chá) de repolho picado
2 tomates picados
1 pimenta verde picante picada ou inteira (opcional)
1 colher (sopa) de azeite de oliva ou óleo de coco
1 colher (chá) de sementes de cominho moídas
¼ de colher (chá) de cúrcuma em pó
¼ de maço de coentro picado
sal e limão a gosto

Lave as lentilhas e cozinhe na água em fogo médio-baixo por 20 minutos. Aqueça o azeite em fogo médio em uma panela separada e acrescente o cominho, mexendo por 30 segundos. Junte a pimenta e o repolho e refogue até ficar macio. Reserve. Quando as lentilhas amolecerem, amasse-as ou bata-as no liquidificador e acrescente-as à panela do repolho. Junte a cúrcuma e o sal. Retire do fogo. Acrescente o coentro, os tomates e o suco de limão. Rende 2 porções.

FEIJÃO-MULATINHO BEM TEMPERADO

4 xícaras (chá) de feijão-mulatinho cozido
2 colheres (sopa) de azeite de oliva ou óleo de coco (ou outro óleo recomendado)
1½ cebola picada (opcional)
5 centímetros de gengibre descascado e ralado
4 dentes de alho frescos descascados e amassados
6 tomates grandes picados
1-2 colheres (chá) de sal
½ colher (sopa) de curry em pó
½ colher (chá) de cúrcuma em pó
¼ de colher (chá) de páprica

¼ de colher (chá) de sementes de cominho moídas
½ xícara (chá) de tomates secos escorridos e moídos no moedor de café ou no liquidificador (para engrossar)
½ maço de coentro ou salsinha frescos picados
½ limão-siciliano ou 1 limão espremido (opcional)

Misture todos os ingredientes em uma tigela grande. Para realçar o sabor, deixe assentar antes de servir (quando possível, de véspera, na geladeira). Rende 2 porções.

SUCO DE GENGIBRE

5 a 10 centímetros de gengibre descascado e picado
1 xícara (chá) de água

Bata tudo em liquidificador de alta rotação e passe por uma peneira de náilon ou por um saco de pano fino.

SALADAS

OPÇÃO 1

1 maço de couve-tronchuda, acelga ou couve-manteiga, sem os talos e picado, ou couve-chinesa ou repolho massageados com ½ colher (chá) de sal.

OPÇÃO 2

1 maço de espinafre ou outra verdura de sua preferência (rúcula, alface, folhas de mostarda, erva-formigueira, dente-de-leão ou outras verduras silvestres) misturado com os ingredientes abaixo e de ¼-½ colher (chá) de sal do Himalaia ou sal marinho secado ao sol.

Acrescente:

1 pimentão (vermelho ou amarelo)
1 abacate e/ou ¼ de xícara (chá) de sementes de cânhamo
3-4 colheres (sopa) de suco de limão-siciliano ou 2 colheres (sopa) de vinagre de maçã
3 colheres (sopa) de azeite de oliva ou óleo de cânhamo ou de gergelim

OPCIONAL PARA QUALQUER SALADA

Vegetais marinhos, alga dulse (inteira ou em flocos), alga nori (inteira ou rasgada em folhas)
Superalimentos, espirulina ou outros vegetais em pó
Ervas frescas
Raízes (bardana e/ou rabanete)
Azeitonas, inteiras ou sem caroço
Temperos (cominho, cariz, curry, coentro, cúrcuma ou outros de sua preferência)
Uma pitada de assa-fétida, pimenta-de-caiena, pimenta-do-reino e/ou chipotle (tipo de pimenta defumada)
Massageie e sirva. Rende 1 porção.

SALADA DE COUVE COM CHIPOTLE

Base:

2 maços de couve sem os talos
½ maço de salsinha, picada e massageada com
½ colher (chá) de sal do mar Celta ou do Himalaia

Acrescente:

1 abacate
1 pimentão cortado em tiras finas
um punhado pequeno de alga dulse cortada com tesoura
2-3 colheres (sopa) de azeite de oliva de alta qualidade prensado a frio ou óleo de cânhamo

3 colheres (sopa) de suco de limão
½-1 colher (sopa) de cominho
¼ de colher (chá) de chipotle
uma pitada de assa-fétida
uma pitada de clorela ou outra verdura em pó
Rende 1-2 porções.

SALADA DE ESPINAFRE COM ESPIRULINA

Base:
1 maço de espinafre picado e lavado
dois punhados de alface baby

Acrescente:
1 abacate cortado em cubos
1 pimentão pequeno cortado em tiras finas
2-3 colheres (sopa) de óleo de cânhamo
2-3 colheres (sopa) de suco de limão-siciliano
1 colher (sopa) de espirulina ou outra verdura em pó
3-4 azeitonas
¼ de colher (chá) de cúrcuma
¼ de colher (chá) de pimenta-de-caiena
¼ de colher (chá) de sal do mar Celta ou do Himalaia
uma pitada de assa-fétida

Pode também polvilhar a salada com um pouco de linhaça ou de gergelim moídos. Monte uma travessa média de salada para 1 ou 2 pessoas.

SALADA DE REPOLHO COM TAHINE E CARIZ

Base:

½ maço de repolho, rasgado ou picado, e massageado com ½ colher (chá) de sal do mar Celta ou do Himalaia

Acrescente:

1 maço de coentro

1 abacate cortado em cubos

1 pimentão cortado em tiras finas

Molho:

Bata juntos no liquidificador:

¼-½ xícara (chá) de sementes de gergelim moídas

1 dente de alho, amassado

2-3 colheres (sopa) de óleo de gergelim

2-3 colheres (sopa) de suco de limão-siciliano

2-3 colheres (sopa) de água abençoada ou salmoura de azeitona, para a consistência desejada

1 colher (sopa) de cariz

¼ de colher (chá) de pimenta-de-caiena e/ou pimenta-do-reino

¼ de colher (chá) de sal do mar Celta ou do Himalaia

Monte a salada:

Massageie os ingredientes da salada com o molho e salpique-a com:

um punhado de trevo-vermelho, alfafa ou folhas de girassol, ou

1 colher (sopa) de superalimento vegetal, ou

flocos de alga dulse ou kelp em pó

Monte uma tigela média de salada para 1 ou 2 pessoas.

SALADA DE VEGETAIS MARINHOS COM TAHINE

Base:

1 maço de couve toscana, massageada com
¼ de colher (chá) de sal do mar Celta ou do Himalaia

Acrescente:

1 xícara (chá) de alga dulse cortada em tiras com tesoura
1 colher (sopa) de alga kelp em pó
1 maço de coentro ou salsinha
½ xícara (chá) de espinafre picado
1 abacate, ou sementes de cânhamo
1 pimentão cortado em tiras finas
1 colher (sopa) de espirulina

Molho:

Bata juntos no liquidificador:
¼-½ xícara (chá) de sementes de gergelim, moídas
1 dente de alho, amassado
2-3 colheres (sopa) de óleo de gergelim
2-3 colheres (sopa) de suco de limão-siciliano
2-3 colheres (sopa) de água abençoada ou salmoura de azeitonas, para a consistência desejada
¼ de colher (chá) de cúrcuma
¼ de colher (chá) de pimenta-de-caiena e/ou pimenta-do-reino
¼ de colher (chá) de sal do mar Celta ou do Himalaia
Opção: ¼ de xícara (chá) de manjericão ou coentro frescos, sem picar

Monte a salada:

Massageie o molho nos ingredientes da salada e salpique com um punhado de trevo-vermelho, alfafa ou folhas de girassol. Rende 1-2 porções.

SALADA DE VEGETAIS SILVESTRES COM MOLHO DE CACTO

Base:
uma tigela cheia de minivegetais
um ou dois punhados de vegetais silvestres (erva-formigueira, dente-de-leão ou mostarda silvestre)

Acrescente:
1 abacate cortado em cubos
1 pimentão cortado em tiras finas
¼ de xícara (chá) de cacto nopal novo cortado em cubos ou em tiras finas (Nota: remova os espinhos raspando a superfície da almofada do cacto e enxaguando.)

Molho:
Misture os seguintes ingredientes:
1 almofada de cacto nopal (Nota: cactos muito novos, que ainda não tenham espinhos, podem ser batidos sem ser raspados.)
¼ de xícara (chá) de sementes de cânhamo
¼ de xícara (chá) de coentro fresco sem picar
2-3 colheres (sopa) de azeite de oliva prensado a frio ou óleo de cânhamo ou de gergelim
2 colheres (sopa) de suco de limão-siciliano
3 colheres (sopa) de água abençoada
¼ de colher (chá) de sal do mar Celta ou do Himalaia
Bata todos os ingredientes no liquidificador em velocidade alta.

Monte a salada:
Massageie os ingredientes com o molho. Rende 1-2 porções.

SALADA DE QUINOA E FEIJÃO-PRETO

1 xícara (chá) de quinoa cozida (ver quadro da p. 367)
2 cebolinhas fatiadas fino
½ xícara (chá) de tomates picados
½ xícara (chá) de aipo picado
½ xícara (chá) de pimentões vermelhos picados
1 xícara (chá) de feijão-preto cozido (ver quadro da p. 368)

Coloque tudo em uma tigela grande.

Molho:
Misture:
4 colheres (sopa) de azeite de oliva
2 colheres (sopa) de suco de limão-siciliano
1 dente de alho pequeno amassado (opcional)
½ maço de coentro picado
sal e pimenta a gosto

Acrescente à mistura de quinoa e feijão. Rende 4 porções.

SALADA DE FEIJÃO PARA A CURA DO DIABETES

4 xícaras (chá) de feijão-verde (cozido ou cru)
2 xícaras (chá) de feijão-preto (cozido)
2 xícaras (chá) de feijão-mulatinho (cozido)
2 xícaras (chá) de grão-de-bico (cozido)
2 xícaras (chá) de aipo cortado em cubos
2 xícaras (chá) de pimentão vermelho cortado em cubos
1 cebola roxa fatiada fino (opcional)
⅔ de xícara (chá) de suco de limão-siciliano (opção: vinagre de maçã)
⅓ de xícara (chá) de azeite de oliva (ou outro óleo recomendado)
25 gotas de estévia (opcional)
sal e pimenta a gosto

Aqueça tudo por 5 minutos em uma panela grande, mexendo sempre. Retire do fogo, deixe descansar por um período de 30 minutos a 1 hora. Sirva morna ou gelada. Este prato se conserva na geladeira por alguns dias. Rende 6 porções generosas.

SALADA OPULENTA

3 xícaras (chá) de grãos cozidos de sua preferência (resfriados)
1 xícara (chá) de feijão cozido de sua preferência (resfriado)
2 xícaras (chá) de vegetais em cubo de sua preferência (pimentões de várias cores, aipo, espinafre, pepino, tomate)
1 xícara (chá) de oleaginosas e sementes picadas
¼ de cebola roxa (opcional)
½ maço de erva da sua preferência picado (coentro, manjericão, orégano, tomilho, salsinha)
2 colheres (sopa) de azeite de oliva (ou outro óleo recomendado)
1 colher (chá) de sal
1 dente de alho amassado
1 colher (chá) de suco de limão

Esta é uma salada fácil e maravilhosa, e o feijão é uma grande fonte de proteínas! Esta receita completa e saudável rende 4 porções.

SALADA DE QUINOA

3 xícaras (chá) de água
1½ xícara (chá) de quinoa
1 colher (sopa) de óleo de coco (ou outro óleo recomendado)
¼ de colher (chá) de sal

Misture tudo em uma panela, espere ferver, tampe e deixe cozinhar por 15 minutos. A quinoa ficará translúcida. Retire do fogo e acrescente 2 colheres (sopa) de óleo de coco. Destampe e reserve.

Em uma tigela média, misture:
2 talos de aipo cortados em cubos
¼ de cebola roxa cortada em cubos (opcional)
2 tomates cortados em cubos
1 maço de coentro picado
½ maço de salsinha picado
1 colher (sopa) de óleo de coco
1 dente de alho (opcional)
1½ colher (sopa) de suco de limão-siciliano

Tempere com sal e pimenta a gosto. Misture tudo à quinoa cozida e sirva morna ou gelada. Rende 2 porções.

SALADA DE ARROZ INTEGRAL E FEIJÃO

1 xícara (chá) de arroz integral cozido
½ xícara (chá) de feijão cozido da sua preferência
1 tomate picado
1 cebolinha picada (opcional)
½ abacate picado
½ xícara (chá) de coentro picado
½ limão espremido
6 folhas grandes de alface manteiga, inteiras, para servir como wrap para a salada.
uma pitada de pimenta-de-caiena
sal e pimenta a gosto

Misture todos os ingredientes em uma tigela grande. Sirva sobre folhas de alface e coma como se fosse um wrap.

MOLHOS

MOLHO DE TOMATE

½ xícara (chá) de tomate seco reidratado
½ xícara (chá) de sementes de girassol
½ xícara (chá) de água abençoada
¼ de xícara (chá) do líquido do tomate seco
2 colheres (sopa) de azeite de oliva ou de óleo de girassol
1 colher (sopa) de suco de limão-siciliano
½ colher (sopa) de gengibre
uma pitada de sal do mar Celta ou do Himalaia
uma pitada de pimenta-de-caiena
uma pitada de assa-fétida

Bater todos os ingredientes no liquidificador até obter uma consistência cremosa.

MOLHO TAHINE

1 xícara (chá) de sementes de gergelim
½ xícara (chá) de salmoura de azeitonas kalamata ou ½ xícara (chá) de água abençoada com uma pitada de sal
3 colheres (sopa) de suco de limão-siciliano
2-3 colheres (sopa) do líquido do tomate demolhado
2 colheres (sopa) de suco de gengibre
3 colheres (sopa) de azeite de oliva (ou outro óleo recomendado)
1 colher (sopa) de óleo de gergelim
1 colher (sopa) de cominho
¼ de colher (chá) de pimenta-do-reino
uma pitada de sal do mar Celta ou do Himalaia
uma pitada de pimenta-de-caiena
uma pitada de assa-fétida

Bata todos os ingredientes no liquidificador em velocidade alta. Rende 2-3 porções.

MOLHO DE ABACATE COM CARIZ

1 abacate
3 colheres (sopa) de suco de limão-siciliano
3 colheres (sopa) de suco de gengibre
2 colheres (sopa) de cariz
¼ de colher (chá) de pimenta-do-reino
1 xícara (chá) de salmoura de azeitonas kalamata ou água abençoada com uma pitada de sal do mar Celta ou do Himalaia
uma pitada a ¼ de colher (chá) de sal do mar Celta ou do Himalaia
uma pitada de pimenta-de-caiena
uma pitada de assa-fétida

Bata todos os ingredientes em liquidificador de alta rotação. Rende 1-2 porções.

MOLHO DE ALGA DULSE

1 abacate
3 colheres (sopa) de suco de limão-siciliano
3 colheres (sopa) de alga dulse em flocos
2 colheres (sopa) de suco de gengibre
¼ de colher (chá) de pimenta-do-reino
1 xícara (chá) de água abençoada
uma pitada a ¼ de colher (chá) de sal do mar Celta ou do Himalaia
uma pitada de pimenta-de-caiena

Bata todos os ingredientes em liquidificador de alta rotação. Rende 1-2 porções.

MOLHO CÉSAR DE COMINHO

1 abacate
3 colheres (sopa) de suco de limão-siciliano
3 colheres (sopa) de suco de gengibre
2 colheres (sopa) de azeite de oliva (ou outro óleo recomendado)
1 colher (sopa) de cominho
¼ de colher (chá) de pimenta-do-reino
1 xícara (chá) de salmoura de azeitonas kalamata ou água abençoada com uma pitada de sal do mar Celta ou do Himalaia
uma pitada a ¼ de colher (chá) de sal do mar Celta ou do Himalaia
uma pitada de pimenta-de-caiena
uma pitada de assa-fétida

Bata os ingredientes em liquidificador de alta rotação. Rende 1-2 porções.

MOLHO ITALIANO CREMOSO

1 xícara (chá) de tomate picado
1 abacate
¼ de xícara (chá) de azeite de oliva
1 colher (sopa) de tempero italiano (ver p. 320)
2 colheres (sopa) de suco de limão-siciliano
¼ de colher (chá) de pimenta-do-reino
½ maço de orégano fresco
uma pitada de assa-fétida
uma pitada de sal do Himalaia ou de sal marinho secado ao sol

Bata o tomate com o azeite, o suco de limão, o abacate, a assa-fétida, os temperos, sal e pimenta. Pique o orégano, misture ao molho e bata ligeiramente. Rende 1-2 porções.

MOLHO CÉSAR À MODA TAILANDESA

1 abacate
3 colheres (sopa) de suco de limão
½ folha de limão kaffir ou raspas de limão e/ou alguns raminhos de coentro para variar
1 colher (chá) de capim-limão picado ou um raminho de manjericão, para variar
2 colheres (sopa) de azeite de oliva prensado a frio (ou outro óleo recomendado)
2 colheres (sopa) suco de gengibre
¼ de colher (chá) de pimenta-do-reino
1 xícara (chá) de água abençoada
uma pitada a ¼ de colher (chá) de sal do mar Celta ou do Himalaia
uma pitada de pimenta-de-caiena

Bata todos os ingredientes juntos em liquidificador de alta rotação. Rende 1-2 porções.

MOLHO CÉSAR DE VEGETAIS MARINHOS

1 abacate
3 colheres (sopa) de suco de limão-siciliano
2 colheres (sopa) de alga kelp
2 colheres (sopa) de óleo de cânhamo ou azeite de oliva prensado a frio
2 colheres (sopa) de suco de gengibre
¼ de colher (chá) de pimenta-do-reino
1 xícara (chá) de água abençoada
uma pitada a ¼ de colher (chá) de sal do mar Celta ou do Himalaia
uma pitada de pimenta-de-caiena

Bata todos os ingredientes em liquidificador de alta rotação. Rende 1-2 porções.

MOLHO DE SEMENTES DE CÂNHAMO

½ pepino
¼ de xícara (chá) de óleo de cânhamo
2 colheres (sopa) de suco de gengibre
2 colheres (sopa) de suco de limão-siciliano
½ xícara (chá) de sementes de cânhamo
¼ de xícara (chá) de manjericão
2 colheres (sopa) de orégano fresco
uma pitada de sal do mar Celta ou do Himalaia

Bata o pepino com o suco de limão, o suco de gengibre e o óleo de cânhamo. Acrescente as sementes de cânhamo e bata. Pique o manjericão e o orégano. Misture ao molho. Rende 1-2 porções.

MOLHO ITALIANO CREMOSO COM CASTANHAS-DO-PARÁ

½ pepino
¼ de xícara (chá) de azeite de oliva
¼ de xícara (chá) de manjericão fresco picado
2 colheres (sopa) de orégano fresco picado
2 colheres (sopa) de suco de gengibre
2 colheres (sopa) de suco de limão-siciliano
½ xícara (chá) de castanhas-do-pará
uma pitada de sal do mar Celta ou do Himalaia

Bata no liquidificador o pepino com o suco de limão, o suco de gengibre e o azeite. Acrescente as castanhas-do-pará e bata. Misture o manjericão e o orégano picados ao molho. Rende 1-2 porções.

MOLHO DOCE DE PIMENTÃO

1 pimentão sem sementes
1 tomate
½ xícara (chá) de óleo de cânhamo ou azeite de oliva
¼ de maço de coentro
2 colheres (sopa) de suco de limão-siciliano
uma pitada de sal do mar Celta ou do Himalaia
uma pitada de assa-fétida

Bata no liquidificador o pimentão com o suco de limão, o sal, a assa-fétida e o óleo. Pique o coentro e bata ligeiramente com o molho. Rende 1-2 porções.

HOMUS

3 xícaras (chá) de grão-de-bico cozido (ver quadro)
1-3 dentes de alho (opcional)
6 colheres (sopa) suco de limão-siciliano
2 colheres (sopa) de tahine ou óleo de gergelim
2 colheres (sopa) de dill fresco picado
1 colher (sopa) de sementes de cominho moídas
1 colher (chá) de sal
⅛ de colher (chá) de pimenta-de-caiena
5 gotas de estévia (opcional)

Processe os ingredientes juntos no processador de alimentos até obter a consistência desejada. Sirva com verduras cortadas em palitos, biscoitos de linhaça ou sobre saladas. Rende 2 porções.

SOPAS

SOPA DE ESPINAFRE COM VEGETAIS VARIADOS

Na tigela:

1 pimentão (vermelho ou amarelo) cortado em cubos
2 talos de aipo cortados em cubos
½ maço ou 2 xícaras (chá) de espinafre picado no processador de alimentos
1 abacate cortado em cubos
½ maço de coentro ou manjericão picado no processador
¼ de xícara (chá) de tomate seco batido no liquidificador até ficar com textura cremosa
2 colheres (sopa) de sementes de abóbora inteiras
1 colher (sopa) de tempero italiano (ver p. 320)
1 colher (sopa) de cominho
1 colher (sopa) de óleo de cânhamo, de coco, de gergelim ou azeite de oliva prensado a frio
1 colher (sopa) de suco de limão-siciliano ou ½ colher (sopa) de vinagre de maçã
1 colher (sopa) do líquido do tomate seco
½ colher (sopa) da salmoura de azeitonas kalamata ou ¼ a ½ colher (chá) de sal do mar Celta ou do Himalaia
1 xícara (chá) de chá de rooibos, urtiga ou dente-de-leão
2-4 colheres (sopa) de missô de feijão-azuqui ou de grão-de-bico (opcional)
uma pitada de pimenta-de-caiena
uma pitada de assa-fétida

Para uma opção de superalimentação, acrescente 1 colher (sopa) de espirulina, pó vegetal e/ou 1 colher (sopa) de raiz de maca em pó

Para o chá:

½ xícara (chá) de chá seco
3 xícaras (chá) de água quente
Deixe em infusão por 20 minutos.

Coloque todos os ingredientes preparados em uma caçarola. Aqueça até 38°C e sirva. Rende 1-2 porções.
Nota: esta sopa pode ser feita com diferentes variedades de verduras, ervas e temperos.

SOPA DE CÂNHAMO COM ESPINAFRE E MANJERICÃO

1 abobrinha pequena
1 talo de aipo
1 pimentão
½ maço de espinafre
¼ de maço de manjericão
¼ de xícara (chá) de sementes de cânhamo
½ xícara (chá) de salmoura de azeitona ou 1 colher (sopa) de vinagre de maçã e ½ xícara (chá) de água
2 colheres (sopa) de óleo de cânhamo, de gergelim ou azeite de oliva prensado a frio
2 colheres (sopa) de suco de limãos-siciliano
2 colheres (sopa) de suco de gengibre
¼ de colher (chá) de sal do Himalaia ou sal marinho secado ao sol
uma pitada de pimenta-de-caiena
uma pitada de chipotle

Bata todos os ingredientes no liquidificador em velocidade alta. Pique o manjericão e misture batendo ligeiramente. Rende 1-2 porções.

SOPA CLÁSSICA DE TOMATE

1-2 xícaras (chá) de tomate seco
2 tomates médios
¼ de xícara (chá) do líquido do tomate seco
¼-½ xícara (chá) de sementes de cânhamo ou de girassol
2 colheres (sopa) de óleo de cânhamo ou de azeite de oliva prensado a frio
2 colheres (sopa) de suco de limão-siciliano
2 colheres (sopa) de suco de gengibre
uma pitada de sal do Himalaia ou sal marinho secado ao sol
uma pitada de assa-fétida
uma pitada de pimenta-do-reino
água abençoada para obter a consistência desejada

Bata todos os ingredientes no liquidificador em velocidade alta. Rende 1-2 porções.

GAZPACHO

2 tomates médios
1 pimentão
1 almofada de cacto nopal novo, removidos os espinhos, ou
½ pepino
¼ de xícara (chá) de óleo de cânhamo ou azeite de oliva prensado a frio
uma pitada de sal do mar Celta ou do Himalaia
uma pitada de pimenta-do-reino
uma pitada de assa-fétida
uma pitada de pimenta-de-caiena

Bata todos os ingredientes no liquidificador em velocidade alta. Rende 1-2 porções.

SOPA DE VERDURAS COM CACTO E CHIA

1 almofada de cacto nopal novo, removidos os espinhos
4 xícaras (chá) de verduras (couve, espinafre, erva-formigueira, alface baby ou outra verdura de sua preferência)
¼ de xícara (chá) de óleo de cânhamo ou de azeite de oliva prensado a frio
¼ de xícara (chá) de sementes de chia ou de cânhamo
2-4 colheres (sopa) suco de limão-siciliano
2-4 colheres (sopa) de suco de gengibre
1-3 colheres (chá) de kelp em pó
1-3 colheres (chá) de raiz de maca em pó
1 xícara (chá) de água abençoada para obter a consistência desejada
uma pitada de pimenta-do-reino, pimenta-de-caiena, cúrcuma e assa-fétida
uma pitada de sal do Himalaia ou sal marinho secado ao sol

Bata todos os ingredientes no liquidificador em velocidade alta. Rende 1-2 porções.

SOPA DE BABOSA COM VAGEM

1 xícara (chá) de babosa (aloe vera) sem a casca externa
1 xícara (chá) de vagem
2 xícaras (chá) de verduras (couve-tronchuda, couve, alface baby, espinafre ou acelga)
1 xícara (chá) de coentro picado, solto
¼ de xícara (chá) de óleo de cânhamo ou de azeite de oliva prensado a frio
2-4 colheres (sopa) de suco de limão-siciliano
2-4 colheres (sopa) de suco de gengibre
1-3 colheres (chá) de kelp em pó ou outro superalimento em pó
uma pitada de pimenta-do-reino, pimenta-de-caiena e assa-fétida
uma pitada a ¼ de colher (chá) de sal do mar Celta ou do Himalaia
1 xícara (chá) de água abençoada para obter a consistência desejada

Bata todos os ingredientes no liquidificador em velocidade alta. Rende 1-2 porções.

SOPA DE BABOSA COM CACTO, BARDANA E COENTRO

1 xícara (chá) de babosa (aloe vera) cortada em cubos
1 xícara (chá) de almofada de cacto cortada em cubos
1 xícara (chá) de aipo
1 xícara (chá) de coentro picado, solto
¼ de xícara (chá) de bardana
2 colheres (chá) de suco de limão-siciliano
3 colheres (sopa) de azeite de oliva prensado a frio
1 colher (sopa) de óleo de semente de abóbora
uma pitada a 1¼ colher (chá) de sal do mar Celta ou do Himalaia
uma pitada de pimenta-de-caiena
uma pitada de pimenta-do-reino
uma pitada de assa-fétida

Bata todos os ingredientes no liquidificador em velocidade alta. Rende 1porção.

SOPA CREMOSA DE LENTILHA VERMELHA

2 cebolas amarelas cortadas em cubos (opcional)
2 xícaras (chá) de lentilha vermelha (ou outra lentilha a gosto)
6 xícaras (chá) de água
2 xícaras (chá) de verduras picadas de sua preferência (aipo, pimentão vermelho, espinafre, couve)
1 colher (sopa) de azeite de oliva
1 colher (chá) de pimenta moída
sal a gosto

Aqueça o óleo em uma panela. Junte as cebolas e refogue até que dourem. Acrescente os ingredientes restantes. Espere ferver, reduza o fogo para médio-baixo. Tampe a panela e deixe cozinhar por 25 minutos.
Retire do fogo e despeje no liquidificador (encha apenas a metade do copo de cada vez). Batê-la no liquidificador é o que deixa a sopa cremosa. Rende 4 porções.

SOPA SIMPLES DE LENTILHA

4 xícaras (chá) de lentilhas lavadas, enxaguadas e escolhidas
Coloque as lentilhas na panela e cubra com água até uns 5 centímetros acima.

Acrescente:
4 tomates picados
1 cebola grande picada (opcional)
3 talos de aipo picados
1 xícara (chá) de azeite de oliva (ou outro óleo recomendado)
1 ou mais dentes de alho amassados (opcional)
1-2 folhas de louro
sal e pimenta a gosto

Deixe ferver até as lentilhas amolecerem, por 30-60 minutos. Acrescente salsinha picada e echalotas se desejar, antes de servir.
Para engrossá-la ou intensificar o sabor, acrescente no começo sua própria massa de tomate:
½ xícara (chá) de tomate seco, batido no liquidificador ou passado no moedor de café, até formar uma pasta.

BISCOITOS E PÃES

Utensílios necessários: liquidificador para moer, tigela grande, processador de alimentos, cortador de lâmina curva, faca, tábua para cortar, moedor de temperos ou moedor de café, desidratador, bandejas de desidratador, folhas antiaderentes de desidratador e espátula para espalhar a massa dos biscoitos.

BISCOITOS APIMENTADOS DE LINHAÇA E ERVAS

4 xícaras (chá) de linhaça dourada, moída, demolhada em líquido de tomate seco ou água abençoada
4 xícaras (chá) de oleaginosas ou sementes, demolhadas, moídas ou adicionadas inteiras se as sementes forem pequenas
4 xícaras (chá) de tomate seco batido em consistência de purê
½ xícara (chá) de sementes inteiras de papoula
½ xícara (chá) de tempero italiano (ver p. 320)
2 maços de coentro ou manjericão, ou outras ervas frescas, picados com cortador de lâmina curva
3 colheres (sopa) de sementes de cominho, moídas em moedor de temperos ou de café
1 colher (sopa) de kelp em pó
1 colher (chá) de chipotle
¼ de colher (chá) de pimenta-de-caiena
1 colher (chá) de pimenta-do-reino
3½ colheres (chá) de sal do mar Celta ou do Himalaia

Moa a linhaça e coloque-a de molho em água abençoada ou no líquido do tomate seco, em uma tigela grande, por 10 minutos. Pique as ervas com o cortador de lâmina curva e ponha na tigela. Moa as oleaginosas e as sementes que foram postas de molho até ficarem com uma consistência fina, acrescente-as à tigela, ou adicione diretamente as que for usar inteiras. Moa o tomate seco até a consistência de purê e coloque-o na tigela. Acrescente o sal, o kelp e os temperos. Mexa. Espalhe nas bandejas antiaderentes do desidratador. Desidrate por 4 horas. Vire os biscoitos e desidrate por mais 12 horas. Os biscoitos se conservarão por 3 semanas se forem guardados em local seco e frio. Rende 9 bandejas de biscoitos.

BISCOITOS DE TOMATE COM SEMENTES E ERVAS

Sementes e temperos:

2 xícaras (chá) de sementes de linhaça inteiras, demolhadas
2 xícaras (chá) de oleaginosas ou sementes, demolhadas, moídas ou acrescentadas inteiras se forem pequenas
½ xícara (chá) de sementes de linhaça moídas
¼ de xícara (chá) de sementes de papoula
¼ de xícara (chá) de tomilho
¼ de xícara (chá) de tempero italiano (ver p. 320)
1 maço de ervas frescas (manjerona, orégano ou manjericão)
1½ colher (chá) de sal do mar Celta ou do Himalaia
¼ de colher (chá) de assa-fétida
1 xícara (chá) de tomate seco, demolhado moído
uma pitada de pimenta-de-caiena e/ou chipotle

Misture todos os ingredientes em uma tigela, espalhe nas bandejas antiaderentes do desidratador e desidrate por 4 horas. Vire e desidrate por mais 12 horas. Rende 2½ bandejas de biscoitos.

PÃO DE TOMATE SECO

Base:

2 xícaras (chá) de polpa fresca ou farinha de oleaginosas/sementes
2 xícaras (chá) de tomate seco moído até a consistência de purê
1 maço de manjericão
1 maço de orégano ou manjerona
½ xícara (chá) de sementes de papoula
½ xícara (chá) de tempero italiano (ver p. 320)
¼ de xícara (chá) de tomilho
1 colher (sopa) de azeite de oliva
½ colher (chá) de sal do mar Celta ou do Himalaia
uma pitada a ¼ de colher (chá) de assa-fétida

Acrescente:

2 xícaras (chá) de linhaça moída e massageada na base até obter uma textura de massa

Se usar oleaginosas secas ou farinha de sementes, possivelmente terá de adicionar mais ingredientes líquidos: ½-1 xícara (chá) de salmoura de azeitonas kalamata e/ou o líquido do tomate seco, acrescentados pouco a pouco para obter a consistência de massa.

Modele um pão com a massa. Corte em fatias de cerca de 1 centímetro de espessura. Coloque em bandejas reticuladas e desidrate por 2 horas. Rende uma bandeja de pão do desidratador ou 4 porções.

PÃO DE PIMENTÃO

Base:

2 xícaras (chá) de polpa fresca ou farinha de oleaginosas/sementes
2 pimentões, bem picados (vermelhos ou amarelos, ou misturados)
1 maço de manjerona ou orégano fresco
½ xícara (chá) de sementes de papoula
1 xícara (chá) de tempero italiano seco (ver p. 320)
½ colher (chá) de sal
½ colher (chá) de assa-fétida
1 a 2 maços de coentro ou manjericão, cortados com a lâmina curva
1 colher (sopa) de azeite de oliva
uma pitada a ¼ de colher (chá) de pimenta-de-caiena ou chipotle

Acrescente:

2 xícaras (chá) de linhaça dourada moída

Se usar oleaginosas secas ou farinha de sementes, você possivelmente terá de adicionar mais ingredientes líquidos: ½-1 xícara (chá) de salmoura de azeitonas kalamata e/ou o líquido do tomate seco, acrescentados pouco a pouco para obter a consistência de massa.

Modele um pão com a massa. Corte em fatias de cerca de 1 centímetro de espessura. Coloque em bandejas gradeadas e desidrate por 2 horas. Rende uma bandeja de pão do desidratador ou 4 porções.

GREEN SMOOTHIES

VITAMINA BÁSICA DE VEGETAIS

3 pimentões (vermelho, laranja ou amarelo, ou misturados)
½-1 abacate
3 xícaras (chá) de verduras (espinafre, couve, couve-tronchuda, coentro)
2 colheres (sopa) de suco de limão-siciliano
2 colheres (sopa) de suco de gengibre
2 xícaras (chá) de água abençoada

Bata todos os ingredientes no liquidificador até obter uma consistência cremosa. Rende um copo de liquidificador Vita-Mix cheio ou 1-2 porções.

SMOOTHIE DE BABOSA E LIMÃO

2 xícaras (chá) de babosa (*Aloe vera*)
1 colher (sopa) suco de limão-siciliano
1 colher (chá) de água abençoada
Bata no liquidificador em alta velocidade. Rende 1 porção.

SMOOTHIE DE CHIA

1 xícara (chá) de sementes de chia
7-8 xícaras (chá) de água abençoada

Opcional: 1 xícara (chá) de gelo
Ingredientes opcionais: Acrescente nutrição superalimentar com canela, noz-moscada, anis-estrelado, raiz de alcaçuz em pó, algaroba, caroba, estévia, superalimentos verdes em pó, espirulina, clorela, alga azul esverdeada e/ou maca. Para fazer um super green smoothie de chia, pode acrescentar também 2-4 xícaras (chá) de qualquer verdura fresca. (Nota: Se acrescentar vegetais, use menos água.)

Coloque no liquidificador as sementes com algum ou todos os ingredientes opcionais listados. Encha até a metade com água, acrescente o gelo e bata até obter uma consistência cremosa. Enquanto estiver batendo, complete o copo do liquidificador com a água restante. Rende um copo de liquidificador cheio ou 1-2 porções.

SMOOTHIE DE CHIA COM CANELA

1 xícara (chá) de sementes de chia
2-3 colheres (sopa) de canela em pó
1 colher (sopa) de caroba
½ noz-moscada ralada fino
1 colher (chá) de cardamomo
½ colher (chá) de sal do mar Celta ou do Himalaia
¼ de colher (chá) de estévia, folha inteira, em pó ou ½-1 gota de líquido
8 xícaras (chá) de água abençoada ou 7 xícaras (chá) de água abençoada mais 1 xícara (chá) de gelo

Coloque todos os ingredientes secos no liquidificador, encha o copo até a metade com água (e gelo, se for usar) e bata. Complete o copo com a água restante e bata bem. Rende 1-2 porções.

CEREAIS NO CAFÉ DA MANHÃ

CAFÉ DA MANHÃ COM PAINÇO

Este é um grão alcalino.
½ xícara (chá) de painço cozido (ver quadro da p. 367)
2 colheres (sopa) de nozes, amêndoas ou pecãs picadas
leite de oleaginosas para cobrir

Tempere com sua especiaria favorita: canela, cardamomo, baunilha, flocos de coco e óleo de coco. Acrescente uma pitada de sal e adoce com estévia ou raiz de alcaçuz em pó. Rende 1 porção.

MINGAU DE AVEIA

1 xícara (chá) de aveia em flocos
1 xícara (chá) de água
1 colher (sopa) de óleo de coco
uma pitada de sal

Ferva a água em uma panela e salgue. Acrescente a aveia e o óleo. Deixe em fogo médio por 5 minutos ou de acordo com as instruções da embalagem, mexendo sempre. Rende 1 porção.

LEITES DE FRUTAS OLEAGINOSAS E DE SEMENTES

Instruções gerais para fazer leite de oleaginosas:
2 xícaras (chá) de sementes ou oleaginosas secas ou demolhadas
8 xícaras (chá) de água abençoada

Coloque as sementes ou oleaginosas no liquidificador. Encha o copo com água até a metade e bata até obter uma consistência cremosa. Enquanto estiver batendo, acrescente mais água até encher o copo. Ponha um saco de tecido fino sobre o copo e, espremendo o leite, passe todo o conteúdo do saco para uma tigela. Passe para uma jarra de vidro e guarde. Rende 4 copos, ao natural ou gelado.
O leite simples é delicioso. Mas pode-se devolvê-lo ao liquidificador e enriquecê-lo com especiarias (canela, noz-moscada, anis-estrelado, cardamomo, raiz de alcaçuz em pó, algaroba ou caroba). Pode também adicionar superalimentos vegetais em pó, como espirulina, clorela, alga azul esverdeada, e/ou maca para reforçar o conteúdo nutricional. O leite se conserva por 2-3 dias em jarra de vidro.

LEITE DE GERGELIM

2 xícaras (chá) de sementes de gergelim
2-3 colheres (sopa) de canela em pó
1 colher (sopa) de raiz de maca em pó
1 colher (sopa) de algaroba
8 xícaras (chá) de água abençoada
uma pitada de sal do mar Celta ou do Himalaia

LEITE DE SEMENTES DE ABÓBORA

2 xícaras (chá) de sementes de abóbora
1 colher (sopa) de superalimento vegetal em pó
1 colher (sopa) de alga azul esverdeada
8 xícaras (chá) de água abençoada
uma pitada de sal do Himalaia ou sal marinho secado ao sol

LEITE DE AMÊNDOAS

2 xícaras (chá) de amêndoas
2-3 colheres (sopa) de canela
½ colher (chá) de noz-moscada
8 xícaras (chá) de água abençoada
uma pitada de sal do mar Celta ou do Himalaia

LEITE DE NOZES

2 xícaras (chá) de nozes
2-3 colheres (sopa) de aniz-estrelado, moído e peneirado
8 xícaras (chá) de água abençoada
uma pitada de raiz de alcaçuz em pó
uma pitada de sal do mar Celta ou do Himalaia

QUEIJOS DE SEMENTES E OLEAGINOSAS

QUEIJO DE SEMENTES

Básico:

1 maço de ervas frescas, coentro ou manjericão, picado no processador de alimentos.
2 xícaras (chá) de sementes de girassol ou nozes demolhadas moídas no processador

Acrescente:

4-6 colheres (sopa) de óleo de cânhamo ou azeite de oliva prensado a frio
2 colheres (sopa) de suco de limão-siciliano
2 colheres (sopa) de salmoura de azeitonas kalamata
2 colheres (sopa) do líquido do tomate seco
¼-½ colher (chá) de sal do mar Celta ou do Himalaia
uma pitada de pimenta-de-caiena ou chipotle
uma pitada de assa-fétida ou 1 dente de alho

Opcional:

¼ de xícara (chá) de tempero italiano (ver p. 320)
2 colheres (sopa) de tomilho

Pique as ervas no processador de alimentos e reserve. Moa as sementes de girassol no processador até uma textura bem fina. Junte os ingredientes restantes e as ervas às sementes moídas e processe até obter uma consistência cremosa. Rende 4 porções.

QUEIJO DE CASTANHAS-DO-PARÁ COM AZEITE E ERVAS

1 xícara (chá) de sementes de girassol
1 xícara (chá) de castanhas-do-pará
¼ de xícara (chá) azeite de oliva (ou outro óleo recomendado)
2-4 colheres (sopa) de suco de limão-siciliano
½ colher (sopa) de pimenta-do-reino
¼ de xícara (chá) de orégano ou dill fresco picado
2 colheres (sopa) de tomilho ou tempero italiano seco (ver p. 320)
¼-½ colher (chá) de sal do mar Celta ou do Himalaia
1 xícara (chá) de azeitonas kalamata bem picadas
uma pitada de assa-fétida
salmoura de azeitonas kalamata ou água abençoada, para a consistência desejada

Processe as oleaginosas e as sementes até obter a consistência de manteiga, ou o mais próximo possível disso. Acrescente o azeite, o limão, a salmoura de azeitona, a assa-fétida, a pimenta-do-reino, o sal e as ervas secas. Processe até obter uma consistência cremosa. Despeje ou ponha às colheradas em uma tigela, acrescente à mão as azeitonas e as ervas frescas. Rende 4 porções.

PATÊ DO FUNDO DO MAR

1 xícara (chá) de sementes de cânhamo
1 xícara (chá) de amêndoas
¼ de xícara (chá) de aipo e/ou pimentão cortado em cubos
2-4 colheres (sopa) de suco de limão-siciliano
2 colheres (sopa) de azeite de oliva (ou outro óleo recomendado)
¼-½ colher (chá) de sal do mar Celta ou do Himalaia
1 colher (chá) de pimenta-do-reino moída na hora
½ xícara (chá) de alga dulse
1 colher (sopa) de kelp

Processe as amêndoas e as sementes de cânhamo no processador. Acrescente o suco de limão-siciliano, o azeite e os temperos. Misture à mão o aipo e o pimentão. Rende 4 porções.

QUEIJO DE AMÊNDOAS COM COENTRO

1 xícara (chá) de sementes de girassol
1 xícara (chá) de amêndoas
¼ de xícara (chá) de azeite de oliva (ou outro óleo recomendado)
¼ de xícara (chá) de suco de limão-siciliano
¼-½ colher (chá) de sal do Himalaia
½ colher (sopa) de pimenta-do-reino
½ maço de coentro
uma pitada de assa-fétida

Acrescente ingredientes líquidos para obter a consistência desejada. Pique o coentro com a lâmina curva e reserve. Moa bem fino as oleaginosas e as sementes no processador. Acrescente o azeite, o suco de limão-siciliano, os temperos e o sal. Processe até obter uma consistência cremosa. Junte o coentro. Rende 4 porções.

QUEIJO DE CASTANHAS-DO-PARÁ COM DILL

1 xícara (chá) de sementes de girassol
1 xícara (chá) de castanhas-do-pará
¼ de xícara (chá) de azeite de oliva (ou outro óleo recomendado)
¼ de xícara (chá) de suco de limão-siciliano
¼-½ colher (chá) de sal do mar Celta ou do Himalaia
½ colher (sopa) de pimenta-do-reino
1 maço de dill (endro)
uma pitada de assa-fétida

Pique o dill com a lâmina curva e reserve. Moa bem fino as oleaginosas e as sementes no processador. Acrescente o azeite, o suco de limão-siciliano, o sal e os temperos. Processe até obter uma consistência cremosa. Misture o dill. Rende 4 porções.

SOBREMESAS

MUESLI E GRANOLA

4 xícaras (chá) de oleaginosas e/ou sementes (nozes, sementes de abóbora, de gergelim, de girassol, de cânhamo)
2-8 colheres (sopa) de tempero doce (canela, noz-moscada, gengibre em pó, erva-doce, anis ou anis-estrelado)
2-4 colheres (sopa) de óleo de coco ou de gergelim
½-1 colher (chá) de sal do mar Celta ou do Himalaia
Opcional: raspas de laranja ou de limão e/ou óleos essenciais

Para o muesli, sirva como está, com leite de vegetais se desejar. Para a granola: espalhe os ingredientes sobre a bandeja antiaderente e desidrate a 42°C por toda a noite para obter uma textura crocante. Rende 4 porções.

BARRAS DE CARDAMOMO COM DUAS COBERTURAS

Base:
1 xícara (chá) de sementes de cânhamo inteiras e secas
1 xícara (chá) de sementes de gergelim marrom inteiras, demolhadas
1 xícara (chá) de sementes de girassol inteiras, demolhadas
Conserve as sementes inteiras. Coloque-as em uma tigela.

Creme:
1 xícara (chá) de creme de coco (polpa de coco maduro batida até ficar cremosa)
¼ de xícara (chá) de creme de óleo de coco batido com
½ xícara (chá) de água morna
¼ de xícara (chá) de cardamomo
½ colher (sopa) de algaroba
1 colher (chá) de estévia em pó
½ colher (chá) de sal do mar Celta ou do Himalaia
Misture e bata.

Cobertura de cardamomo:

1 xícara (chá) de manteiga de coco
¼ de xícara (chá) de água quente
2 colheres (sopa) de cardamomo
½ colher (chá) de raiz de alcaçuz em pó
uma pitada de sal do mar Celta ou do Himalaia
uma pitada de estévia

Coloque todos os ingredientes no liquidificador e bata em velocidade alta, até adquirirem uma consistência macia que possa ser espalhada.

Cobertura branca de alcaçuz:

¾ de xícara (chá) de manteiga de coco
3 colheres (sopa) de água quente
¾ de colher (chá) de raiz de açafrão em pó
uma pitada de sal do mar Celta ou do Himalaia
uma pitada de estévia

Coloque todos os ingredientes no liquidificador e bata em velocidade alta, até obter uma mistura homogênea e que possa ser despejada.

Para montar as barras:

Acrescente as sementes inteiras ao creme batido. Pressione a mistura em uma vasilha retangular baixa de vidro. Faça a cobertura de cardamomo e espalhe sobre a superfície da mistura. Faça a cobertura branca de alcaçuz e borrife sobre a cobertura de cardamomo. Leve para gelar, corte em retângulos e sirva. Rende 4-8 unidades, dependendo do tamanho das barras. As barras se conservam na geladeira por 4 dias.

BARRAS DE ANIS-ESTRELADO COM COBERTURA DE LIMÃO

Base:
1 xícara (chá) de sementes de gergelim marrom inteiras demolhadas
1 xícara (chá) de sementes de girassol inteiras demolhadas
1 xícara (chá) de sementes de chia secas misturadas com a base
½-1 xícara (chá) de água para reidratar as sementes de chia
Coloque todas as sementes em uma tigela.

Creme:
1 xícara (chá) de creme de coco e
¼ de xícara (chá) de óleo de coco, batido com
½ xícara (chá) de água morna
5 colheres (sopa) de anis-estrelado moído e peneirado
½ colher (sopa) de sopa de algaroba
1 colher (chá) de estévia em pó
½ colher (chá) de sal do mar Celta ou do Himalaia
Misture tudo e bata no liquidificador.

Cobertura de limão:
½ xícara (chá) de manteiga de coco
2 colheres (sopa) de água quente
2 colheres (sopa) de suco de limão-siciliano
uma pitada de estévia

Opcional: ¼ de colher (chá) de raspas de limão ou uma gota de óleo essencial de limão
Bata todos os ingredientes no liquidificador em velocidade alta, até obter uma mistura homogênea e que possa ser espalhada.

Para montar as barras:
Misture todas as sementes em uma tigela. Massageie as sementes com o creme batido. Pressione a mistura em uma vasilha de vidro baixa retangular. Faça a cobertura de limão e espalhe sobre a mistura. Leve para gelar, corte em retângulos e sirva. Rende 4-8 unidades, dependendo do tamanho das barras. As barras se conservam na geladeira por 4 dias.

BARRAS DE CANELA

Base:

1 xícara (chá) de nozes moídas e demolhadas

1 xícara (chá) de sementes de cânhamo secas

1 xícara (chá) de sementes de chia secas misturadas à base

½-1 xícara (chá) de água para reidratar as sementes de chia

Coloque todas as sementes na tigela.

Creme:

1 xícara (chá) de creme de coco

¼ de xícara (chá) de óleo de coco batido com

½ xícara (chá) de água quente

¼ de xícara (chá) de canela

½ colher (sopa) de algaroba

1 colher (chá) de estévia em pó

½ colher (chá) de sal do mar Celta ou do Himalaia

Misture e bata no liquidificador.

Para montar as barras:

Moa bem fino as nozes no processador e despeje na tigela. Acrescente as sementes de cânhamo e de chia, inteiras, com a água. Massageie com o creme. Acondicione em uma vasilha de vidro retangular. Rende 4-8 unidades, dependendo do tamanho das barras. As barras se conservam na geladeira por 4 dias.

BARRAS DE COENTRO COM COBERTURA DE COENTRO

Base:

1 xícara (chá) de sementes de cânhamo inteiras e secas

1 xícara (chá) de sementes de gergelim marrom inteiras, demolhadas

1 xícara (chá) de sementes de girassol inteiras, demolhadas

Coloque todas as sementes em uma tigela.

Creme:
1 xícara (chá) de creme de coco
¼ de xícara (chá) de óleo de coco batido com
½ xícara (chá) de água quente
½ xícara (chá) de sementes de papoula
¼ de xícara (chá) de coentro
½ colher (sopa) de algaroba
1 colher (chá) de estévia em pó
½ colher (chá) de sal do mar Celta ou do Himalaia
Misture e bata no liquidificador.

Cobertura de coentro:
1 xícara (chá) de manteiga de coco
2 colheres (sopa) de água quente
2 colheres (sopa) de suco de limão-siciliano
5 colheres (sopa) de sementes de coentro
1 colher (chá) de raiz de alcaçuz em pó
uma pitada de sal do mar Celta ou do Himalaia
uma pitada de estévia
Bata todos os ingredientes no liquidificador em velocidade alta, até obter uma mistura homogênea que possa ser espalhada.

Decoração:
sementes de coentro moídas e peneiradas

Para montar as barras:
Coloque as sementes da base, inteiras, na tigela. Massageie com o creme batido. Acondicione em uma vasilha de vidro retangular baixa. Bata a cobertura no liquidificador e espalhe sobre a mistura. Decore com as sementes de coentro moídas e peneiradas. Rende 4-8 unidades dependendo do tamanho das barras. As barras se conservam na geladeira por 4 dias.

TEMPO DE COZIMENTO DOS CEREAIS

cereal (1 xícara seco)	xícaras de água	tempo de cozimento	quantidade em xícaras
Amaranto	2½	20-25 min	2½
Trigo sarraceno pilado *	2	15 min	2½
Painço	3-4	20-25 min	3½
Quinoa**	2	15-20 min	2¾
Arroz integral, basmati	2½	35-40 min	3
Arroz integral, grão longo	2½	45-55 min	3
Arroz integral, grão curto	2-2½	45-55 min	3
Arroz integral, rápido	1¼	10 min	2
Arroz selvagem	3	50-60 min	4
Trigo espelta	3-4	40-50 min	2½

INSTRUÇÕES BÁSICAS DE COZIMENTO

Em todos os casos, comece por medir os cereais e a água na panela. Se for cozinhar 1 xícara (chá) de cereais, use uma panela de 2 litros.

Acrescente ½-1 colher (chá) de sal do mar Celta ou do Himalaia, se desejar.

Tampe a panela e espere ferver em fogo alto.

Abaixe o fogo para médio-baixo para cozinhar pelo tempo especificado.

Verifique os cereais depois desse período. Se ainda estiverem duros, tampe outra vez e continue a cozinhar por 5-10 minutos. Se a água tiver evaporado, acrescente ¼ de xícara (chá) de água antes de voltar a cozinhá-los.

Se estiverem macios, desligue o fogo e deixe assentar, com a panela tampada, por 10 minutos. Solte os grãos com um garfo e sirva.

Observações:

* O trigo-sarraceno pilado é uma exceção a essas instruções, porque é poroso e absorve a água rapidamente. É melhor colocá-lo diretamente em água fervente. Tampe e espere ferver novamente assim que os grãos estiverem na panela. Abaixe o fogo e deixe cozinhar pelo tempo especificado.

** A quinoa deve ser enxaguada em uma peneira fina por 2 minutos para remover as chamadas saponinas, uma camada protetora natural que dará um sabor amargo se não for enxaguada antes de a quinoa ser cozida.

COZIMENTO DE LEGUMINOSAS

leguminosas (1 xícara seco)	xícaras de água	tempo de cozimento	quantidade em xícaras
Feijão-azuqui	4	45-55 min	3
Feijão-anasazi	2½-3	45-55 min	2¼
Feijão-preto	4	1-1½ h	2¼
Feijão-fradinho	4	1 h	2
Feijão-rajado	3	40-45 min	3
Grão-de-bico	3½	1-3 h	2
Ervilhas verdes partidas	4	45 min	2
Ervilhas verdes inteiras	3	1-2 h	2
Feijão-mulatinho	2¼	1 h	2¼
Lentilhas marrons	2	45 min-1 h	2¼
Lentilhas verdes	3	30-45 min	2
Lentilhas vermelhas	4	20-30 min	2-2½
Feijão-mungo	3	1 h	2
Feijão-branco	3	45-60 min	2⅔
Feijão-rosinha	3	50-60 min	2¾
Feijão-carioca	4	1½ h	2⅔

INSTRUÇÕES BÁSICAS DE COZIMENTO

Comece lavando o feijão e jogando fora os que estiverem descoloridos ou deformados. Verifique se não existem pedrinhas e galhinhos que precisem ser removidos.

O feijão cozinha mais rápido se ficar de molho de véspera, por 8 horas, em bastante água. Escorra a água em que o feijão ficou de molho antes de cozinhar.

Algumas vezes o feijão demora mais tempo para cozinhar. Isso ocorre às vezes pelo uso de água dura, ou porque o feijão ficou secando por um período maior de tempo. Se este for o caso, deixe-o de molho por 24 horas, trocando a água duas ou três vezes, para apressar o cozimento.

Deixar de molho também ajuda a quebrar os açúcares complexos (oligossacarídeos), que inflamam o sistema digestivo e causam gases.

Algumas ervas que auxiliam a digestão do feijão podem ser adicionadas durante o cozimento. Por exemplo: folhas de louro, cominho, segurelha, erva-de-santa-maria. Muitas pessoas na Índia mantêm a tradição de mastigar sementes de erva-doce ou tomar chá de erva-doce ao final de uma refeição em que havia leguminosas a fim de auxiliar a digestão.

Como regra geral, 1 xícara (chá) de feijão seco corresponde a 2½ a 3 xícaras (chá) de feijão cozido.

Método rápido de colocar o feijão de molho: quando o tempo for curto, você poderá lavar e escolher o feijão e colocá-lo em um caldeirão com água que o cubra cerca de 7 centímetros. Depois que começar a borbulhar, deixe ferver por 10 minutos para eliminar as toxinas. Tampe a panela e deixe de molho por 1 hora. Jogue fora a água em que o feijão ficou de molho, acrescente água fresca e cozinhe até amolecer.

Cozimento de leguminosas frescas: são usados dois métodos: fervura e cozimento no vapor.

Para aferventar as leguminosas, jogue-as debulhadas em água fervente suficiente para cobri-las e deixe ferver em fogo baixo por 5-10 minutos. Enquanto cozinham, tempere com cebola, alho, ervas da sua preferência e uma pitada de sal adicionada à água.

Para cozinhá-las no vapor, ponha uns 2,5 centímetros de água no fundo da panela e coloque as leguminosas em uma cesta apropriada que se ajuste à panela. Tampe a panela e cozinhe as leguminosas acima da água fervendo por 5-10 minutos.

Favas: requerem uma forma diferente de preparo antes do cozimento. Em geral, são descascadas depois de cozidas, porque, se ficarem com as cascas, darão um gosto amargo aos grãos. Para descascar, use uma faca pequena e descasque uma extremidade, então aperte a outra ponta e o grão sairá facilmente.

Essas são orientações gerais. Algumas variedades de grãos e de leguminosas vão precisar de tempos de cozimento diferentes dos apresentados no quadro, o que dependerá do tipo de alimento. A variação será de apenas alguns minutos. Se estiver cozinhando feijão ou leguminosas que tragam instruções na embalagem, siga sempre as recomendações do pacote.

RESUMO DOS CONCEITOS

"As pessoas sofrem de males previsíveis, e elas perecem por falta de conhecimento."

"Os versos dourados", em *Fragmenta philosophorum groecorum*

É importante reiterar que este programa é uma extensão lógica de uma pesquisa que remonta aos anos 1920, quando o doutor Max Gerson curou Albert Schweitzer do diabetes tipo 2 com uma dieta de alimentos vivos. Por um período de 35 anos, tenho visto muitas pessoas curarem-se naturalmente do diabetes com alimentos vivos e jejum. Outras clínicas de alimentos vivos alcançaram resultados semelhantes. Uma pesquisa relatada na literatura pelo doutor James Anderson e pelo doutor Neal Barnard validou a importância da dieta diária apenas com plantas para a melhora do diabetes. Tudo o que fizemos de diferente em nosso programa de 21 dias é dar o próximo e lógico passo. Como disse Ralph Waldo Emerson, "a sociedade é sempre tomada de assalto pela surpresa diante de qualquer exemplo novo de senso comum". O senso comum neste caso é que compreendemos o poder dos alimentos vivos e do jejum de suco verde para criar uma evolução genética rápida. Descobrimos que, ao dar o próximo passo evolucionário, apoiados pela experiência clínica e empregando uma dieta baseada nesses princípios, os clientes passam de uma expressão fenotípica de diabetes para uma expressão fenotípica de saúde e bem-estar. Eu dei o passo óbvio ao fazer do jejum de suco verde e da dieta de alimentos vivos uma abordagem prudente para curar o diabetes naturalmente. Com esta abordagem, entre um e quatro dias os clientes ficam livres de qualquer medicação. Em uma semana, a taxa de açúcar no sangue em jejum, para muitas pessoas, chega ao nível normal e, em três semanas, normaliza para a maioria das pessoas. Dependendo do grau de complicações, a glicemia de jejum pode levar mais tempo para chegar aos índices não diabéticos, mas o resultado final é um nível normal de glicose no sangue em jejum. Como em todas as questões de recuperação da saúde, ninguém pode assegurar 100% de sucesso na cura, mas nossa experiência clínica nos indica que 90% de nossos clientes atingem esse resultado no espaço de três semanas se eles se mantiverem totalmente comprometidos com o programa.

Grande parte das pessoas também vê os índices de exame químico de sangue, de colesterol e de proteína C-reativa voltarem ao normal no programa de 21 dias.

Como cientista, apresento neste livro a teoria de que, com alimentos vivos e jejum de suco verde, a pessoa rapidamente ativa os genes anti-idade e antidiabéticos. Isto ainda precisa ser comprovado conclusivamente. Mas, repito, trinta anos foram necessários para provar que o cigarro provoca câncer de pulmão. Em segundo lugar, como cientista, percebo que não temos dados controlados suficientes para fazer um relatório definitivo sobre este programa e sua teoria. Estou procurando os fundamentos para este próximo passo. Para explorar mais esta questão, planejo conduzir uma pesquisa com duzentas pessoas, mas sinto que já há dados suficientes e a questão é suficientemente importante, dado o caráter pandêmico do diabetes, para liberar nossos resultados preliminares neste momento. Faço isso com a consciência de que será preciso realizar muitas pesquisas mais para validar esta teoria e seus resultados.

Está claro que o programa de 21 dias chega ao resultado desejado. A grande pergunta é a questão humana – as pessoas conseguem se manter na Cultura da Vida com alto grau de sucesso? Com pessoas bem motivadas, o índice de sucesso é alto, mas em face do nível pandêmico, das muitas realidades culturais e econômicas, estou procurando intensivamente por programas de apoio que sejam bem-sucedidos em quaisquer circunstâncias. Aplicar essa grande conquista lógica e de bom senso a culturas espalhadas pelo mundo todo exige muita criatividade. Uma coisa é desenvolver um programa bem-sucedido de saúde, outra muito diferente é criar um programa que esteja ao alcance de todos.

Os níveis causais vêm da Cultura da Morte, que naturalmente promove a dieta da Cultura da Morte, que leva as pessoas a um ponto que elas consideram sem volta quando os genes do diabetes são ativados. A verdade é que sempre há a possibilidade de retorno. Paracelso disse:

> "Nenhum médico jamais pode dizer que uma doença é incurável. Isto é uma blasfêmia contra Deus, contra a natureza, e deprecia o grande arquiteto da criação. Não existe doença, por mais terrível que ela seja, para a qual Deus não tenha providenciado a cura".

A dieta "normal" corrente é exagerada e prejudicial, já que contribui diretamente para a manifestação do diabetes, e dietas "moderadas" anteriores só foram capazes de melhorar e controlar o diabetes em grau limitado. Nenhuma dessas dietas foi particularmente bem-sucedida, além da melhora limitada do diabetes. Por exemplo, a equipe de pesquisa do doutor Barnard usou parâmetros da Associação Americana de Diabetes para comparar a abordagem vegetariana do **Physician's Committee for Responsible Medicine** à dieta controlada. Com a abordagem da associação, foi encontrada uma queda de 0,4% nos níveis de A1c. Isso é muito pouco. O programa vegetariano conseguiu um resultado três vezes melhor, com uma queda média de 1,2 ponto em cinco meses e meio. O que estamos descobrindo com o programa de 21 dias é uma mudança maior: para o diabético tipo 1, uma queda de 196% no nível de HbA1c, e de 11,8% para 6% em três meses, uma queda de 5,8 pontos (ou 14,5 vezes mais do que os controles da ADA). Esta mudança radical não resultou da abordagem convencional de moderação da Cultura da Morte, que em sua essência é uma forma de tornar a negação racional. Para fazer esse tipo de mudança significativa é preciso um estilo de vida e uma dieta que sejam crucial e estimulantemente diferentes, atingindo resultados de peso num curto espaço de tempo. Isso exige uma vida de amor, objetivo, significado e autovalorização, e escolher uma dieta e um estilo de vida que reflitam esses valores. Evidentemente, esses são a dieta e o estilo de vida da Cultura da Vida.

A pergunta essencial que é feita aos participantes é: "Você se ama o suficiente para querer se curar e salvar sua vida?". Para os que responderam afirmativamente a essa pergunta, os resultados apresentados neste livro mostram que o paradigma convencional para o diabetes – estabelecido pela Associação Americana de Diabetes e a maioria das escolas de medicina como incurável – é um mito. O paradigma convencional também ensina que dieta apropriada e exercícios ajudam a retardar a progressão dessa doença "incurável", mas os que aderem ao paradigma convencional não oferecem a dieta apropriada para realizar o processo. Nós ativamos um novo paradigma apontado por uma pesquisa anterior, dando o próximo passo lógico e nos aprofundando nas causas subjacentes ao encarar o diabetes como um sintoma da Cultura da Morte.

Por Cultura da Morte entendemos uma cultura baseada na competição predatória, na qual as pessoas são consideradas bens econômicos: riqueza para poucos *versus* saúde para muitos. É uma cultura de segregação, dominação e exploração. Nessa cultura as pessoas perderam sua conexão com a alma. Isso está relacionado aos 80 a 90% de obesidade em diabéticos, porque, como dissemos anteriormente, nunca há comida suficiente para uma alma faminta. Há um ambiente alimentar caracterizado pelo marketing pesado, que promove comidas nocivas ricas em excitotoxinas, carboidratos refinados como o açúcar branco e a farinha de trigo branca, que contém aloxana, uso maciço de gordura animal, alimentos carregados de agroquímicos e a toxicidade dos metais pesados. Essas características combinadas criaram a sinergia negativa que lançou o diabetes a níveis pandêmicos, quando era relativamente raro antes de 1940. Isso não é um acidente – a Cultura da Morte é um crime ativo e insensato contra a sabedoria.

A Cultura da Vida se manifesta como cooperação, saúde e compaixão, aliadas à produção de alimentos orgânicos, saudáveis e naturais, que preservam o solo e minimizam a poluição tanto das pessoas quanto do planeta. A Cultura da Vida nos ajuda a entrar em contato com nosso coração e nossa alma de um modo que leva a presença da luz, do amor e do Divino de volta à essência da experiência humana. Em vez de uma dieta "moderada", a cozinha da Cultura da Vida é uma dieta prudente, de bom senso, de alimentos orgânicos de baixíssimos teores glicêmicos e de insulina, rica em minerais, hidratante, viva, sem gordura animal ou trans, de 15 a 20% baseada em ácidos graxos essenciais de plantas, rico em fibras e sabiamente prudente na ingestão de alimentos.

A cura do diabetes em nível pandêmico exige a cura da ecologia e do planeta, e a conscientização das pessoas. Curar uma pessoa requer a capacidade de amar-se o suficiente para ter a intenção de religar-se à Cultura da Vida, que é nosso direito adquirido por nascimento. Desse modo, praticamos um ato de amor a nós mesmos como indivíduos e como parte do planeta vivo. Isso resulta na cura do planeta e de todas as espécies. A cura do diabetes nesse contexto é um ato de amor, compaixão e consciência.

APÊNDICE 1

Sobre o Tree of Life

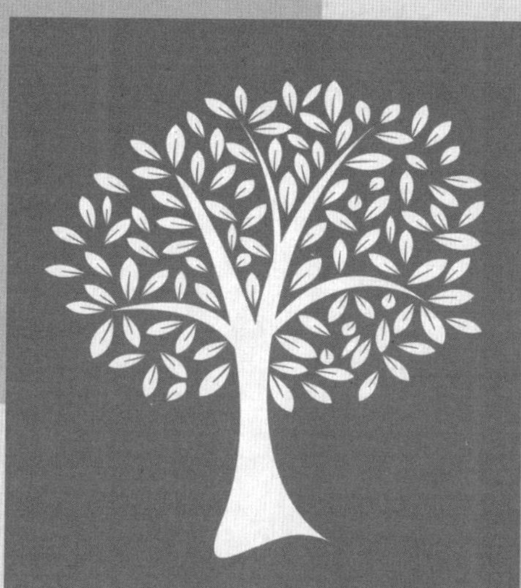

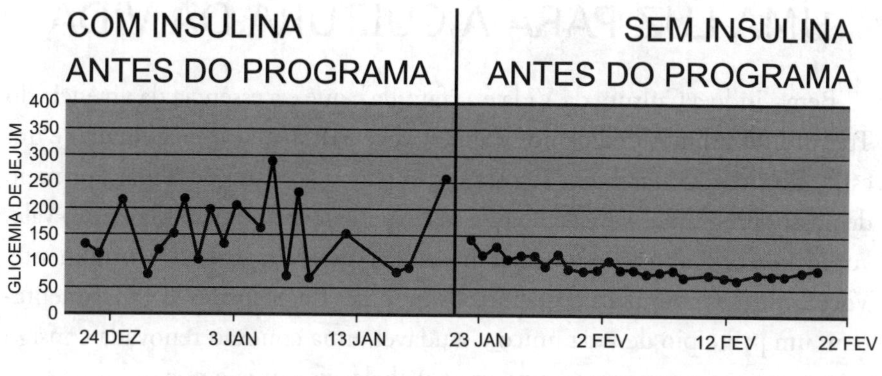

Diabético do tipo 1: resposta da glicemia de jejum
programa de 21 dias + reversão natural do diabetes

O **Tree of Life Rejuvenation Center** é um centro de saúde e espiritualidade baseado em princípios ecológicos e dedicado a despertar a consciência por meio de programas educacionais, atividades humanitárias e retiros em todo o mundo. Localizado em 174 acres intocados nas impressionantes montanhas áridas da cidade de Patagonia, no Arizona, o centro é, sem dúvida, um oásis de vida: o único centro do mundo que oferece alimentos 100% vegetais, orgânicos e vivos, dos quais boa parte é cultivada em nossas próprias terras, que fazem fronteira com a Coronado National Forest e se estendem a partir da majestosa Red Mountain, de mais de 1.900 metros de altura. As montanhas de Patagonia são majestosas, tranquilas, e proporcionam vistas espetaculares, além de trilhas e caminhadas impressionantes.

O **Tree of Life Rejuvenation Center** é um santuário para a cura holística que inspira a receptividade e o despertar. Pessoas de noventa países já desfrutaram da sombra de nossa árvore da vida; tiveram contato com sua terra, respiraram seu ar puro e recuperaram a ligação com a vida de maneiras novas e inimagináveis – sempre com experiências que enriquecem a alma. Elas retornam a seus lares ao redor do mundo rejuvenescidas, inspiradas e mais fortes.

UMA LUZ PARA A CULTURA DA VIDA

Bem-vindo à Cultura da Vida e à "família", que é a essência da vivência do Tree of Life. Ali nos dedicamos a ajudar você a desfrutar uma culinária e um estilo de vida que facilitem sua transição para a Cultura da Vida. Por meio de nossos programas educacionais e sua experiência em nosso majestoso vale, você conhecerá as opções que geram saúde e prazer espiritual naturalmente. Você conhecerá também o que nossos milhares de hóspedes já experimentaram: um princípio de vida único e saudável, uma conexão renovada consigo mesmo e uma autoestima e um amor inabaláveis por si e por todos os seres vivos, bem como pela Terra viva.

As pessoas vêm ao Tree of Life por diversos motivos. Algumas, para manter e aprimorar seu estilo de vida saudável e garantir sua saúde no futuro. Outras buscam felicidade, paz e uma conexão mais profunda com o divino. Há aquelas que querem apenas fazer um retiro espiritual vegano que seja condizente com seu estilo de vida. E finalmente há aquelas que estão sofrendo as consequências de anos de péssima alimentação e hábitos nada saudáveis e precisam tratar uma doença degenerativa grave que ameaça sua vida. Talvez elas sintam falta de paz, um distanciamento do amor e de si mesmo, um desligamento da alma. Outros, contudo, experimentam o estresse ambiental e a degradação em forma de desequilíbrios químicos e intoxicação e apresentam muito pouca energia e entusiasmo pela vida.

Estar sob a proteção da nossa árvore significa ter um lugar onde rejuvenescer, dar um descanso ao corpo, à mente e à alma, bem como onde fugir do caos em que o mundo se encontra. Essa nova forma de viver, baseada em ações compassivas e alimentação consciente, nutre o ser de prazer, felicidade, paz interior e amor, nosso direito divino.

Com amor, convidamos você a adotar e desfrutar a experiência do Tree of Life e juntar-se a nós nessa reconexão com a Cultura da Vida. Se escolher o nosso centro, seja para férias individuais ou familiares, um programa de aprendizagem, um *workshop* ou um treinamento específico, você estará optando por restabelecer, manter ou melhorar sua saúde, criando as bases para uma vida repleta de alegria, saúde e felicidade. Celebramos com você essa jornada para o bem-estar físico e espiritual!

NOSSOS PROGRAMAS

O Tree of Life Experience é um programa dinâmico e contínuo para o cultivo da harmonia e da revitalização pessoal. Nossos hóspedes encontram inspiração e encantamento nas áridas montanhas, além de uma simples, mas bem-sucedida, abordagem para o despertar holístico.

Durante essa experiência, você vai cultivar habilidades preciosas e novas perspectivas , capazes de inspirar um recomeço. Nossos programas incorporam a essência da Cultura da Vida: estimulam a ligação com todos os aspectos do ser e do meio ambiente, ao mesmo tempo que estimulam o desenvolvimento espiritual e a conexão com o divino. Além disso, promovem a sustentabilidade, tratando da sua saúde e da do planeta.

No centro de rejuvenescimento, nos preocupamos com aqueles que estão em transição para a Cultura da Vida e fornecemos orientação e apoio para que tenham uma experiência positiva e edificante. Oferecemos, também, assistência após o término do programa, para que eles se mantenham na Cultura da Vida e continuem a viver a alegria e a paz interior desse estilo de vida benéfico ao retornar para seus lares e para suas comunidades.

PEREGRINAÇÃO... PARA DENTRO DE SI MESMO

Um céu claro e magníficas noites estreladas constituem um estonteante cenário para uma comunidade educacional e de cura que oferece:

- Templo para meditação
- Café com alimentos vivos
- Spa
- Piscina e ofurôs não clorados
- Alojamentos ecológicos construídos solidamente com fardos de palha
- **Culture of Life Store**, uma loja cujos produtos promovem uma vida consciente
- Horta orgânica de 2 acres para a nossa cozinha saudável
- Aulas de Kali Ray TriYoga®
- O maior labirinto de Chartres ao ar livre do mundo
- Inipi, a "tenda do suor" usada para purificação entre os indígenas norte-americanos

- Jardim da Paz Infantil
- Trilhas naturais e vistas das montanhas
- Região mundialmente famosa para observação de aves

Nosso centro de rejuvenescimento é natural e propositadamente simples. Celebramos a vida em contato com a terra e numa intencional "volta à natureza", com estradas de terra e o mínimo de iluminação artificial. Nossos hóspedes desfrutam do clima agradável o ano todo, num ambiente tranquilo e natural. Durante os meses de verão, entre julho e setembro, a temperatura na cidade em geral é bem mais amena que em Tucson ou Phoenix. Temos centros também em Rivas, na Nicarágua, no norte da Costa Rica e em Israel. Para mais informações, ligue para 520-394-2520 ramal 204.

RETIROS, WORKSHOPS E TREINAMENTOS

Veja o que temos a oferecer:

Para reverter o diabetes naturalmente:
Programa de 21 dias
Acompanhamento de um ano
Realizado de quatro a seis vezes por ano

Jejum espiritual com suco:
10 dias
Realizado de três a quatro vezes por ano

Programa de desintoxicação em jejum:
10, 17, ou 24 dias
Começa semanalmente

Processo Zero Point:
4 dias
Quatro a seis vezes por ano

Alimentação consciente intensiva:
6 dias
Quatro a seis vezes por ano

Relacionamentos sagrados:
4 dias
Uma a duas vezes por ano

Celebração de interdependência:
4 dias
Uma vez por ano

Cura holística:
3 dias, conforme disponibilidade do médico

PROGRAMAS DE EDUCAÇÃO E APRENDIZAGEM

Conheça o que temos a oferecer (veja o material de nossos programas educativos para mais detalhes):

Programa de serviço voluntário de alimentação viva espiritual:
12 semanas
Cinco períodos por ano

Programa de serviço voluntário de agricultura vegana espiritual:
12 semanas
Quatro períodos por ano

Programa de serviço voluntário de germinação espiritual:
Período de um mês, o ano todo

Credenciamento em nutrição espiritual com vistas a um mestrado em ciências integradas:
2 a 3 anos
Oferecido todos os anos

Sacerdócio essênio:
2 a 3 anos
Oferecido todos os anos

Todos os programas oferecem:

- Uso dos alojamentos ecológicos de fardos de palha
- Uso das instalações, piscinas, ofurôs, todas as refeições e/ou sucos, trilhas, templo de meditação, labirinto, seminários diurnos e noturnos (exceto *workshops* e programas específicos), sauna de infravermelho remoto.
- Aulas diárias de Kali Ray TriYoga® em grupos, com *pranayama* e meditação
- Pratos e sucos 100% vegetais, orgânicos e vivos, com orações em grupo às refeições
- Preparo consciente de alimentos vivos e aulas de germinação
- Caminhadas pela natureza
- *Mishpacha* (grupos de apoio): duas vezes por semana, nossos hóspedes compartilham suas experiências com nossa acolhedora equipe
- Sessões quinzenais de perguntas e respostas sobre nutrição: nelas você pode esclarecer dúvidas sobre nutrição, dietas, alimentos vivos e sobre como usar esse estilo de vida a seu favor
- Programas espirituais noturnos (verifique a regularidade no site)
- *Agni Hotra*: cerimônia ao pôr do sol para curar o planeta
- *Satsang*: o momento especial para obter apoio e esclarecer dúvidas que dizem respeito à vida espiritual
- Meditação *shaktipat* (semanal): gera uma sensação de paz interior, constrói poder espiritual e ativa a próxima fase evolutiva na vida espiritual
- *Homa* (semanal): antiga cerimômia hindu para eliminar o que não serve mais a você
- Cântico: abre o coração, permitindo que o amor permeie sua existência
- *Kabbalat Shabbat* xamanístico: antiga cerimônia essênia para evocar alegria, paz e harmonia
- Tenda do suor, ou inipi (mensal)
- Círculos de mulheres, perto da lua nova

Há também o Jardim da Paz Infantil, que proporciona às crianças de 3 a 7 anos que acompanham seus pais sua própria experiência da Cultura da Vida. Em uma agradável estufa! Incentivamos toda a família a entrar para a Cultura da Vida.

Como parte do despertar holístico, muitos hóspedes escolhem:

- Prática de exercícios e de energia curadora no spa, que estimulam e acalmam os sentidos, equilibrando interior e o exterior
- Consultas de cura holística
- Massagens linfática e nos tecidos profundos
- Sauna de infravermelho remoto
- Vapor de ozônio
- Minicama elástica
- Bandagens
- Tratamentos faciais
- Sessões particulares de Kali Ray TriYoga® para aprimorar o movimento fluido da *kundalini*

Para mais informações sobre nossos programas ou para fazer reservas, preencha o formulário no site www.treeoflife.nu ou ligue para 1-866-394-2520.

RETIROS E WORKSHOPS DA CULTURA DA VIDA

REVERSÃO NATURAL DO DIABETES

O programa de 21 dias é descrito ao longo deste livro.

RETIROS ESPIRITUAIS EM JEJUM E IOGA

Segundo o *New York Times*, Gabriel Cousens é "o guru do jejum do suco verde e da desintoxicação". Esse revitalizador jejum espiritual com suco, feito em dez dias, renova o corpo e o espírito e faz você entrar em contato novamente com sua verdade interior e seu desígnio sagrado! Gabriel Cousens e Shanti Golds-Cousens dão apoio contínuo e já orientaram milhares de adeptos do jejum em todo o mundo. Inclui meditação *shaktipat*, Kali Ray TriYoga®, perguntas e respostas espirituais, cânticos, tenda do suor (se o tempo permitir), suco verde orgânico e acompanhamento para quebrar o jejum e voltar às refeições com alimentos vivos.

JEJUNS DE DESINTOXICAÇÃO E PURIFICAÇÃO

Segundo a revista *Harper's*, oferecemos "um dos dez melhores retiros de desintoxicação em todo o mundo"! Nossos pacotes de dez, dezessete e 24 dias estimulam todas as células do organismo! Suco verde orgânico fresco, tecnologias de purificação inovadoras e não invasivas, e maneiras naturais de praticar ioga e meditação ativam os genes da juventude e do entusiasmo. O método faz com que a sabedoria interna do corpo recupere a beleza e o equilíbrio por meio de diversas terapias de massagem, exercício em minicama elástica para melhorar a oxidação, banho de sol e ar, terapias com ozônio, hidroterapia, saunas de infravermelho, terapias intestinais, caminhadas na natureza etc. As toxinas são eliminadas das células reprodutivas, perdemos peso e rejuvenescemos. Há também alguns acompanhamentos individuais. Os jejuns começam toda terça-feira!

PROCESSO INTENSIVO ZERO POINT

Desperte do estado de sonho do "eu" distante para viver sem medo o caos do mundo e siga seu verdadeiro destino! Nesse extraordinário programa de treinamento você aprenderá a desligar a mente e se libertar de hábitos prejudiciais e emoções negativas, da imagem que tem de si mesmo, de fobias, reconectando-se com seu autêntico Eu. Esse curso faz parte dos seis fundamentos para a vida espiritual e prepara você para receber a graça da libertação e abrir-se à presença divina. O curso intensivo de quatro dias, ministrado pelo professor espiritual mundialmente reconhecido Gabriel Cousens, que estudou psiquiatria e terapia familiar, é a abordagem do professor para a jnana ioga – a ioga da mente –, que nos dá clareza para enxergar que "a personalidade é um caso de identidade equivocada". Aprenda a livrar a mente de padrões emocionais, obsessões e pensamentos viciantes! Viva plenamente e experimente a alegria incondicional, a satisfação interior e a felicidade de sermos quem somos!

CURA HOLÍSTICA

Esse programa de avaliação da saúde e tratamento pessoal habilmente desenvolvido pelo doutor Gabriel Cousens é uma base para obter força, vitalidade e bem-estar duradouros. A cura holística trata de suas necessidades individuais de saúde. Oferecemos orientação personalizada para promover mudanças nutricionais e de estilo de vida, e criamos um método suplementar para ajudá-lo a encontrar a harmonia entre corpo, mente e espírito de maneira rápida e bem-sucedida. O programa gera tamanha autoconsciência que torna possível a cura rápida de doenças como depressão, diabetes, artrite, fadiga crônica, hipoglicemia, candidíase, fibromialgia e degeneração crônica, e melhora geral da saúde.

ALIMENTAÇÃO CONSCIENTE INTENSIVA

Esse excelente curso de seis dias sobre os princípios do preparo de alimentos vivos é uma imersão no estilo de vida de alimentação consciente. Mostraremos como criar a culinária profundamente curadora e deliciosa que constitui o fundamento da Cultura da Vida. Acompanhe-nos nessa incrível jornada pelos alimentos, que é a base para o florescimento do bem-estar e da vida espiritual! Fazem parte do curso três palestras e sessões de perguntas e respostas.

SPA TREE OF LIFE

Um primoroso retiro de período integral para veganos e vegetarianos que desejam desfrutar de tratamentos de spa numa comunidade espiritualmente consciente e de nossa culinária 100% vegetal, orgânica e viva. Nosso spa é um prazer para mente, corpo e espírito, e um delicioso descanso da vida agitada! Deixe o amor e a alegria tomarem conta de seu espírito no lugar onde milhares de pessoas de todas as partes do mundo iniciaram seu despertar para a Cultura da Vida. É um presente maravilhoso para você e para aqueles que ama.

RELACIONAMENTOS SAGRADOS

Liberte a força dinâmica do amor e embarque numa viagem à fronteira desconhecida da intimidade como uma vereda espiritual. Neste *workshop* para casais de quatro dias e três noites, apresentado por Gabriel e Shanti, você se aprimora na arte do relacionamento sagrado e aprende a evocar a união divina em todos os momentos. Cultive sua capacidade de ouvir, pratique o contato por meio de movimentos corporais compartilhados da ioga para casais criada por Shanti e Gabriel, e experimente o êxtase das energias espirituais fundindo-se em uma poderosa sinergia espiritual. Junte-se a nós e passe a perceber o universo como um sensual, selvagem e ardente parque de diversões da intimidade!

RELAÇÕES DE APOIO PARA O BEM-ESTAR

Estamos disponíveis para atender pessoas em qualquer lugar pelo site do Tree of Life, www.treeoflife.nu, e pelos sites apresentados a seguir.

www.AlivewithGabriel.com: onde você pode se manter conectado com nossa rede de internet/telecomunicações, nossos debates, áudios, vídeos e artigos. O programa mensal *Alive with Gabriel*, chamado *Wake up with Gabriel* quando apresentado pela manhã, oferece informações práticas e inestimáveis sobre espiritualidade, nutrição e estilos de vida saudáveis para ajudá-lo a manter-se na Cultura da Vida.

www.cultureoflifestore.com: loja que oferece alimentos veganos e orgânicos, suplementos, livros e outros produtos para uma vida ativa e saudável.

Filiais da Tree of Life Association: torne-se uma fonte de luz em sua própria comunidade e um ramo de nossa rede global em expansão, organizando reuniões e seminários mensais de acordo com os programas *Alive with Gabriel* ou *Wake up with Gabriel*, transmitidos ao vivo pela internet. Para abrir uma filial, você terá que atender a certos critérios, mas também terá diversos benefícios.

PARA FALAR CONOSCO:

Tree of Life Rejuvenation Center
Caixa Postal 778 (correspondência)
686 Harshaw Road (remessas)
Patagonia, AZ 85624 USA
Ligação gratuita 1-866-394-2520; ligação local 1-520-394-2520
E-mail: info@treeoflife.nu
Site: www.treeoflife.nu

APÊNDICE 2

Tree of Life na Nicarágua e em Israel

Para atender a comunidades do Oriente Médio e da Europa, o centro situa-se a trinta minutos da cidade sagrada de Jerusalém e a 45 minutos do Aeroporto Internacional de Tel-Aviv. O centro oferece programas intensivos de 21 dias duas ou três vezes ao ano, além de cursos contínuos de alimentação consciente, *workshops* de relacionamentos sagrados, sendo uma base de onde Gabriel e Shanti transmitem seus ensinamentos para a Europa e o Oriente Médio.

DESTAQUES DO PROGRAMA

O **Tree of Life at the Dead Sea** é uma filial da Tree of Life Foundation que oferece o programa de reversão natural do diabetes *in loco* em Israel e na Nicarágua, com acompanhamento de um ano.

Esse rejuvenescimento holístico é na verdade um programa curativa de férias no mar Morto. São oferecidos *workshops* transformacionais com:

- Retiro espiritual com jejum de suco (9 dias)
- Culinária de nutrição espiritual personalizada
- Processo Zero Point (4 dias)
- Alimentação consciente (5 dias)

Os participantes podem frequentar os *workshops* isoladamente ou cumprir o período completo de 21 dias, como uma transformação profunda, camada por camada, que chamamos de rejuvenescimento holístico. Nossa experiência nos permite afirmar que as etapas do programa são mais aproveitadas se feitas em sequência.

O programa Spiritual Resident é para aqueles que desejam apenas fazer um retiro numa comunidade espiritual. Oferece acomodações completas, com três refeições diárias de alimentos vivos e orgânicos, e aulas de TriYoga, meditação e meditação *shaktipat*.

Uma parte essencial do programa é a *seva*, ou serviço, em que você é convidado a se apresentar como voluntário na cozinha, para auxiliar nossa equipe ou cooperar de outras maneiras.

Este programa é mais adequado às pessoas que já participaram dos *workshops* do Tree of Life no passado, às que viajam com baixo orçamento ou às que querem um tempo maior para se curar e meditar em um lugar apropriado. As vagas são limitadas e sujeitas à disponibilidade.

Entre em contato conosco pelo e-mail: treeoflife.israel@gmail.com. Ou visite nosso site: http://www.treeoflife.org.il.

Para ligações na Nicarágua: 1-520-394-2520, ramal 204

APÊNDICE 3

Educação continuada
Oportunidades e fontes

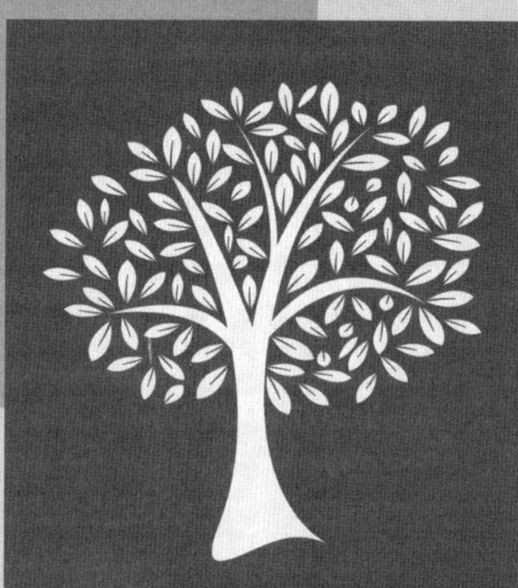

DVD CULINÁRIA DO ARCO-ÍRIS

Esse DVD de orientação prática e dinâmica foi criado para auxiliá-lo nessa jornada de cura e despertar com a culinária do arco-íris. No vídeo, são apresentados:

- Uma entrevista detalhada com o médico holista e autor deste livro, doutor Gabriel Cousens, que enfatiza os princípios essenciais da culinária do arco-íris
- Uma série de demonstrações de receitas da culinária do arco-íris, com os simpáticos e talentosos *chefs* do Tree of Life Café
- Introdução ao centro de rejuvenescimento Tree of Life e aos segredos do rejuvenescimento

INFORMAÇÕES PARA PEDIDOS

Para encomendar livros e vídeos em DVD, por favor entre em contato com o Tree of Life:

e-mail: orders@treeoflife.nu

PARA RECEBER A NEWSLETTER

Faça a inscrição no www.treeoflife.nu e receba artigos de cura holística, sociopolíticos e espiritualmente inspiradores do doutor Gabriel Cousens e novidades e notícias mensais do Tree of Life.

WORKSHOPS ESPIRITUAIS E NUTRICIONAIS

Convidamos você a juntar-se a nós no centro de rejuvenescimento Tree of Life para ter apoio para seguir o estilo de vida da culinária do arco-íris. Oferecemos diversos *workshops*, programas de desintoxicação e oportunidades de aprender novos hábitos.

PROGRAMA DE APRENDIZAGEM DE ARTES CULINÁRIAS VEGANAS COM ALIMENTOS VIVOS

Esse singular programa de aprendizagem de dez semanas propicia aos interessados na arte e na ciência do preparo de alimentos vivos uma oportunidade de receber treinamento pessoal e profissional com os talentosos *chefs* de nosso café. Os participantes recebem um certificado de *chef* na sofisticada culinária do arco-íris.

PROGRAMA DE MESTRADO EM NUTRIÇÃO ESPIRITUAL

Esse programa por correspondência de dois anos, com um período intensivo de residência de quatro semanas e um intensivo de quatro dias é oferecido pela **University of Integrative Learning** (Universidade de Aprendizado Integrado) sob a direção do doutor Gabriel Cousens, no Tree of Life. Fazem parte do corpo docente e da equipe: doutor Gabriel Cousens, David Wolfe, John Phillips, Shanti Golds-Cousens, Philip Madeley, Tim e Michela Casey.

GLOSSÁRIO

acidente vascular cerebral (AVC) – Lesão de parte do cérebro decorrente de entupimento dos vasos sanguíneos que irrigam a região, como quando são obstruídos por gorduras (um problema às vezes chamado de endurecimento das artérias).

açúcar no sangue – Ver glicose no sangue.

agudo – Que tem curta duração e/ou acontece abruptamente.

albuminúria – Concentração excessiva da proteína chamada albumina na urina. A albuminúria pode indicar doença renal.

angiopatia – Doença dos vasos sanguíneos (artérias, veias e capilares) que ocorre em quem sofre de diabetes há muito tempo.

antígenos – Substâncias que geram reações imunológicas do organismo. O corpo identifica os antígenos como prejudiciais e então produz anticorpos para atacá-los e destruí-los.

artéria – Grande vaso sanguíneo que leva o sangue do coração para outras partes do corpo.

arteriosclerose – Grupo de doenças em que as paredes das artérias ficam espessas e rígidas, diminuindo o fluxo sanguíneo.

aterosclerose – Um dos muitos tipos de arteriosclerose caracterizado pelo acúmulo de gordura em artérias médias e grandes.

automonitoramento glicêmico – Controle de glicemia feito pelo próprio diabético. Com uma gota de sangue da ponta de um dedo, uma fita reagente "lê" (em geral por meio de um medidor eletrônico, o glicosímetro) a concentração de glicose no sangue.

bexiga – Órgão oco que recebe a urina drenada pelos rins e depois a elimina do corpo.

bomba de insulina – Pequeno aparelho do tamanho de um bipe que administra doses contínuas de insulina no corpo.

bomba de insulina implantável – Pequena bomba implantada no corpo que injeta insulina segundo a programação de um pequeno dispositivo eletrônico.

calo – Região de pele espessa e endurecida, geralmente no pé, causada por fricção ou compressão. Os calos podem levar a outros problemas, como infecções graves ou mesmo gangrena.

calosidade – Espessamento da pele dos pés ou das mãos, geralmente provocado por compressão.

candidíase – Infecção por fungos na vagina, no sangue, nas cavidades ou no cólon. Mulheres com essa infecção podem sentir coceira, queimação ao urinar e dor, e algumas têm corrimento vaginal. Ocorre com mais frequência em mulheres diabéticas por causa da elevada taxa de glicose no sangue.

capilar – O menor vaso sanguíneo do corpo.

capsaicina – Substância irritante e incolor que confere característica picante à pimenta vermelha. Usado em um unguento feito com pimenta-malagueta para amenizar a dor de neuropatias periféricas.

carboidratos – Um dos três principais grupos de alimentos que fornecem calorias e energia. (Os outros são as proteínas e as gorduras.) Os carboidratos são essencialmente açúcares (carboidratos simples) e amidos (carboidratos complexos, encontrados em grãos integrais e vagens), que o organismo quebra em glicose.

catarata – Opacidade das lentes dos olhos.

célula alfa – Tipo de célula do pâncreas que produz e secreta o hormônio glucagon.

células beta – Células que produzem o hormônio insulina, que controla as taxas de glicose no sangue. São encontradas em áreas do pâncreas denominadas ilhotas de Langerhans.

cetoacidose – Ver cetoacidose diabética.

cetoacidose diabética – Alta taxa de glicose no sangue, com presença de cetonas na urina e na corrente sanguínea, geralmente causada por carência de insulina ou durante alguma enfermidade. Pode levar à morte.

cetonas – Substâncias químicas produzidas pelo corpo quando não há insulina suficiente no sangue. O aumento de cetonas no corpo por muito tempo pode resultar em enfermidade grave, acidose ou coma.

cetose – Problema que ocorre quando há acúmulo de corpos cetônicos em líquidos e tecidos corporais. A cetose pode levar à cetoacidose.

colesterol – Substância semelhante à gordura encontrada no sangue, músculos, fígado, cérebro e outros tecidos. O corpo produz e precisa de algum colesterol para a síntese de hormônios. No entanto, em excesso, ele pode fazer as gorduras aderirem às paredes das artérias e provocar diminuição ou interrupção da circulação sanguínea.

creatinina – Substância no sangue que é eliminada pela urina. O exame da quantidade de creatinina no sangue e/ou na urina indica se os rins estão funcionando corretamente.

crônico – De longa duração. O diabetes é um exemplo de doença crônica.

diabetes gestacional – Tipo de diabetes que pode ocorrer em mulheres grávidas que não apresentavam a doença antes. Embora o diabetes gestacional costume ceder após a gravidez, muitas mulheres acabam desenvolvendo diabetes tipo 2 posteriormente.

diabetes melito – Doença que ocorre quando o organismo não consegue utilizar a glicose adequadamente ou não tem glicose para usar. É provocada pela deficiência de insulina, um hormônio secretado pelo pâncreas, resultando na incapacidade de metabolizar açúcares e amido. O açúcar se acumula no sangue e na urina, e os subprodutos do metabolismo alternativo de gorduras prejudicam o equilíbrio ácido-base do sangue, gerando risco de convulsões e coma. É também um distúrbio do metabolismo de proteínas e gorduras.

diabetes melito insulinodependente (DMID) – Ver diabetes tipo 1.

diabetes melito não insulinodependente (DMNID) – Ver diabetes tipo 2.

diabetes secundário – Diabetes que se desenvolve em decorrência de outra doença ou do uso de certos medicamentos.

diabetes tipo 1 – Também conhecido como DMID (diabetes melito insulinodependente), é um distúrbio em que o pâncreas produz tão pouca insulina que o organismo não consegue usar a glicose do sangue como energia. Ocorre na maioria das vezes em pessoas com menos de 30 anos e precisa ser controlada com injeções diárias de insulina.

diabetes tipo 2 – Também conhecido como DMNID (diabetes melito não insulinodependente), é um distúrbio em que o organismo produz muito pouca insulina ou não é capaz de usá-la para transformar a glicose do sangue em energia. Comum em pessoas com mais de 40 anos, atualmente aparece cada vez mais em crianças e em geral pode ser controlada por dietas alimentares e atividades físicas. Algumas pessoas com diabetes tipo 2 precisam tomar medicamentos para diabetes ou insulina.

diálise – Técnica para extrair produtos residuais, como a ureia do sangue, quando os rins não realizam mais essa função. Há dois tipos: a diálise peritoneal e a hemodiálise.

diálise peritoneal – Técnica mecânica de filtrar o sangue de pessoas com doença renal.

difteria – Doença aguda e contagiosa que provoca febre e problemas no coração e no sistema nervoso.

diurético – Medicamento que aumenta a produção de urina para ajudar na eliminação de líquidos pelo corpo.

doença renal – Também chamada nefropatia, pode ser uma das diversas doenças crônicas causadas por degeneração das células dos rins.

doença renal terminal – Último estágio da vida do paciente com nefropatia.

ECG **(abreviação de eletrocardiograma)** – Exame que avalia a atividade cardíaca.

epinefrina – Hormônio, também chamado adrenalina, secretado pelas glândulas adrenais e que ajuda o fígado a liberar glicose. É o principal hormônio de elevação da pressão sanguínea. Usado medicinalmente como estimulante cardíaco e como relaxante muscular para asma brônquica.

estimulação elétrica nervosa transcutânea – Tratamento para neuropatia acompanhada de dores fortes.

exame de urina – Exame pelo qual se analisa a urina para verificar a presença de glicose e cetonas.

fatores de risco – Características que tornam uma pessoa mais propensa a uma doença. Por exemplo, um fator de risco para desenvolver diabetes tipo 2 é ter histórico familiar da doença.

fibra – Substância presente em plantas comestíveis que auxilia na digestão, reduz o colesterol e ajuda a controlar a taxa de glicose no sangue.

gangrena – Morte ou decomposição de tecido do corpo, em geral causada por falta de circulação sanguínea.

gastroparesia – Tipo de degeneração do nervo que afeta o estômago.

gengivite – Inflamação das gengivas que, se não for tratada, pode se desenvolver em problemas mais graves.

glândulas adrenais – Cada um dos dois órgãos situados acima de cada rim que produzem e secretam hormônios como a adrenalina (epinefrina).

glândulas endócrinas – Glândulas que secretam hormônios na corrente sanguínea e atuam no metabolismo.

glaucoma – Doença ocular caracterizada pelo aumento da pressão nos olhos.

glicemia alta – Problema que ocorre em pessoas com resistência a insulina, pré-diabetes e diabetes quando suas taxas de glicose no sangue estão muito elevadas. Entre os sintomas estão vontade frequente de urinar, sede em excesso, perda de peso e processo de envelhecimento acelerado.

glicemia baixa – Problema que ocorre com diabéticos quando suas taxas de glicose no sangue ficam muito baixas por excesso de insulina ou de hipoglicemiantes orais. Sensação de ansiedade ou confusão, dormência nos braços e mãos, tremedeira ou tontura são alguns dos sintomas.

glicemia de jejum – Taxa de açúcar no sangue registrada pela manhã, antes que a pessoa se alimente.

glicogênio – Substância composta de açúcares armazenada no fígado e nos músculos e que libera glicose no sangue quando necessário.

glicose – Açúcar presente no sangue e fonte de energia para o organismo.

glicose no sangue – O principal açúcar que o organismo produz a partir dos alimentos ingeridos. A glicose é transportada pela corrente sanguínea para fornecer energia a todas as células vivas do corpo.

glicosilação – Processo pelo qual a glicose se liga às proteínas, alterando-as quimicamente e degenerando-as, as quais passam a se chamar produtos finais da glicação avançada (AGEs). Com o tempo, essas proteínas podem se acumular nas células e interferir em seu funcionamento normal. A glicosilação é acelerada em pessoas diabéticas, e complicações nos olhos, rins e no sistema circulatório são associadas a essas proteínas modificadas.

glomérulos – Plexo de capilares nos rins onde o sangue é filtrado e os produtos residuais são eliminados.

glucagon – Hormônio que eleva a taxa de glicemia. Quando um diabético tem uma taxa muito baixa de glicose no sangue, uma injeção de glucagon ajuda a elevá-la rapidamente.

gordura saturada – Gordura proveniente de animais.

gorduras – Um dos três principais grupos de alimentos e fonte de energia para o corpo. (Os outros dois são os carboidratos e as proteínas.)

gorduras poli-insaturadas – Gorduras de origem vegetal.

gripe – Doença infectocontagiosa causada pelo vírus influenza e que ataca de maneira rápida e intensa. Entre os sintomas estão febre, calafrios, dores no corpo, coriza, dor de garganta e dor de cabeça.

grupo de apoio – Grupo de pessoas que têm uma doença ou problema em comum. Os membros ajudam uns aos outros compartilhando experiências, conhecimentos, informações.

HDL (lipoproteína de alta densidade) – Substância composta de lipídeos e proteínas que baixa o colesterol e geralmente passa livremente pelas artérias. Também chamada de colesterol bom.

hemodiálise – Método artificial para filtrar o sangue. Ver também diálise.

hemoglobina (Hb) – Substância existente nos glóbulos vermelhos, responsável pelo transporte de oxigênio para as células do corpo.

hiperestesia – Distúrbio neurológico que se manifesta por excesso de sensibilidade a um estímulo.

hiperglicemia – Ver glicemia alta.

hipertensão – Ver pressão alta.

hipoglicemia – Também chamada baixa taxa de glicose no sangue. Problema independente do diabetes em que há desequilíbrio no sistema endócrino, fazendo com que a taxa de açúcar no sangue caia rapidamente ou fique muito baixa. Em geral, está associado a desequilíbrio pancreático, da glândula adrenal ou da tireoide.

hormônio – Substância química que células especializadas do corpo secretam para auxiliar a função de outras células. A insulina, por exemplo, é um hormônio produzido no pâncreas para ajudar o corpo a utilizar a glicose como energia.

impotência – Incapacidade de tornar ou manter o pênis ereto para a relação sexual. Alguns homens com diabetes prolongado ficam impotentes se seus nervos ou vasos sanguíneos sofrem degeneração.

imunização – Também chamada vacinação, teoricamente protege uma pessoa de contrair uma doença tornando-a "imune" a ela. As evidências não necessariamente sustentam essa teoria.

infarto – Necrose do músculo cardíaco que ocorre quando os vasos sanguíneos que irrigam o coração são bloqueados, como quando são obstruídos por gorduras (um problema às vezes chamado de endurecimento das artérias).

inibidor da ACE (enzima conversora de angiotensina) – Tipo de droga usada para baixar a pressão sanguínea. Pode também ajudar a prevenir ou reduzir a progressão de doenças renais em pessoas com diabetes.

inibidor da aldose redutase – Categoria de droga que está sendo avaliada para prevenir lesões nos olhos e nos nervos em pessoas diabéticas.

injetar – Introduzir um líquido no corpo por meio de seringa e agulha.

insulina – Hormônio produzido pelas células beta do pâncreas que ajuda o organismo a usar a glicose do sangue como energia. Quando pessoas que sofrem de diabetes não produzem insulina suficiente, precisam injetá-la a partir de fonte externa.

insulina humana – Insulina fabricada em laboratório similar à insulina produzida pelo corpo humano.

insulina lenta – Tipo de insulina de ação intermediária.

insulina NPH – Tipo de insulina de ação intermediária.

insulina regular – Tipo de insulina de ação rápida.

insulina ultralenta – Tipo de insulina de ação prolongada.

intolerância a glicose – Taxa de glicemia mais alta que o normal, mas não a ponto de ser considerada diabetes.

LDL **(lipoproteína de baixa densidade)** – Substância composta de proteínas e lipídeos. Rica em colesterol, tende a aderir às paredes das artérias. É chamada também de colesterol ruim.

medicamentos para diabetes – Comprimidos ou cápsulas de uso oral que ajudam a baixar a taxa de glicose no sangue. Funcionam para pessoas que ainda produzem insulina.

medidor de glicose no sangue – Aparelho que mede a taxa de glicose no sangue.

microalbumina – Proteína encontrada no plasma sanguíneo e na urina. Sua presença na urina pode indicar doença renal.

nefropatia – Ver nefropatia diabética.

nefropatia diabética – Degeneração das células ou dos vasos sanguíneos dos rins. Muitas vezes fatal após cinco anos de diálise.

neuropatia – Ver neuropatia diabética.

neuropatia diabética – Degeneração dos nervos em pacientes diabéticos, que pode afetar pés e mãos, bem como os principais órgãos do corpo.

neuropatia periférica – Degeneração dos nervos associada ao diabetes que geralmente afeta pés e pernas.

nitrogênio ureico sanguíneo – Produto residual originado nos rins. Níveis altos de nitrogênio ureico no sangue podem indicar problemas precoces nos rins.

obesidade – Acúmulo e armazenamento excessivos de gordura no corpo. É considerada obesa a pessoa cuja massa corporal excede em 20% ou mais em relação ao normal para sua idade, altura, sexo e estrutura óssea.

pâncreas – Órgão do corpo que produz insulina para que o organismo utilize a glicose como energia. O pâncreas também produz enzimas que auxiliam na digestão dos alimentos.

parestesia – Uma das diversas alterações nas funções dos nervos que afetam as extremidades, manifestada por dormência e formigamento.

pedra-pomes – Pedra usada para desbastar delicadamente calos dos pés, conforme instrução de pessoa especializada.

periodontite – Doença das gengivas que as faz "encolher", afastando-se dos dentes. Se não for tratada, pode levar à perda dos dentes.

placa – Película de muco que retém bactérias na superfície dos dentes. Pode ser removida com cuidados diários de escovação e uso de fio dental.

plano alimentar – Guia para orientar as pessoas a consumir quantidades adequadas de calorias, carboidratos, proteínas e gorduras em sua dieta.

polidipsia – Sede excessiva por longos períodos de tempo.

polifagia – Fome em excesso.

poliúria – Eliminação excessiva e frequente de urina.

pressão alta – Problema que ocorre quando o fluxo sanguíneo exerce muita pressão contra as paredes das artérias. Como consequência, cansa o coração, prejudica as artérias e aumenta o risco de infarto, AVC e problemas nos rins.

pressão sanguínea – Força exercida pelo sangue contra as paredes das artérias. São medidos dois níveis: a pressão máxima, ou sistólica, que ocorre quando o coração bombeia sangue para os vasos sanguíneos; e a mínima, ou diastólica, que ocorre quando o coração relaxa.

processo autoimune – Processo pelo qual o sistema imunológico ataca e destrói tecidos do corpo confundidos com agentes externos.

proteína – Um dos três principais grupos de alimentos. (Os outros dois são as gorduras e os carboidratos.) As proteínas são encontradas em diversos alimentos, como verduras, legumes e algas. Verduras folhosas são constituídas em 30% de proteínas.

proteinúria – Grande concentração de proteínas na urina, podendo indicar doença renal.

reação à insulina – Reação à baixa taxa de glicose no sangue, também chamada hipoglicemia.

receptores de insulina – Partes da superfície externa de uma célula que permitem que ela se ligue à insulina.

resistência a insulina – Ocorre quando as diversas funções do hormônio insulina param, fazendo o pâncreas produzir até quatro vezes mais insulina para compensar. Pode resultar em inflamação, formação de cicatriz e destruição das células beta do pâncreas por exaustão e fadiga.

retina – Membrana interna do olho sensível à luz.

retinopatia – Ver retinopatia diabética.

retinopatia diabética – Doença que acomete pessoas com diabetes em que os pequenos vasos sanguíneos que irrigam a retina sofrem degeneração e provocam vazamento de fluidos, embaçando a visão e, em alguns casos, levando à cegueira.

rim – Cada um dos dois órgãos situados na região lombar. Os rins purificam o sangue, eliminando substâncias residuais e nocivas, e ajudam a controlar o nível de certas substâncias químicas benéficas no sangue.

sacarose – Açúcar comum, que o corpo precisa quebrar em uma forma mais simples antes de ser lançado no sangue.

seringa – Instrumento usado para injetar medicamentos ou outros líquidos nos tecidos do corpo. A seringa de insulina, por exemplo, consiste de um tubo oco, de plástico ou vidro, e um êmbolo, que empurra a insulina para fazê-la passar pela agulha.

sorbitol – Álcool de açúcar produzido pelo organismo, que, em níveis muito altos, pode causar danos aos olhos e nervos.

teste da hemoglobina glicosilada – Exame de sangue que informa a média de hemoglobina glicosilada nos eritrócitos dos três meses anteriores ao teste.

teste de tolerância à glicose – Exame que mostra como o corpo reage à presença de glicose no sangue com o passar do tempo, realizado para ver se a pessoa tem diabetes. Uma primeira coleta de sangue é feita pela manhã, em jejum. Depois, a pessoa bebe um líquido contendo glicose e, após uma hora, uma segunda amostra de sangue é retirada e, então, uma hora mais tarde, uma terceira.

teste oral de tolerância à glicose – Exame para determinar se a pessoa tem diabetes. Ver também teste de tolerância à glicose.

tratamento intensivo – Método de tratamento do diabetes tipo 1 cuja finalidade é manter as taxas de glicose no sangue o mais próximas possível do normal. Também é recomendado para o diabetes tipo 2.

triglicéride – Tipo de gordura do sangue.

U-100 – Concentração de insulina, equivalente a 100 unidades de insulina por mililitro ou centímetro cúbico de solução.

úlcera – Ferida aberta ou profunda na pele. Quando infectada por germes, torna-se difícil de curar.

ureia – Um dos principais produtos residuais do corpo. Quando o organismo faz a quebra dos alimentos, aproveita o necessário e descarta aquilo de que não precisa. Os rins eliminam esses resíduos em forma de ureia, pela urina.

vacinação – Administração de vacina que, teoricamente, protege o corpo de alguma doença.

vitrectomia – Cirurgia para remover o sangue que às vezes se forma na parte posterior dos olhos de quem sofre de retinopatia.

NOTAS

CAPÍTULO 1: PANDEMIA DE DIABETES: NO MUNDO, NOS PAÍSES E NAS CULTURAS, NAS CIDADES

1. Federação Internacional de Diabetes. *Diabetes epidemic out of control.* 4 de Dezembro de 2006. Disponível em: http://www.idf.org/home/index.cfm?node=1563
2. Organização Mundial da Saúde. *Preventing chronic diseases: a vital investment.* 2005. Disponível em: http://www.who.int/chp/chronic_disease_report/en/index.html
3. Organização Mundial da Saúde. 2007.
4. Federação Internacional de Diabetes. *Diabetes deaths to increase dramatically over next ten years.* Bruxelas; 5 de Outubro de 2005. Disponível em: http://www.idf.org/home/index.cfm?unode=7952D720-102D-4842-8487-FB94FEC5B275
5. Organização Mundial da Saúde; 2007.
6. Fundação Mundial de Diabetes. *Diabetes facts.* Disponível em: http://www.worlddiabetesfoundation.org/composite-35.htm
7. Burkitt D, Trowell H. *Western diseases: their emergence and prevention.* Cambridge: Harvard University Press; 1981.
8. Vahouny G, Kritchevsky D. *Dietary fiber in health and disease.* Nova York: Plenum Press; 1982.
9. Murray, M T. Diabetes mellitus. *Natural Medicine Journal.* Abril de 1998;5.
10. Em um grupo representativo de adultos norte-americanos de 40-74 anos, avaliados entre 1988 e 1994, 33,8% apresentou glicemia em jejum alterada (IFG – sigla em inglês), 15,4% tinha intolerância a glicose (IGT – sigla em inglês) e 40,1%, pré-diabetes (IGT ou IFG ou ambos). Aplicando essas porcentagens à população dos EUA do ano 2000, cerca de 35 milhões de adultos de 40-74 anos teriam IFG, 16 milhões, IGT e 41 milhões seriam pré-diabéticos.

11. Kitagawa T, Owada M, Urakami T, Yamauchi K. Increased incidence of non-insulin dependent diabetes mellitus among Japanese schoolchildren correlates with an increased intake of animal protein and fat. *Clin Pediatr* (Filadélfia). 1998;37:111-115.
12. Organização Pan-americana da Saúde. *Health in the Americas*. Washington, D.C.; 1998.
13. Stem M P, Mitchell B D. Diabetes in Hispanic Americans. *Diabetes in America*. Washington, D.C., Instituto Nacional da Saúde, 1995. 2ª ed.; pp. 631-659.
14. Jackson D Z. Diabetes and the trash food industry. *Boston Globe*. 11 de Janeiro de 2006.
15. CDC, Centro Nacional de Estatísticas de Saúde, Divisão de Estatísticas de Pesquisas de Saúde, dados fornecidos pela National Health Interview Survey. 2004-2005.
16. Disponível em: http://www.cdc.gov/brfss/training/interviewer/01_section/09_diabetes.htm
17. USDA *Agriculture fact book*. 2001-2002.
18. Medscape. *There is a strong relationship between diabetes mortality and family income*. Disponível em: http://www.medscape.com/viewarticle/416943
19. Federação Internacional de Diabetes. Press release on-line. Abril de 2005. Disponível em: http://www.idf.org/home/index.cfm?node=1398
20. Motala A A, Omar M A, Pirie F J. Diabetes in Africa. Epidemiology of type 1 and type 2 diabetes in Africa. *J Cardiovasc Risk*. Abril de 2003;10(2):77-83.
21. Federação Internacional de Diabetes. *African Region*. Disponível em: http://www.idf.org/home/index.cfm?node=46
22. Mokhtar N, Elati J, Chabir R, Bour A, Elkari K, Schlossman N P, Caballero B, Aguenaou H. Diet culture and obesity in northern Africa. *J Nutrition*. 2001;131:887S-892S.
23. *Alternative medicine*. Fevereiro de 2007. p. 64.
24. Cherewatenko V. *The diabetes cure*. Nova York: Harper Resource; 2000. p. 13.

25. Ibid.
26. USDA *Agriculture fact book*. 2001-2002.
27. Escola de Graduação da Universidade de Wisconsin-Milwaukee. *Solving a diabetes mystery: Leslie Schulz is providing new insight into the high rate among Pima Indians in Arizona*. Disponível em: http://www.uwm.edu/Dept/Grad_Sch/Publications/ResearchProfile/Archive/Vol21No1/schulz.html
28. Associação Americana de Diabetes. *Total prevalence of diabetes and pre-diabetes*. Disponível em: http://www.diabetes.org/diabetes-statistics/prevalence.jsp
29. Steinbrook R. Facing the diabetes epidemic: mandatory reporting of glycosylated hemoglobin values in New York City. *New Eng J Med*. 9 de Fevereiro de 2006;354(6):545-548. Disponível em: http://content.nejm.org/cgi/content/full/354/6/545?ck=nck
30. Federação Internacional de Diabetes. *Did you know?* Disponível em: http://www.idf.org/home/index.cfm?node=37
31. Federação Internacional de Diabetes. *The human, social and economic impact of diabetes*. Disponível em: http://www.idf.org/home/index.cfm?node=41
32. McLarty D G, Kinabo L, Swai A B M. Diabetes in tropical Africa: a prospective study. 1981-7. II. Course and prognosis. *BMJ*. 1990;300:1107-1110.
33. Joslin E P. *The treatment of diabetes mellitus*. 4ª ed. Filadélfia: Lea and Febiger; 1928. p. 384.
34. Federação Internacional de Diabetes. *The human, social and economic impact of diabetes*. Op. cit.
35. Centro de Controle e Prevenção de Doenças. *National Diabetes Fact Sheet*. Washington, D.C.: Departamento de Saúde e Serviços Humanos e Centro de Controle e Prevenção de Doenças dos EUA; 1998.
36. Essas estimativas de custo econômico são baseadas nos dados de um estudo realizado pela Lewin Group, Inc., para a Associação Americana de Diabetes, sendo cálculos de 2002 relativos a despesas diretas (tratamentos e serviços de saúde) e indiretas (com invalidez temporária e permanente e com morte prematura) atribuídas ao diabetes.

37. Stein R. A regular soda a day boosts weight gain: non-diet drinks also increase risk of diabetes, study shows. *Washington Post*. 25 de Agosto de 2004. Disponível em: http://www.washingtonpost.com/wp-dyn/articles/A29434-2004Aug24.html
38. McVitamins. High-fructose corn syrup.

CAPÍTULO 2: ESTILO DE VIDA E FATORES DE RISCO QUE FAVORECEM O DIABETES

1. Hu F B, Li T Y, Colditz G A, Willett W C, Manson J E. Television watching and other sedentary behaviors in relation to risk of obesity and type 2 diabetes mellitus in women. *JAMA*. 2003;289:1785-1791.
2. Olshansky S J, Passaro D J, Hershow R C, et al. A potential decline in life expectancy in the United States in the 21st century. *New Eng J Med*. 17 de Março de 2005;352(11):1138-1145. Disponível em: http://content.nejm.org/cgi/content/abstract/352/11/1138?ck=nck
3. Pollan Michael. You are what you grow. *New York Times*. 22 de Abril de 2007.
4. Whitaker JD. *Reversing diabetes*. Nova York: Warner Books; 2001. p. 116.
5. Wolfe D. *Eating for beauty*. San Diego: Maul Brothers Publishing; 2002. pp. 33-38.
6. Snowdon D A, Phillips R L. Does a vegetarian diet reduce the occurrence of diabetes? *American Journal of Public Health*. 1985;75:507-512.
7. Tsunehara C H, Leonetti D L, Fujimoto W Y. Diet of second-generation Japanese American men with and without NIDDM. *Am J Clin Nutr*, 52 (1990):731-738.
8. Ibid.
9. Position of the American Dietetic Association: vegetarian diets. *J Am Diet Assoc*. Junho de 2003;103(6):748-765.
10. Ellis F R, Montegriffo V M E. Veganism, clinical findings and investigations. *Am J Clin Nutr*. 1970;23:249-255.
11. Berenson G, Srinivasan S, Bao W, Newman W P, Tracy R E, Wattigney W A. Association between multiple cardiovascular risk factors

and atherosclerosis to children and young adults. The Bogalusa Heart Study. *New Eng J Med.* 1998;338:1650-1656.

12. Key T J, Fraser G E, Thorogood M, et al. Mortality in vegetarians and nonvegetarians: detailed findings from a collaborative analysis of 5 prospective studies. *Am J Clin Nutri.* 1999;70(Supl.):516S-524S.
13. Bergan J G, Brown P T. Nutritional status of "new" vegetarians. *J Am Diet Assoc.* 1980;76:151-155.
14. Appleby P N, Thorogood M, et al. Low body mass index in non-meat eaters: the possible roles of animal fat, dietary fibre, and alcohol. *Int J Obes.* 1998;22:454-460.
15. Dwyer J T. Health aspects of vegetarian diets. *Am J Clin Nutr.* 1988;48:712-738.
16. Key T J, Davey G. Prevalence of obesity is low in people who do not eat meat. *BMJ.* 1996;313:816-817.
17. Stein R. *The Washington Post.* 14 de Novembro de 2006. Disponível em: http://www.washingtonpost.com/wp-dyn/content/article/2006/11/13/AR2006111300824_pf.html
18. Lindahl O. Vegan regimen with reduced medication in the treatment of bronchial asthma. *Journal of Asthma.* 1985;22:44.
19. Culhane J. PCBs: the poison that won't go away. *Reader's Digest.* Dezembro de 1980;112-116.
20. Associação Médica Internacional Veritas. *Diabetes and mercury poisoning.* Outubro de 2006. Disponível em: http://imva.info/med_dia_mercury_poisoning.shtml
21. Robbins J. *Diet for a new America.* Tiburon (Califórnia): H J Kramer; 1987. p. 333. Citado em: Infant abnormalities linked to PCB contaminated fish. *Vegetarian Times.* Novembro de 1984;8.
22. Robbins, ibid., p. 334. Citado em: Jacobsen, S. The effect of intrauterine PCB exposure on visual recognition memory. *Child Development.* 1985;56.
23. Vaarala O, et al. Cow's milk formula feeding induces primary immunization to insulin in infants at genetic risk for Type-1 diabetes. *Diabetes.* 1999;48:1389-1394.

24. LaPorte R E, Tajima N, Akerblom H K, et al. Geographic differences in the risk of insulin-dependent diabetes mellitus: the importance of registries. *Diabetes Care*. 1985;8(Supl. 1):101-107.
25. Perez-Bravo F, Carrasco E, Gutierrez-Lopez M D, et al. Genetic predisposition and environmental factors leading to the development of insulin-dependent diabetes mellitus in Chilean children. *J Mol Med.* 1996;74:105-109.
26. Kostraba H N, Cruickshanks K J, Lawler-Heavner J, et al. Early exposure to cow's milk and solid foods in infancy, genetic predisposition, and risk of IDDM. *Diabetes*. 1993;42:288-295.
27. LaPorte R E, Tajima N, Akerblom H K, et al. Op. cit.
28. Virtanen S M, Laara E, Hypponen E, et al. Cow's milk consumption, HLA-DQB1 genotype, and Type-1 diabetes. *Diabetes*. 2000;49:912-917.
29. American Gastroenterological Association Medical position statement: guidelines for the evaluation of food allergies. *Gastroenterology*. 2001;120:1023-1025.
30. National Digestive Diseases Information Clearinghouse. Lactose intolerance. Instituto Nacional de Diabetes e Doenças Digestivas e Renais. *National Institute of Diabetes and Digestive and Kidney Diseases*. Março de 2003.
31. Taylor C. Got milk (intolerance)? Digestive malady affects 30-50 million. *The Clarion-Ledger*. 1 de Agosto de 2003.
32. Cow's milk protein may play role in mental disorders. *Reuters Health*. 1 de Abril de 1999.
33. Carrell S. Milk causes serious illness for 7M Britons. Scientists say undetected lactose intolerance is to blame for chronic fatigue, arthritis and bowel problems. *The Independent*. 22 de Junho de 2003.
34. Lewinnek G E, Kelsey J, White A A III, et al. The significance and a comparative analysis of the epidemiology of hip fractures. *Clin Ortho Rel Res*. 1980;152:35-43.
35. Recker R R, Heaney R P. The effect of milk supplements on calcium metabolism, bone metabolism and calcium balance. *Am J Clin Nutr*. 1985;41:254-263
36. *Postgraduate Medicine Journal*. 1978;54:244.

37. Campbell T C. *The China study*. Dallas: Benbella Books; 2004. p. 7.
38. Ursin G, Bjelke E, Heuch I, et al. Milk consumption and cancer incidence: a Norwegian prospective study. *Br J Cancer*. 1990;61:456-459.
39. Cramer D W, Harlow B L, Willett W C, Welch W R, Bell D A, Scully R E, Ng W G, Knapp R C. Galactose consumption and metabolism in relation to the risk of ovarian cancer. *The Lancet*. 1989;2(8654):66-71.
40. Fairfield K M, Hunter D J, Colditz G A, Fuchs C S, Cramer D W, Speizer F E, Willett W C, Hankinson S E. A prospective study of dietary lactose and ovarian cancer. *Intl J Cancer*. 2004;110(2):271-277.
41. Larsson S C, Bergkvist L, Wolk A. Milk and lactose intakes and ovarian cancer risk in the Swedish Mammography Cohort. *Amer J Clin Nutr*. 2004;80(5):1353-1357.
42. Mettlin C. Milk drinking, other beverage habits, and lung cancer risk. *Intl J Cancer*. 15 de Abril de 1989;43(4):608-612.
43. Mettlin C, Selenskas S, Natarajan N, et al. Beta-carotene and animal fats and their relationship to prostate cancer risk. A case-control study. *Cancer*. 1989;64:605-612.
44. Chan J M, Giovannucci E L. Dairy products, calcium, and vitamin D and risk of prostate cancer. *Epidemiol Revs*. 2001;23:87-92.
45. Plant J A. *The no-dairy breast cancer prevention program*. Nova York: St. Martin's Press; 2001. p. 74.
46. Plant J A. *The no-dairy breast cancer prevention program*. Nova York: St. Martin's Press; 2001. p. 75. Citado em: Kliewer E V, Smith K R. Breast cancer mortality among immigrants in Australia and Canada. *J Natl Cancer Inst*. 1995;87(15):1154-1161. Ver também Campanha de Pesquisa do Câncer. *Factsheet 6.2, Breast Cancer – UK*. 1996.
47. McManamy J. *Depression and Diabetes*. Disponível em: http://www.mcmanweb.com/article-42.htm
48. Scientists Examine Link Between Diabetes, Depression. *San Antonio Express News*. 16 de Junho de 2000.
49. Golden S H, Williams J E, Ford D E, et al. Depressive Symptoms and the Risk of Type 2 Diabetes. *Diabetes Care*. 2004;27:429-435.
50. Yoon J W, et al. Effects of environmental factors on the development of insulin-dependent diabetes mellitus. Departamento de Microbio-

logia e Doenças Infecciosas, Unidade de Pesquisa do Diabetes Julia McFarlane da Universidade de Calgary, em Alberta, Canadá. *Clin Invest Med.* Setembro de 1987;10(5):457-469.

51. Banu Priya C A Y, et al. Toxicity of fluoride to diabetic rats. Sociedade Internacional para Pesquisa do Fluoreto. *Fluoride.* 1997;30(1):51-58. Disponível em: http://www.fluoride-journal.com/97-30-1/301-51.htm
52. Professor I M Trakhtenberg. Chronic effects of mercury on organisms. (Venenos, especialmente o mercúrio e seus compostos, reagindo com grupos SH de proteínas levam à menor atividade de diversas enzimas que contêm grupos sulfidrila. Isso produz uma série de distúrbios no funcionamento de muitos órgãos e tecidos do organismo.)
53. Timoshina I V, Liubchenko P N, Khzardzhian V G. Ter Arkh. 1985;57(2):91-95. (Artigo em russo. Avaliação da função exócrina do pâncreas em 52 trabalhadores expostos ao chumbo, entre os quais 36 com sintomas de intoxicação (moderado em 33, acentuado em três), revelou a reação essencialmente hipossecretora das células acinosas estimuladas pela pancreosimina e pela secretina, enquanto as reações hipossecretoras eram registradas com menor frequência. A função endócrina do pâncreas também mostrou-se reduzida, o que foi confirmado pela diminuição da taxa de insulina no sangue tanto em jejum, como após a ingestão de glicose. As alterações nas funções pancreáticas estão entre os mecanismos patogênicos da síndrome abdominal que podem ser observados em uma intoxicação por chumbo.).
54. Pesquisa Nacional de Avaliação de Saúde e Nutrição. Urinary cadmium, impaired fasting glucose, and diabetes in the NHANES III pathophysiology/complications. *Diabetes Care.* Fevereiro de 2003.
55. Satarug S, Haswell-Elkins M R, Moore M R. Safe levels of cadmium intake to prevent renal toxicity in human subjects. *Br J Nutr.* Dezembro de 2000;84(6):791-802.
56. Fahim M A, Hasan M Y, Alshuaib W B. Cadmium modulates diabetes-induced alterations in murine neuromuscular junction. *Endocr Res.* Maio de 2000;26(2):205-217.

57. Jin T, Nordberg G, Sehlin J, Wallin H, Sandberg S. The susceptibility to nephrotoxicity of streptozotocin-induced diabetic rats subchronically exposed to cadmium chloride in drinking water. *Toxicology*. Dezembro de 1999;142(1):69-75.
58. Gumuslu S, Yargicoglu P, Agar A, Edremitlioglu M, Aliciguzel Y. Effect of cadmium on antioxidant status in alloxane-induced diabetic rats. *Biol Trace Elem Res*. Maio de 1997;57(2):105-114.
59. Ya Wen Chen, et al. *Chem Res Toxicol*. 2006;19(8):1080-1085. (Instituto de Toxicologia, Departamento de Medicina Laboratorial e Departamento de Ortopedia, Faculdade de Medicina da Universidade Nacional de Taiwan, em Taipei, Taiwan, e Departamentos de Traumatologia, Cirurgia e Medicina de Emergência do Hospital Universitário de Taiwan.)
60. Associação Médica Internacional Veritas. *Diabetes and mercury poisoning*. Disponível em: http://imva.info/med_dia_mercury_poisoning.shtml
61. Ibid.
62. Tseng C H, et al. Long-term arsenic exposure and incidence of non--insulin-dependent diabetes mellitus: a cohort study in arseniasis--hyperendemic villages in Taiwan. *Environ Health Perspect*. Setembro de 2000;108(9):847-851.
63. Rahman M, et al. Diabetes mellitus associated with arsenic exposure in Bangladesh. *Am J Epidemiol*. 1998;148(2):198-203.
64. Berkson L. *Hormone deception*. Nova York: Contemporary Books; 2000. p. 312.
65. Shirng-Wern Tsaih, et al. Lead, diabetes, hypertension, and renal function: the normative aging study. Escola de Medicina de Harvard, Boston, Massachusetts. *Environmental Health Perspectives*. 2004;12(11).
66. Conselho Nacional de Pesquisa. Fluoride in drinking water: a scientific review of EPA's standards. 2006.
67. As informações deste trecho foram coletadas do Centro de Informação Nacional de Vacinas (NVIC), uma organização educacional nacional, sem fins lucrativos, fundada em 1982. O NVIC é a maior e mais antiga organização em defesa da segurança das vacinas e do consentimento consciente relativo à proteção no sistema de vacinação de massa.

68. Centro de Informação Nacional de Vacinas. *Juvenile diabetes and vaccination: new evidence for a connection.* Disponível em: http://www.909shot.com/Diseases/juvenilediabetes.htm
69. Ibid.
70. Ibid.
71. Centro de Controle e Prevenção de Doenças. *Pharmacoepidemiology and drug safety.* 1998;6(2):S60.
72. So Jung Lee, et al. Caffeine ingestion is associated with reductions in glucose uptake independent of obesity and type 2 diabetes before and after exercise training. *Diabetes Care.* 2005;28:566-572.
73. Conselho Americano de Ciência e Saúde. *Cigarettes: what the warning label doesn't tell you.* 1996
74. Targher G, et al. Cigarette smoking and insulin resistance in patients with non-insulin resistance in patients with non-insulin-dependent diabetes mellitus. *J Clin Endocrinol Metab.* 1997;82:3619-3624.
75. Targher G, Alberiche M, Zenere M B, et al. Cigarette smoking and insulin resistance in patients with non-insulin dependent diabetes mellitus. *J Clin Endocrinol Metab.* 1997;82:3619-3624.
76. Kelley D E, Goodpaster B, Wing R R, Simoneau J A. Skeletal muscle fatty acid metabolism in association with insulin resistance, obesity, and weight loss. *Am J Physiol.* 1999;277:E1130-E1141.
77. Gutierrez D. *Exercise shown to powerfully decrease cigarette cravings.* 4 de Abril de 2007. Disponível em: News Target.com. http://www.newstarget.com/021769.html
78. Kawakami N, et al. Effects of smoking on incidence of non-insulin dependence diabetes mellitus. *Am J Epidemiology.* 15 de Janeiro de 1997;145(2):103-109.
79. Will J C, et al. Cigarette smoking and diabetes mellitus: evidence of a positive association from a large prospective cohort study. *Int J Epidemiol.* 2001;30:554-555.
80. Mitchell B, Hawthorne V, Vinik A. Cigarette smoking and neuropathy in diabetic patients. *Diabetes Care.* 1990;13:434-447.
81. Sands M, et al. Incidence of distal symmetric (sensory) neuropathy in NIDDM: The San Luis Diabetes Study. *Diabetes Care.* 1997;20:322-329.

82. *Diabetes and periodontal disease fact book.* Disponível em: http://www.healthnewsflash.com/conditions/diabetes_and_periodontal_disease.php
83. Diabetes and its awful toll quietly emerge as a crisis. *New York Times.* 9 de Janeiro de 2006.
84. *Annals of Internal Medicine.* 136(3):130.
85. Humphries S E, Gable D, Cooper J A, et al. Common variants in the TCF7L2 gene and predisposition to type 2 diabetes in UK European whites, Indian Asians and Afro Carribean men and women. *J Molecular Medicine.* Dezembro de 2006;84(12):1005-1014.
86. Murray M, Pizzorno J. *Encyclopedia of Natural Medicine.* Rocklin (Califórnia): Prima Publishing; 1998.
87. De Mattia G, Bravi M C, Laurenti O, Cassone-Faldetta M, Proietti A, De Luca O, Armiento A, Ferri C. Reduction of oxidative stress by oral N-acetyl-L-cysteine treatment decreases plasma soluble vascular cell adhesion molecule-I concentrations in non-obese, non-dyslipidaemic, normotensive, patients with non-insulin-dependent diabetes. *Diabetologia.* 1998;41(11):1392-1396.
88. Kaufman F R. Type diabetes in children and young adults: A 'new epidemic'. *Clinical Diabetes.* 2002;20:217-218.
89. Ibid.
90. Ibid.
91. Ibid.
92. Wang Y. Cross-national comparison of childhood obesity: the epidemic and the relationship between obesity and socioeconomic status. *Intl J Epidemiology.* Outubro de 2001;30:1129-1136.
93. Adams M. Campaign for commercial-free childhood blasts TV promotion of junk foods to children. Disponível em: http://www.newstarget.com/021835.html
94. Enos W F, Holmes R H, Beyer J. Coronary disease among United States soldiers killed in action in Korea. *JAMA.* 1953;152:1090-1093.
95. McNamara J J, Molot M A, Stremple J F, Cutting R T. Coronary artery disease in combat casualties in Vietnam. *JAMA.* 1971;216:1185-1187.
96. Berenson G, Srinivasan S, Bau W, Newman W P, Tracy R E, Wattingney W A. Association between multiple cardiovascular risk fac-

tors and atherosclerosis in children and young adults. *N Engl J Med.* 1998;338:1650-1656.

97. Strong J P, Malcolm G T, McMahan C, Tracy R, Newman W, Hederick E, Cornhill J. Prevalence and extent of atherosclerosis in adolescents and young adults. *JAMA.* 1999;281:727-735.
98. Berenson G S, Wattigney W A, Tracey R E, et al. Atherosclerosis of the aorta and coronary arteries and cardiovascular risk factors in persons aged 6 to 30 years and studied at necropsy (the Bogalusa heart study). *Am J Cardiol.* 1992;70:851-858.
99. Huerta M G, et al. Magnesium deficiency is associated with insulin resistance in obese children. *Diabetes Care.* 2005;28:1175-1181.
100. Bircher-Brenner M. *Food science for all, new sunlight theory of nutrition.* Health Research; 1928.
101. Wigmore A. *The Hippocrates diet and health program.* Avery Press; 1984.
102. Hughes J H, Latner A L. Chlorophyll and hemoglobin regeneration after hemorrhage. *Journal of Physiology.* Universidade de Liverpool. 1936;86, 388.
103. Grimm J J. Interaction of physical activity and diet: implications for insulin-glucose dynamics. *Public Health Nutr.* 1999;2:363-368.
104. Moore M A, Park C B, Tsuda H. Implications of the hyperinsulinaemia-diabetes-cancer link for preventive efforts. *Eur J Cancer Prev.* 1998;7:89-107.
105. Arthur L S, Selvakumar R, Seshadri M S, Seshadri L. Hyperinsulinemia in polycystic ovary disease. *J Reprod Med.* 1999;44:783-787.
106. Pugeat M, Ducluzeau P H. Insulin resistance, polycystic ovary syndrome and metformin. *Drugs.* 1999;58:41-46.
107. Baranowska B, Radzikowska M W, et al. Neuropeptide Y, leptin, galanin and insulin in women with polycystic ovary syndrome. *Gynecol Endocrinol.* 1999;13:344-351.
108. Kotake H, Oikawa S. Syndrome X. *Nippon Rinsho.* 1999;57:622-626. (Artigo em japonês.)
109. Watanabe K, Sekiya M, Tsuruoka T, et al. Relationship between insulin resistance and cardiac sympathetic nervous function in essential hypertension. *J Hypertens.* 1999;17:1161-1168.

110. Lender D, Arauz-Pacheco C, Adams-Huet B, Raskin P. Essential hypertension is associated with decreased insulin clearance and insulin resistance. *Hypertension.* 1997;29:111-114.

111. Stubbs P J, Alaghband-Zadeh J, Laycock J F, et al. Significance of an index of insulin resistance on admission in nondiabetic patients with acute coronary syndromes. *Heart.* 1999;82:443-447.

112. Lempiainen P, Mykkanen L, Pyorala K, et al. Insulin resistance syndrome predicts coronary heart disease events in elderly nondiabetic men. *Circulation.* 1999;100:123-128.

113. Misra A, Reddy R B, Reddy K S, et al. Clustering of impaired glucose tolerance, hyperinsulinemia and dyslipidemia in young north Indian patients with coronary heart disease: a preliminary case-control study. *Indian Heart J.* 1999;51:275-280.

114. Davis C L, Gutt M, Llabre M M, et al. History of gestational diabetes, insulin resistance and coronary risk. *J Diabetes Complications.* 1999;13:216-223.

115. Despres J P, Lamarche B, Mauriege P, et al. Hyperinsulinemia as an independent risk factor for ischemic heart disease. *N Engl J Med.* 1996;334:952-957.

116. Tiihonen M, Partinen M, Narvanen S. The severity of obstructive sleep apnea is associated with insulin resistance. *J Sleep Res.* 1993;2:56-61.

117. Moore Park, Tsuda. Op. cit.

118. Pujol P, Galtier-Dereure F, Bringer J. Obesity and breast cancer risk. *Hum Reprod.* 1997;12:116-125.

119. Stoll B A. Essential fatty acids, insulin resistance, and breast cancer risk. *Nutr Cancer.* 1998;31:72-77.

120. Grundy S M. Hypertriglyceridemia, insulin resistance, and the metabolic syndrome. *Am J CardioI.* 1999;83:25F-29F.

121. Belfiore F, Iannello S. Insulin resistance in obesity: metabolic mechanisms and measurement methods. *Mol Genet Metab.* 1998;65:121-128.

122. Samaras K, Nguyen T V, Jenkins A B, et al. Clustering of insulin resistance, total and central abdominal fat: same genes or same environment? *Twin Res.* 1999;2:218-225.

123. Benzi L, Ciccarone A M, Cecchetti P, et al. Intracellular hyperinsulinism: a metabolic characteristic of obesity with and without type 2 diabetes: intracellular insulin in obesity and type 2 diabetes. *Diabetes Res Clin Pract.* 1999;46:231-237.
124. Norbiato G, Bevilacqua M, Meroni R, et al. Effects of potassium supplementation on insulin binding and insulin action in human obesity: protein modified fast and refeeding. *Eur J Clin Invest.* 1984;14:414-419.
125. Reddi A, DeAngelis B, Frank O, et al. Biotin supplementation improves glucose and insulin tolerances in genetically diabetic KK mice. *Life Sci.* 1988;42:1323-1330.
126. Brandi L S, Santoro D, Natali A, et al. Insulin resistance of stress: sites and mechanisms. *Clin Sci (Colch).* 1993;85:525-535.
127. Nilsson P M, Moller L, Solstad K. Adverse effects of psychosocial stress on gonadal function and insulin levels in middle-aged males. *J Intern Med.* 1995;237:479-486.
128. Hamann A, Matthaei S. Regulation of energy balance by leptin. *Exp Clin Endocrinol Diabetes.* 1996;104:293-300.
129. *Alternative Medicine.* Fevereiro de 2007;61.
130. Kuhl C, Holst J J. Plasma glucagon and insulin: glucagon ratio in gestational diabetes. *Diabetes.* 1976;25:16.
131. Freinkel N. Banting lecture 1980: of pregnancy and progeny. *Diabetes.* 1980;29:1023-35.
132. Coustan D R, Carpenter M W, O'Sullivan P S, Carr S R. Gestational diabetes mellitus: predictors of subsequent disordered glucose metabolism. *Am I Obstet Gynecol.* 1993;168:1139-1145.
133. O'Sullivan, Mahan. Op. cit.
134. Mestman, Anderson, Guadalupe. Op. cit.
135. O'Sullivan J B. Subsequent morbidity among GDM women. Em: Sutherland e Stowers, editores. *Carbohydrate metabolism in pregnancy and the newborn.* Nova York: Churchill Livingstone; 1984.
136. O'Sullivan J B, Charles O, Mahan C M, Dandrow R V. Gestational diabetes and perinatal mortality rate. *Am I Obstet Gynecol.* 1973;116:901-904.

137. O exame de diabetes gestacional é técnico e deve ser feito com um médico, que sabe como fazê-lo, mas geralmente é realizado com uma dose oral de 50 gramas de glicose administrada entre a vigésima e a vigésima oitava semanas, seguida por uma dose venosa de glicose por uma hora. O resultado acima de 140, em uma hora, indica problema de diabetes gestacional.

138. *Research reveals deepening connections between diabetes and Alzheimer's: existing diabetes therapies may help fight Alzheimer's.* 2006. Disponível em: Associação de Alzheimer. http://www.alz.org/icad/newsreleases/071606_noon_diabtesandad.asp
139. Rivera E J, Goldin A, Fulmer N, Tavares R, Wands J R, de la Monte S M. Insulin and insulin-like growth factor expression and function deteriorate with progression of Alzheimer's disease: link to brain reductions in acetylcholine. *J Alzheimers Dis.* Dezembro de 2005;8(3):247-268.
140. Alzheimer's disease. *Alternative Medicine.* Fevereiro de 2007;66.
141. Takeuchi M, Kikuchi S, Sasaki N, et al. Involvement of advanced glycation end products in Alzheimer's disease. *Curr Alzheimer Res.* Fevereiro de 2004;1(1):39-46.
142. Rosick E R. The deadly connection between diabetes and Alzheimer's. *Life Extension.* Dezembro de 2006;33-41.
143. Ramasamy R., Vannucci S J, Yan S S, et al. Advanced glycation end products and RAGE: a common thread in aging, diabetes, neurodegeneration, and inflammation. *Glycobiology.* Julho de 2005;15(7): 16R-28R.
144. Opara E C. Oxidative stress, micronutrients, diabetes mellitus and its complications. *J R Soc Health.* Março de 2002;122(1):28-34.
145. Houstis N, Rosen E D, Lander E S. Reactive oxygen species have a causal role in multiple forms of insulin resistance. *Nature.* Abril de 2006;440(7086):944-948.
146. Moreira P I, Smith M A, Zhu X, et al. Oxidative stress and neurodegeneration. *Ann NY Acad Sci.* Junho de 2005;1043:545-452.
147. Arivazhagan P, Panneerselvam C. Alpha-lipoic acid increases Na+K+ATPase activity and reduces lipofuscin accumulation in discrete brain regions of aged rats. *Ann NY Acad Sci.*. Junho de 2004;1019:350-354.

148. Lovell M A, Xie C, Xiong S, Markesbery W R. Protection against amyloid beta peptide and iron/hydrogen peroxide toxicity by alpha lipoic acid. *J Alzheimer's Dis.* Junho de 2003;5(3):229-239.
149. Hitti M. *Fruit, veggie juices may cut alzheimer's risk antioxidants may be the key, say researchers.* 20 de Junho de 2005. Disponível em: WebMD Medical News. http://my.webmd.com/content/Article/107/108607.htm
150. Nagamani M, Hannigan E V, Dinh T V, Stuart C A. Hyperinsulinemia and stromal luteinization of the ovaries in postmenopansal women with endometrial cancer.
151. Parazzini F, La Vecchia C, Negri E, Riboldi G L, Surace M, Benzi G, Maina A, Chiaffarino F. Diabetes and endometrial cancer: an Italian case-control study. *Int J Cancer.* 1999;81(4):539-542.
152. Nagamani, et al. Op. cit.
153. Vishnevsky A S, Bobrov J F, Tsyrlina E V, Dilman V M. Hyperinsulinemia as a factor modifying sensitivity of endometrial carcinoma to hormonal influences. *Eur J Gynaecol Oncol.* 1993;14(2):127-130.
154. Schoen R E, Tangen C M, Kuner L H, Burke G L, Cushman M, Tracy R P, Dobs A, Savage P. Increased blood glucose and insulin, body size, and incident colorectal cancer. *J Natl Cancer Inst.* 1999;91(13):1147-1154.
155. Larsson S C, Bergkvist L, Wolk A. Consumption of sugar and sugar-sweetened food and the risk of pancreatic cancer in a prospective study. *Am J Clin Nutr.* Novembro de 2006;84(5):1171-1176.

CAPÍTULO 3: UMA TEORIA ABRANGENTE SOBRE O DIABETES

1. Himsworth H P. *ProcR Soc Med.* 1949;42(3):323.
2. Campbell G D. *Congr Abstr, S Afr Med Ass*; East London, 45. Cidade do Cabo: Associação Médica da África do Sul; 1959.
3. *S Afr Med J.* 1960;34:332.
4. Albertson V. *Diabetes.* 1953;2:1184.
5. Cohen A M. *Israel Med J.* 1960;19:6137.

6. Cook C E. Comunicação pessoal com o dr. Cleave; 1963.
7. Campbell C H. Comunicação pessoal com o dr. Cleave; 1963.
8. Prior J A M, Davidson F. *N Z Med J.* 1966;65:375.
9. Ascherio A, Willet W C. Health effects of trans-fatty acids. *Am J Clin Nutr.* Outubro de 1997;66(supl. 4):S1006-S1010.
10. Norris S. *Trans fats: the health burden.* Disponível em: http://www.parl.gc.ca/information/library/PRBpubs/prb0521-e.htm
11. Bluher M, Kahn B B, Kahn C R. Extended longevity in mice lacking the insulin receptor in adipose tissue. *Science.* 24 de Janeiro de 2003; 299(5606):572-574.
12. Lane M A, Ingram D K, Roth G S. Calorie restriction in non-human primates: effects on diabetes and cardiovascular risk. *Toxicol Sci.* Dezembro de 1999;52(2 supl):41-48.
13. Kemnitz J W, Roecker E B, Weindruch R, Elson D F, Baum S T, Bergman R N. Dietary restriction increases insulin sensitivity and lowers blood glucose in rhesus monkeys. *Am J Physiol.* Abril de 1994;266(4, pt.1):E540-E547.
14. Kent S. BioMarker pharmaceuticals develops anti-aging therapy. *Life Extension.* Junho de 2003;9(6):56–67. Fort Lauderdale: Life Extension Foundation.
15. Suh Y, Lee K A, Kim W H, Han B G, Vijg J, Park S. Aging alters the apoptotic response to genotoxic stress. *Nat. Med.* Janeiro de 2002;8(1):3-4.
16. Mukherjee P, El-Abbadi M M, Kasperzyk J L, Ranes M K, Seyfried T N. Dietary restriction reduces angiogenesis and growth in an orthotopic mouse brain tumour model. *BI: 1 Cancer.* 20 de Maio de 2002;86(10):1615-1621.
17. Kritchevsky D. Caloric restriction and cancer. *J Nutr Sci Vitaminol.* Fevereiro de 2001;47(1):13-19.
18. Moreschi C. The connection between nutrition and tumor promotion. *Z Immunitaetsforsch.* 1909;2:651.
19. Spindler S R. Reversing aging rapidly with short-term calorie restriction. *Life Extension Magazine.* 2001;7(12):40-61. Fort Lauderdale: Life Extension Foundation. Dsiponível em: www.lef.org/magazinc/mag2001/dec2001cover_spindler - 04.html

20. Yoshida K, Inoue T, Hirabayashi Y, Nojima K, Sado T. Calorie restriction and spontaneous hepatic tumors in C3H1He mice. *J Nutr Health Aging*. 1999;3(2):121-126.
21. Widmer S, Mauriz M, Gottesmann S. Post-translational quality control: folding, refolding, and degrading proteins. *Science*. 3 de Dezembro de 1999;286(5446):1888-1893.
22. Kritchevsky D. The effect of over- and undernutrition on cancer. *Eur J Cancer Prev*. Dezembro de 1995;4(6):445-451.
23. Bjornholt H V, Erikssen G, Aaser E, et al. Fasting blood glucose: an underestimated risk factor for cardiovascular death. Results from a 22-year follow-up of healthy non-diabetic men. *Diabetes Care*. 1999;22:45-49.
24. *Harrison's principles of internal medicine*. 13ª ed. Nova York: McGraw-Hill; 1994. p. 2001. Em estudo com pessoas normais (amostras de sangue venoso arterializado), a secreção de insulina cessou em 4,6 nmol/L de glicose (83mg/dL).
25. Ibid., p. 2004. A concentração de insulina no plasma geralmente alcança [...] valores de fundo para análise quando a glicose do plasma cai abaixo de 4,6 nmol/L (83mg/dL).
26. Ibid., tabelas 328-4. Valor médio de glicose e insulina no plasma em jejum. (Valores zerados obtidos após passar a noite em jejum. Os resultados correspondem à média para vinte homens saudáveis e sessenta mulheres saudáveis.)
27. Walford R L, Harris S B, Gunion M W. The calorically restricted low-fat nutrient-dense diet in Biosphere 2 significantly lowers blood glucose, total leukocyte count, cholesterol, and blood pressure in humans. *Proc Natl Acad Sci USA*. 1 de Dezembro de 1992;89(23):11533-11537.
28. Heller R F. Hyperinsulinemic obesity and carbohydrate addiction: the missing link is the carbohydrate frequency factor. *Med Hypotheses*. Maio de 1994;42(5):307-312.
29. Goodpaster B H, Katsiaras A, Kelley D E. Enhanced fat oxidation through physical activity is associated with improvements in insulin sensitivity in obesity. *Diabetes*. Setembro de 2003;52(9):2191-2197.

30. An insulin index of foods: the insulin demand generated by 1000-kJ portions of common foods. *Am J Clin Nutr.* Novembro de 1997;66(5):1264-1276.
31. Holt S H A, et al. *European J Clin Nutr.* 1995;49:675-690.
32. Furber J D. Extracellular glycation crosslinks: prospects for removal. *Rejuvenation Res.* 2006;9(2):274-278.
33. Peppa M, Uribarri J, Vlassara H. Glucose, advanced glycation end products, and diabetes complications: what is new and what works. *Clinical Diabetes.* 2003;21:186-187.
34. Werman M J, et al. The chronic effect of dietary fructose on glycation and collagen cross-linking in rats. *Am J Clin Nutr.* 1997;66:219.
35. McCarty M F. The low AGE content of low-fat vegan diets could benefit diabetics, though concurrent taurine supplementation may be needed to minimize endogenous AGE production. *Med Hypotheses.* 2005;64(2):394-398.
36. Qian P, Cheng S, Guo J, Niu Y. Effects of vitamin E and vitamin C on nonenzymatic glycation and peroxidation in experimental diabetic rats. *Wei Sheng Yan Jiu.* Julho de 2000;29(4):226-228.
37. Ceriello A, Quatraro A, Giugliano D. New insights on non-enzymatic glycosylation may lead to therapeutic approaches for the prevention of diabetic complications. *Diabet Med.* 1992;9:297-299.
38. Davie S J, Gould B J, Yudkin J S. Effect of vitamin C on glycosylation of proteins. *Diabetes.* 1992;41:167-173.
39. Ceriello, Quatraro, Giugliano. Op. cit.
40. Davie, Gould, and Yudkin. Op. cit.
41. Jain S K, McVie R, Jaramillo J J, et al. Effect of modest vitamin E supplementation on blood glycated hemoglobin and triglyceride levels and red cell indices in Type-1 diabetic patients. *J Am Coll Nutr.* 1996;15:458-461.
42. Fife B. *The healing miracles of coconut oil.* Colorado Springs: Health Wise; 2003. p. 110.
43. Nicholson A S, et al. Toward improved management of NIDDM: a randomized, controlled, pilot intervention using a low-fat, vegetarian diet. *Preventive Medicine.* 1999;29:87-91.

44. Barnard N D, et al. The effects of a low-fat, plant-based dietary intervention on body weight, metabolism, and insulin sensitivity. *Amer J Medicine*. 2005;118:991-997.
45. Stratton I M, Adler A L, Neil H A. Association of glycaemia with macrovascular and microvascular complications of type 2 diabetes (UKPDS 35): prospective observational study. *BMJ*. 2000;321:405-412.
46. Ornish D, et al. Can lifestyle changes reverse coronary heart disease? *The Lancet*. 1990;336:129-133.
47. Petersen K F, et al. Impaired mitochondrial activity in the insulin--resistant offspring of patients with type 2 diabetes. *New England J Med*. 2004;350:664-671.
48. Goff L M, et al. Veganism and its relationship with insulin resistance and intramyocellular lipid. *Eur J Clin Nutr*. 2005;59:291-298.
49. Keen H, Mattock M D. Complications of diabetes mellitus: role of essential fatty acids. Em: Horrobin D F, ed. *Omega-6 essential fatty acids. Pathophysiology and roles in clinical medicine*. Nova York: Wiley-Liss; 1990. pp. 447-455.
50. Storlien L H, Jenkins A B, Chisolm D J, et al. Influence of dietary fat composition on development of insulin resistance in rats. *Diabetes*. 1991;40:280-289.
51. Dutta-Roy A K. Insulin mediated processes in platelets, erythrocytes, and monocytes/macrophages: effects of essential fatty acid metabolism. *Prostaglandins Leukot Essent Fatty Acids*. 1994;51:385-399.
52. Ibid.
53. Hagve T-A. Effects of unsaturated fatty acids on cell membrane functions. *Scand J Clin Lab Inves*. 1988;48:381-388.
54. Anderson R A. Chromium, glucose tolerance, diabetes and lipid metabolism. *J Advan Med*. 1995;8:37-50.
55. Horrobin D F. Essential fatty acid (EFA) metabolism in patients with diabetic neuropathy. *Prostaglandins Leukot Essent Fatty Acids*. 1997;57:256(abstr.)
56. Enig M G, Atal S, Keeny M, Sampunga J. Isometric trans-fatty acids in the U.S. diet. *J Am Coll Nutr*. 1990;5:471-486.

57. Pan D A, Lilliioja S, Milner M R, et al. Skeletal muscle membrane lipid composition is related to adiposity and insulin action. *J Clin Invest.* 1995;96:2802-2808.
58. Storlien L H, Pan D A, Kriketos A D, et al. Skeletal muscle membrane lipids and insulin resistance. *Lipids.* 1996;31:S262-S265.
59. Eritsland J, Delijeflot I, Abdelnoor M, et al. Long-term effects of n-3 fatty acids on serum lipids and glycemic control. *Scand J Clin Lab Invest.* 1994;54:73-80.
60. Clandinin M T, Cheema S, Field C H, Baracos V E. Impact of dietary fatty acids on insulin responsiveness in adipose tissue, muscle, and liver. Em: Sinclair A, Gibson R, editores. *Essential fatty acids and eicosanoids: invited papers from the Third International Conference.* Champaign (Illinois): AOCS Press; 1993. pp. 416-420.
61. Storlien, Pan, Kriketos, et al. Op cit.
62. Eritsland, Delijeflot, Abdelnoor, et al. Op. cit.
63. Kissebah A H, Hennes M M I. Central obesity and free fatty acid metabolism. *Prostaglandins Leukot Essent Fatty Acids.* 1995;52:209-211.
64. Foster D W. Diabetes mellitus. Em: Braunwald E, Isselbacher K J, Petersdorf R G, et al, editores. *Harrison's principles of internal medicine.* 11ª ed. Nova York: McGraw-Hill; 1988. pp. 1778-1781.
65. Heller B, Burkart V, Lampeter E, Kolb H. Antioxidant therapy for the prevention of type-1 diabetes. *Adv Pharm.* 1997;38:629-638.
66. Mijac V, Arrieta J, Mendt C. et al. Role of environmental factors in the development of insulin-dependent diabetes mellitus (IDDM) in insulin-dependent Venezuelan children. *Invest Clin.* 1995;36:73-82.
67. Ibid.
68. Schmernthaner G. Progress in the immunointervention of type-1 diabetes mellitus. *Horm Metab Res.* 1995;27:547-554.
69. Ibid.
70. Mijac, Arrieta, Mendt, et al. Op. cit.
71. Karjalainen J, Martin J, Knip M, et al. A bovine albumin peptide as a possible trigger of insulin-dependent diabetes. *N Eng J Med.* 1992;327:302-307.

72. Saukkonen T, Savilahti E, Madascsy L, et al. Increased frequency of IgM antibodies to cow's milk proteins in Hungarian children with newly diagnosed insulin-dependent diabetes mellitus. *Eur J Pediatr.* 1996;155:885-889.
73. Saukkonen T, Savilahti E, Landin-Olsson M, Dahlquist G. IgA bovine serum albumin antibodies are increased in newly diagnosed patients with insulin-dependent diabetes mellitus, but the increase is not an independent risk factor for diabetes. *Acta Paediatr.* 1995;84:1258-1261.
74. Vahasalo P, Petays T, Knip M, et al. Relation between antibodies to islet cell antigens, other autoantigens and cow's milk protein in diabetic children and unaffected siblings at the clinical manifestation of IDDM. The childhood diabetes in Finland study group. *Autoimmunity.* 1996;23:165-174.
75. Leslie R D G, Elliott R B. Early environmental events as a cause of IDDM. *Diabetes.* 1994;43:843-850.
76. *Diabetes.* 1993;42:288-295.
77. Karjalainen, et al. Op. cit.
78. Akerblom H K, et al. Dietary manipulation of beta cell autoimmunity in infants at increased risk of type-1 diabetes: a pilot study. *Diabetologia.* 2005;48:829-837.
79. Clyne P S, Kulczycki Jr. A. Human breast milk contains bovine IgG: relationship to infant colic? *Pediatrics.* 1997;87:439-444.
80. Grupo de trabalho sobre a proteína do leite de vaca e o diabetes melito da Academia Americana de Pediatria. Infant feeding practices and their possible relationship to the etiology of diabetes mellitus. *Pediatrics.* 1994;94:752-754.
81. Brownlee M, Vlassara H, Cerami A. Non-enzymatic glycosylation and the pathogenesis of diabetic complications. *Ann Int Med.* 1984;101:527-537.
82. Whitaker J. *Reversing diabetes.* Nova York: Warner Books; 2001. p. 21.
83. Associação Americana de Diabetes. *Diabetes and heart (cardiovascular) disease.* Disponível em: http://www.diabetes.org/diabetes-statistics/heart-disease.jsp

84. Esselstyn C B, Ellis S G, Medendorp S V, et al. A strategy to arrest and reverse coronary artery disease: a 5-year longitudinal study of a single physician's practice. *J Fam Prac.* 1995;41:560-568.
85. Esselstyn C B. *Prevent and reverse heart disease.* Disponível em: www.heartattackproof.com
86. *World health statistics annual 1994-1998.* Versão on-line: www.who.int/whosis. Statistical database food balance sheets, 1961-1999. Disponível em: www.fao.org. Organização das Nações Unidas para Agricultura e Alimentação. *Global cancer rates, cancer death rates among 50 countries,* 1986-1999. Disponível em: www.nih.gov.
87. Fuhrman J. *Eat to live.* Nova York: Little, Brown, and Company; 2003. pp. 51-52.
88. Children of diabetics show signs of atherosclerosis. Disponível em: http://medicineworld.org/cancer/lead/6-2006/children-of-diabetics.html Acessado em Julho de 2007
89. Ross-Flanigan N. Diabetes and periodontal disease: a complex, two-way connection. Disponível em: http://www.umich.edu/~urecord/9899/Jan25_99/gums.htm
90. Wyngaarden J B, Smith L H, Bennett,J C. *Cecil textbook of medicine.* Filadélfia: W B Saunders; 1992.
91. Cogan D G, Kinoshita J H, Kador P F, et al. Aldose reductase and complications of diabetes. *Ann Int Med.* 1984;101:82-91.
92. Crane M G, Sample C. Regression of diabetic neuropathy with total vegetarian (vegan) diet. *J Nutritional Med.* 1994;4:431-439.
93. Pecoraro R E, Reiber G E, Burgess E M. Pathways to diabetic limb amputation: basis for prevention. *Diabetes Care.* 1990;13:513-521.
94. Lavery L A, Ashry H R, van Houtum W, Pugh J A, Harkless L B, Basu S. Variation in the incidence and proportion of diabetes-related amputations in minorities. *Diabetes Care.* 1996;19:48-52.
95. Armstrong D G, Lavery L A, Quebedeaux T L, Walker S C. Surgical morbidity and the risk of amputation due to infected puncture wounds in diabetic versus nondiabetic adults. *South Med J.* 1997;90:384-389.
96. Whitaker. Op. cit. pp. 6 e 146.

97. Thomas S H, Wisher M, Brandenberg D, Sonksen P H. Insulin action on adipocytes, evidence that the antilipolytic and lipogenic effects of insulin are mediated by the same receptor. *Biochem J.* 1979;184:355-360.
98. Baskin, et al. Insulin receptor substrate 1 (IRS-1) expression in rat brain. *Endocrin.* 1998;134:1952-1955.
99. Zhao W, Chen H, Xu H, Moore E, Meiri N, Quon MJ, Alkon D. Brain insulin receptors and spatial memory. Correlated changes in gene expression tyrosine phosphorylation and signaling molecules in the hippocampus of water maze trained rats. *J Biol Chem.* 1990;274:34893-34902
100. Sonksen P H. Insulin, growth hormone and sport. *J Endocrinol.* 2001;170:23-25.
101. Berkson L. *Hormone deception.* Nova York: Contemporary Books; 2000. p. 208.
102. Bertazzi P A. Long-term health effects of dioxin exposure in a residential population. Palestra no Simpósio Pedra Fundamental sobre Perturbadores Endócrinos (B5), cidade de Tahoe (Califórnia). 31 de Janeiro-5 de Fevereiro de 1999.
103. Berkson. Op. cit. (312)
104. Moller J, Einfeldt H. *Testosterone treatment of cardiovascular diseases: principles and experiences.* Berlim: Springer-Verlag; 1984.
105. Anderson D C. Sex hormone binding globulin. *Clin Endocrin.* 1972;3:69-96.
106. Haffner S M, Shaten J, Stern M P, Smith G D, Kuller L. Low levels of sex hormone binding globulin and testosterone predict the development of non-insulin-dependent diabetes in men. Grupo de Pesquisa MRFIT. Teste de Intervenção de Fatores de Risco Múltiplos. *Am J Epidemiol.* 1996;143(9):889-897.
107. Haffner S M, Valdez R A, Morales P A, Hazuda H P, Stern M O. Decreased sex hormone binding globulin predicts non-insulin-dependent diabetes mellitus in women but not in men. *J Clin Endocrin Metab.* 1993;77:56-60.
108. Haffner, Shaten, Stern, Smith, Kuller. Op. cit.

109. Haffner, Valdez, Morales, Hazuda, Stern. Op. cit.
110. Tibblin G, Alderberth A, Lindstedt G, Bjorntorp P. The pituitary gonadal axis and health in elderly men: a study of men born in 1913. *Diabetes*. 1996;45(11):1605-1609.
111. Kaplan N M. The deadly quartet. Upper body obesity, glucose intolerance, hypertriglyceridemia, and hypertension. *Arch Int Med.* 1989;149:1514-1520.
112. Depres J B, Lamarche B, Mauriege P, Cantin P, et al. Hyperinsulinemia as an independent risk factor for ischemic heart disease. *N Eng J Med.* 1996;334(15):952-957.
113. Zmuda J M, Cauley J A, Kriska A, Glynn N W, et al. Longitudinal relation between endogenous testosterone and cardiac disease risk factors in middle-aged men. A 13-year follow-up of former Multiple Risk Factor Intervention Trial participants. *Am J Epidemiol.* 1997;146(8):609-617.
114. Birkeland K I, Hanssen K F, Tojesen P A, Valler S. Level of sex hormone binding globulin is positively correlated with insulin sensitivity in men with Type-2 diabetes. *J Clin Endocrin Metab*. 1993;76(2):275-278.
115. Haffner S M, Valdrez R A, Mykkanen L, Stern P, Katz M S. Decreased testosterone and dehydroepiandrosterone sulfate concentrations are associated with increased insulin and glucose concentrations in nondiabetic men. *Metab Clin Experim*. 1994;43(5):599-603.
116. Haffner S M. Sex hormone binding globulin, hyperinsulinemia, insulin resistance and non-insulin-dependent diabetes mellitus. *Hormone Res.* 1996;45(3-5):233-237.
117. Rosenthal e Ziegler. *Arch Int Med.* 1929;44:344-350.
118. Howell E. *Enzyme nutrition*. Nova York: Penguin Putnam; 1985.
119. *Zeit Ges Exp Med.* 1930;71:245-250.
120. *Am J Dig Dis & Nutr*. 1936;3:159-161.
121. *Nederlands Tij v Geneesk*. 1934;78:1529-1536.
122. *Am J Dig Dis & Nutr*. 1934-1935;vol 1.
123. *Br Med J*. 1923;1:317-319.
124. Miehlke, Lopez, Williams. *Enzymes the fountain of life*. Charleston (Carolina do Sul): The Neville Press, Inc.; 1994.

125. Nobmann E D, Byers T, Lanier A P, Hankin J H, Jackson M. The diet of Alaska Native adults 1987-1988. *Am J Clin Nutr.* 1992;55:1024-1032.
126. Murphy N J, Schraer C D, Bulkow L R, Boyko E J, Lanier A P. Diabetes mellitus in Alaskan Yupik Eskimos and Athabascan Indians after 25 years.
127. Shelton H. *Getting well.* San Antonio (Texas); 1946. pp. 233-234.
128. Shelton H. *The history of natural hygiene and the principles of natural hygiene.* pp. 59-60.
129. Pecoraro R E, Reiber G E, Burgess E M. Pathways to diabetic limb amputation. Basis for prevention. *Diabetes Care.* 1990;13:513-521.
130. Lavery L A, Ashry H R, van Houtum W, Pugh J A, Harkless L B, Basu S. Variation in the incidence and proportion of diabetes-related amputations in minorities. *Diabetes Care.* 1996;19:48-52.
131. Armstrong D G, Lavery L A, Quebedeaux T L, Walker S C. Surgical morbidity and the risk of amputation due to infected puncture wounds in diabetic versus nondiabetic adults. *South Med J.* 1997;90:384-389.

CAPÍTULO 4: O PROGRAMA DE 21 DIAS DO TREE OF LIFE

1. Considine R V, Sinha M K, Heiman M L, et al. Serum immunoreactive-leptin concentrations in normal-weight and obese humans. *New Eng J Med.* 1996;334:292-295.
2. Spiller G A, Jensen C D, Pattison T S, et al. Effect of protein dose on serum glucose and insulin response to sugars. *Amer J Clin Nutr.* 1987;46:474-480.
3. Bland J. *Genetic nutritioneering.* Lincolnwood (Illinois): Keats; 1999.
4. Franz M J. Protein: metabolism and effect on blood glucose levels. *Diabetes Education.* 1992;18:1-29.
5. Block G. Dietary guidelines and the results of food consumption surveys. *Amer J Clin Nutr.* 1991;53:56S-57S.
6. Xu Y X, Pindolia K R, Janakiraman N, et. al. Curcumin, a compound with anti-inflammatory and and antioxidant properties, down regula-

tes chemokine expression in bone marrow stromal cells. *Exper Hematology*. 1997;25:413-422.

7. Finch C E, Tanzi R E. *Science*. 17 de Outubro de 1997;278(5337): 407-411.
8. Barclay L. Growing evidence links resveratrol to extended life span. *Life Extension*. 2007;33-40.
9. Heilbronn L K, de Jonge L, Frisard M I, et al. Effect of 6-month calorie restriction on biomarkers of longevity, metabolic adaptation, and oxidative stress in overweight individuals: a randomized controlled trial. *JAMA*. 5 de Abril de 2006;295(13):1539-1548.
10. Ku1vinskas V. *Survival into the 21st century*. Woodstock Valley (Connecticut) e Fairfield (Iowa): 21st Century Publications; 1975.
11. Howell E. *Food enzymes for health and longevity*. Woodstock Valley (Connecticut): Omangod Press; 1946.
12. Lee C, Klopp R, Weindruch R, Prolla T. Gene expression profile of aging and its retardation by caloric restriction. *Science*. 1999;285(5432):1390-1393.
13. Kramer P. Health and longevity: what centenarians can teach us. *Yoga Journal*. Berkeley: Goodfellow Publishers; Setembro/Outubro de 1983;26-30.
14. Cao S X, Dhahbi J M, Mote P L, Spindler S R. Genomic profiling of short- and long-term caloric restriction effects in the liver of aging mice. *Proc Natl Academy of Sciences*. 98(19):10630-10635. Citado em: Fahy G, Kent S. Reversing aging rapidly with short-term calorie restriction. *Life Extension*. Maio de 2001.
15. Esselstyn C B. Disponível em: www.heartattackproof.com
16. Grundy S M, et al. Implications of recent clinical trials for the National Cholesterol Education Program Adult Treatment Panel III Guidelines. *Circulation*. 2004;110:227-239.
17. Pradhan A D. C-reactive protein, interleukin 6, and risk of developing type 2 diabetes mellitus. *JAMA*. 2001;286:327-334.
18. Lopez-Garcia E. Consumption of trans fatty acids is related to plasma biomarkers of inflammation and endothelial dysfunction. *J Nutrition*. 2005;135(3):562-566.

19. Shaw Dunn J, Sheehan H L, McLetchie N G B. Necrosis of the islets of Langerhans produced experimentally. *The Lancet.* 1943;244:484-487.
20. Braly J, Hoggan R. *Dangerous grains*. Nova York: Penguin Putnam; 2002. p. 126.
21. Berger S. *Dr. Berger's immune power diet*. Nova York: New American Library; 1986.
22. Daniel K T. *The whole soy story*. Disponível em: www.thewholesoystory.com
23. Ibid.
24. Casanova M, et al. Developmental effects of dietary phytoestrogens in Sprague: Dawley rats and interactions of genistein and daidzein with rat estrogen receptors alpha and beta in vitro. *Toxicol Sci*. Outubro de 1999;51(2):236-244.
25. Santell L, et al. Dietary genistein exerts estrogenic effects upon the uterus, mammary gland and the hypothalamic/pituitary axis in rats. *J Nutr*. Fevereiro de 1997;127(2):263-269.
26. Harrison R M, et al. Effect of genistein on steroid hormone production in the pregnant rhesus monkey. *Proc Soc Exp Biol Med*. Outubro de 1999;222(1):78-84.
27. Divi R L, Chang H C, Doerge D R. Identification, characterization and mechanisms of anti-thyroid activity of isoflavones from soybeans. *Biochem Pharmacol*. 1997;54:1087-1096.
28. Fort P, Moses N, Fasano M, Goldberg T, Lifshitz F. Breast and soy formula feedings in early infancy and the prevalence of autoimmune disease in children. *J Am Coll Nutr*. 1990;9:164-165.
29. Setchell K D R, Zimmer-Nechemias L, Cai J, Heubi J E. Exposure of infants to phytoestrogens from soy based infant formula. *The Lancet*. 1997;350:23-27.
30. Ashton E, Ball M. Effects of soy as tofu vs. meat on lipoprotein concentrations. *Eur J Clin Nutr*. Janeiro de 2000;54(1):14-19.
31. Madani S, et al. Dietary protein level and origin (casein and highly purified soybean protein) affect hepatic storage, plasma lipid transport, and antioxidative defense status in the rat. *Nutrition*. Maio de 2000;16(5):368-375.

32. White L R, Petrovich H, Ross G W, Masaki K H. Association of mid-life consumption of tofu with late life cognitive impairment and dementia: the Honolulu-Asia Aging Study. V Conferência Internacional sobre o Mal de Alzheimer. 487, 27 de Julho de 1996. Osaka, Japão.
33. White L R, Petrovitch H, Ross G W, Masaki K H, Hardman J, Nelson J, Davis D, Markesbery W. Brain aging and midlife tofu consumption. *J Am Coll Nutr*, Abril de 2000;19(2):242-255.
34. Nagata C, et al. Inverse association of soy product intake with serum androgen and estrogen in Japanese men. *Nutr Cancer*. 2000;36(1):14-18.
35. Zhong, Ying, et al. Effects of dietary supplement of soy protein isolate and low fat diet on prostate cancer. *FASEB J*. 2000;14(4):a531.11.
36. Rapp D J. *Is this your child's world?* Nova York: Bantam Books; 1996. p. 501.
37. Irvine C H G, Fitzpatrick M G, Alexander S L. Phytoestrogens in soy based infant foods: concentrations, daily intake and possible biological effects. *Proc Soc Exp Biol Med*. 1998;217:247-253.
38. Levy J R, Faber F A, Ayyash L, Hughes C L. The effect of prenatal exposure to phytoestrogens genistein on sexual differentiation in rats. *Proc Soc Exp Biol Med*. 1995;208:60-66.
39. Daniel K T. Op. cit.
40. Soy infant formula could be harmful to infants: groups want it pulled. *Nutrition Week*. 10 de Dezembro de 1999;29(46):1-2. Ver também: www.soyonlineservice.co.nz.
41. Setchell K D, Zimmer-Nechemias L, Cai J, Heubi J E. Exposure of infants to phyto-oestrogens from soy-based infant formula. *The Lancet*. 5 de Julho de 1997;350(9070):23-27.
42. Cassidy A, Bingham S, Setchell K D. Biological effects of a diet of soy protein rich in isoflavones on the menstrual cycle of premenopausal women. *Am J Clin Nutr*. Setembro de 1994;60(3):333-340.
43. *J Clin Endocrinol Metab*. Março de 2003;88(3):1048-1054.
44. Yu H. Role of the insulin-like growth factor family in cancer development and progression. *J Natl Cancer Inst*. 20 de Setembro de 2000;92(18):1472-1489.

45. Ikonomidou C, Turski L. Glutamate in Neurode generative Disorders. Em: Stone T W, ed., *Neurotransmitters and neuromodulators: glutamate*. Boca Raton: CRC Press; 1995. pp. 253-272.
46. Blaylock R. *Excitotoxins: the taste that kills*. Santa Fé (Novo México): Health Press; 1997.
47. Whetsell W O, Shapira N A. Biology of disease. Neuroexcitation, excitotoxicity and human neurological disease. *Lab Invest*. 1993; 68:372-387.
48. Kalaria R N, Harik S I. Reduced glucose transporter at the blood--brain barrier and in the cerebral cortex in Alzheimer's disease. *J Neurochem*. 1989;53:1083-1088.
49. Associação Médica Internacional Veritas. *Chemical causes of diabetes*. Disponível em: http://imva.info/diabetescauses.shtml.
50. *The bitter truth about artificial sweeteners*. Disponível em: http://www.curezone.com/foods/aspartame.html.
51. Kataya H A H, Hamza A A. Red cabbage (*Brassica oleracea*) ameliorates diabetic nephropathy in rats. Departamento de Biologia, Faculdade de Ciências, Universidade UAE. Disponível em: Oxford journals: evidence based complementary and alternative medicine. http://ecam.oxfordjournals.org/cgi/content/abstract/nem029v1.
52. Welihinda J, Arvidson G, Gylfe E, et al. The insulin-releasing activity of the tropical plant Momordica charantia. *Acta Bio Med Germ*. 1982;41:1229-1240.
53. Welihinda J, Karunanaya E H, Sheriff M H R, Jayasinghe K S A. Effect of Momordica charantia on the glucose tolerance in maturity onset diabetes. *J Ethnopharmacol*. 1986;17:277-282.
54. Srivastava Y, Venkatakrishna-Bhatt H, Verma Y, et al. Antidiabetic and adaptogenic properties of Momordica charantia extract: an experimental and clinical evaluation. *Phytotherapy Res*. 1993;7:285-289.
55. Welihinda, Karunanaya, Sheriff, Jayasinghe. Op. cit.
56. Srivastava, Venkatakrishna-Bhatt, Verma, et al. Op. cit.
57. Frati, A C, Jimenez, E, and Ariza, R C. Hypogylcemic effect of Opuntia ficus indica in non insulin-dependent diabetes mellitus patients. Phytother Res, 1990, 4:195–197.

58. Trejo-Gonzales A, Gabriel Ortiz G, Puebla-Perez A M, et al. A purified extract from prickly pear cactus (*Opuntia fulignosa*) controls experimentally induced diabetes in rats. *J Ethnopharm*. 1996;55:27-33.
59. Sheela C G, Augusti K T. Antidiabetic effects of S-allyl cysteine sulphoxide isolated from garlic Allium sativum Linn. *Ind J Exper Biol*. 1992;30:523-526.
60. Sharma K K, et al. Antihyperglycemic effect on onion: effect on fasting blood sugar and induced hyperglycemia in man. *Ind J Med Res*. 1977;65:422-429.
61. Hu F B, Stampfer M J. Nut consumption and risk of coronary heart disease: a review of epidemiologic evidence. *Curr Atheroscler Rep*. 1999;1(3):204-209.
62. Kris-Etherton P M, Yu-Poth S, Sabate J, Ratcliffe H E, Zhao G, Etherton T D. Nuts and their bioactive constituents: effects on serum lipids and other factors that affect disease risk. *Am J Clin Nutr*. 1999;70(3 Supl):504S-511S.
63. Rivellese A A, Lilli,S. Quality of dietary fatty acids, insulin sensitivity and type-2 diabetes. *Biomed Pharmacother*. Março de 2003;57(2):84-87.
64. Berger A, Jones P J, Abumweis S S. Plant sterols: factors affecting their efficacy and safety as functional food ingredients. *Lipids Health Dis*. 2004;3(1):5.
65. Katan M B, Grundy S M, Jones P, Law M, Miettinen T, Paoletti R. Efficacy and safety of plant stanols and sterols in the management of blood cholesterol levels. *Mayo Clin Proc*. 2003;78(8):965-978.
66. Nissinen M, Gylling H, Vuoristo M, Miettinen T A. Micellar distribution of cholesterol and phytosterols after duodenal plant stanol ester infusion. *Am J Physiol Gastrointest Liver Physiol*. 2002;282(6):G1009-1015.
67. Guixiang Z, Etherton T D, Martin K R, West S G, Gillies P J, Kris--Etherton P M. Dietary-linolenic acid reduces inflammatory and lipid cardiovascular risk factors in hypercholesterolemic men and women. *Amer Soc for Nutr Sci J Nutr*. Novembro de 2004;134:2991-2997.
68. Sabate J, Fraser G E, Burke K, Knutsen S, Bennett H, Lindsted K D. Effects of walnuts on serum lipid levels and blood pressure in normal men. *N Engl J Med*. 1993;328:603-607.

69. *Stroke*. 1993;26:778-782. Esses resultados foram publicados originalmente em *The Lancet*, em 1994 (343:1454-1459), e, depois, em outros jornais conceituados, como *Preventative Medicine* (28:333-339), *American Journal of Clinical Nutrition* (74:72-79) e *Annals of Internal Medicine* (132(7):538-546).
70. Walnuts. Disponível em: World's Healthiest Foods. http://www.whfoods.com/genpage.php?tname=foodspice&dbid=99.
71. Ros E, Nunez I, Perez-Heras A, Serra M, Gilabert R, Casals E, Deulofeu R. A walnut diet improves endothelial function in hypercholesterolemic subjects: a randomized crossover trial. *Circulation*. 2004;109:1609-1614.
72. Abbey M, Noakes M, Belling G B, Neste P J. Partial replacement of saturated fatty acids with almonds or walnuts lowers total plasma cholesterol and low-density-lipoprotein cholesterol. *Am J Clin Nutr*. 1994;59:995-999.
73. Iwamoto M, Sato M, Kono M, Hirooka Y, Sakai K, Takeshita A, Imaizumi K. Walnuts lower serum cholesterol in Japanese men and women. *J Nutr*. 2000;130:171-176.
74. Lavedrine F, Zmirou D, Ravel A, Balducci F, Alary J. Blood cholesterol and walnut consumption: a cross-sectional survey in France. *Prev Med*. 1999;28:333-339.
75. Lovejoy J C, Most M M, Lefevre M, Greenway FL, Rood J C. Effects of diets enriched in almonds on insulin action and serum lipids in adults with normal glucose tolerance in type 2 diabetes. *Am J Clin Nutr*. 2002;76:1000-1006.
76. *J Medical Hypothesis*. 2005;65:953.
77. Keen H, Payan J, Allawi J, et al. Treatment of diabetic neuropathy with gamma-linoleic acid. Experimento multicêntrico com ácido gama-linoleico. *Diabetes Care*. 1993;16:8-15.
78. Schwartz, et al. Inhibition of experimental oral carcinogenesis by topical beta carotene. Faculdade de Medicina Dentária de Harvard. *Carcinogenesis*. 1986;7(5):711-715.
79. Annapurna V, et al. Bioavailability of spirulina carotenes in preschool children. Insitituto Nacional de Nutrição, Hyderabad (Índia). *J Clin Biochem Nutrition*. 1991;10:145-151.

80. Oviedo, et al. Hypoglycaemic action of stevia rebaudiana bertoni (Kaa-he-e). *Exerpta Medica* (congressos internacionais). 1971;208-292.
81. Suzuki, et al. Influence of oral administration of stevioside on levels of blood glucose and liver glycogen in intact rats. *Nippon Nogei Kagaku.* 1977;51(3):171-173.
82. Ishii, et al. Inhibition of monosaccharide transport in the intact rat liver by stevioside. *Biochem Pharmacology.* 1987;36(9):1417-1433.
83. Alvarez, et al. Effect of aqueous extract of stevia rebaudiana bertone on biochemical parameters of normal adult persons. *Brazilian J Med Biol Res.* 1986;19:771-774.
84. Boeckh E A. Stevia rebaudiana (Bert.) bertoni: clinical evaluation of its acute action on cardio-circulatory, metabolic and electrolitic parameters in 60 healthy individuals. III Seminário Brasileiro sobre Stevia Rebaudiana (Bert.). Julho de 1986. pp. 22-23.
85. Lazarow A, Liambies J, Tausch A J. Protection against diabetes with nicotinamide. *J Lab Clin Med.* 1950;36:249-258.
86. *Diabetologia.* 1989;32(3):160-162. *The Lancet.* 1987;1(8533):619-620.
87. *Diabetologia.* 1991;34(5):362-365.
88. *Diabetes.* 1994;43:770-777.
89. *Diabetologia.* 1993;36:675-677.
90. Karjalainen J, Martin J, Knip M, et al. A bovine albumin peptide as a possible trigger of insulin-dependent diabetes. *N Eng J Med.* 1992;327:302-307.
91. Gale E A. Theory and practice of nicotinamide trials in pre-type-1 diabetes. *J Pediatr Endocrinol Metab.* 1996;9:375-379.
92. Cleary J P. Vitamin B3 in the treatment of diabetes mellitus: case reports and review of the literature. *J Nutr Med.* 1990;1:217-225.
93. Murray M. *How to prevent and treat diabetes with natural medicine.* Nova York: Riverhead Books; 2003. p. 176.
94. Jones C L, Gonzalez V. Pyridoxine deficiency: a new factor in diabetic neuropathy. *J Am Pod Assoc.* 1978;68:646-653.
95. Solomon L R, Cohen K. Erythrocyte O_2 transport and metabolism

and effects on vitamin B-6 therapy in type-2 diabetes mellitus. *Diabetes*. 1989;38:881-886.

96. Coelingh-Bennick H J T, Schreurs W H P. Improvement of oral glucose tolerance in gestational diabetes. *BMJ*. 1975;3:13-15.
97. Takahishi Y, Takayama S, Itou T, Owada K, Omori Y. Effect of glycemic control on vitamin B12 metabolism in diabetes mellitus. *Diabetes Res and Clin Practice*. 1994;25:13-17.
98. Zhang H, Osada K, Sone H, Furukawa Y. Biotin administration improves the impaired glucose tolerance of streptozotocin-induced diabetic Wistar rats. *J Nutr Sci Vitaminol* (Tóquio). 1997;43(3):271-280.
99. Maebashi M, Makino Y, Furukawa Y, Ohinata K, Kimura S, Sato T. Therapeutic evaluation of the effect of biotin on hyperglycemia in patients with non-insulin dependent diabetes mellitus. *J Clin Biochem Nutr*. 1993;14:211-218.
100. Coggeshall J C, Heggers J P, Robson M C, Baker H. Biotin status and plasma glucose levels in diabetics. *Ann NY Acad Sci*. 1985;447:389-392.
101. Romero-Navarro G, Cabrera-Valladares G, German M S, et al. Biotin regulation of pancreatic glucokinase and insulin in primary cultured rat islets and in biotin-deficient rats. *Endocrinology*. 1999;140(10):4595-4600.
102. Murray M, Pizzorno J. *Encyclopedia of Natural Medicine*. Rocklin (Califórnia): Prima Publishing; 1998.
103. Coggeshall, et al. Op. cit.
104. Cunningham J. Reduced mononuclear leukocyte ascorbic acid content in adults with insulin-dependent diabetes mellitus consuming adequate dietary vitamin C. *Metabolism*. 1991;40:146-149.
105. Davie S J, Gould B J, Yudkin J S. Effect of vitamin C on glycosylation of proteins. *Diabetes*. 1992;41:167-173.
106. Vinson J A, et al. In vitro and in vivo reduction of erythrocyte sorbitol by ascorbic acid. *Diabetes*. 1989;38:1036-1041.
107. Cunningham J J, Mearkle P L, Brown R G. Vitamin C: an aldose reductase inhibitor that normalizes erythrocyte sorbitol in insulin-dependent diabetes mellitus. *J Am Coll Nutr*. 1994;4:344-350.

108. Hobday R. *The healing sun*. Escócia: Findhorn Press; 1999. p. 78.
109. Need AG, et al. Relationship between fasting serum glucose, age, body mass index and serum 25 hydroxyvitamin D in postmenopausal women. *Clin Endocrinol.* 2005;62(6):738-741.
110. *Cancer Epidemiol Biomarkers Prev.* 2004;13:1502-1508.
111. *Alternatives for the Health Conscious Individual.* Abril de 2007;169:176.
112. Fontana L, et al. Low bone mass in subjects on a long-term raw vegetarian diet. *Arch Intern Med.* 2005;165:684-689
113. *Alternatives for the Health Conscious Individual.* Abril de 2007;169:172.
114. Paolisso G, et al. Daily vitamin E supplements improve metabolic control but not insulin secretion in elderly type-2 diabetic patients. *Diabetes Care.* 1993;16:1433-1437.
115. Davi G, Ciabattoni G, Consoli A, et al. In vivo formation of 8-iso-prostaglandin f2alpha and platelet activation in diabetes mellitus: effects of improved metabolic control and vitamin E supplementation. *Circulation.* 1999;99(2):224-229.
116. Jain S K, McVie R, Jaramillo J J, Palmer M, Smith T. Effect of modest vitamin E supplementation on blood glycated hemoglobin and triglyceride levels and red cell indices in type I diabetic patients. *J Am Coll Nutr.* 1996;15(5):458-461.
117. *Vitamin Research News.* Abril de 2000;nota de rodapé 30.
118. Salonen J T, et al. Increased risk of non-insulin diabetes mellitus at low plasma vitamin E concentrations: a four-year follow-up study in men. *BMJ.* 1995;311:1124-1127.
119. Cody V, Middleton E, Harborne J B. *Plant flavonoids in biology and medicine – biochemical, pharmacological, and structure-activity relationships.* Nova York: Alan R Liss; 1986.
120. Cody V, Middleton E, Harborne J B, Beretz A. *Plant flavonoids in biology and medicine – biochemical, pharmacological, and structure-activity relationships.* Volume II. Nova York: Alan R Liss; 1988.
121. Chaudhry P S, Cabera J, Hector R, et al. Inhibition of human lens aldose reductase by flavonoids, sulindac, and indomethacin. *Biochem Pharmacol.* 1º de Julho de 1983;32(13):1995-1998.

122. Varma S D, Schocket S S, Richards R D. Implications of aldose reductase in cataracts in human diabetes. *Invest Ophthalmol Vis Sci.* 1979;18:237-241.
123. Varma S D, Mizuno A, Kinoshita J H. Diabetic cataracts and flavonoids. *Science.* 1977;195:205-206.
124. Nakai N, Fujii Y, Kobashi K, Nomura K. Aldose reductase inhibitors: flavonoids, alkaloids, acetophenones, benzophenones, and spirohydantoins of chroman. *Arch Biochem Biophys.* 1985;239: 491-496.
125. Varma D. Inhibition of aldose reductase by flavonoids: possible attenuation of diabetic complications. *Prog Clin Biol Res.* 1986;213:343-358.
126. Kuhnau J. The flavonoids: a class of semi-essential food components: their role in human nutrition. *Wld Rev Nutr Diet.* 1976;24:117-191.
127. Keen H, Payan J, Allawi J, et al. Treatment of diabetic neuropathy with gamma-linoleic acid. The Gamma Linoleic Acid Multicenter Trial Group. *Diabetes Care.* 1993;16:8-15.
128. Fuller C J, Chandalia M, Garg A, et al. RRR-alpha-tocopheryl acetate supplementation at pharmacologic doses decreases low-density lipoprotein oxidative susceptibility but not protein glycation in patients with diabetes mellitus. *Am J Clin Nutr.* 1996;63:753-759.
129. Packer L, Witt E H, Tritschler H J. Alpha-lipoic acid as a biological antioxidant. *Free Radic Biol Med.* 1995;19:227-250.
130. Estrada D E, Ewart H S, Tsakiridis T, et al. Stimulation of glucose uptake by the natural coenzyme alpha lipoic acid/thioctic acid: participation of elements of the insulin signaling pathway. *Diabetes.* 1996;45:1798-1804.
131. Packer L. Antioxidant properties of lipoic acid and its therapeutic effects in prevention of diabetes complications and cataracts. *Ann N Y Acad Sci.* 1994;738:257-264.
132. Nagamatsu M, et al. Lipoic acid improves nerve blood flow, reduces oxidative stress, and improves distal nerve conduction in experimental diabetic neuropathy. *Diabetes Care.* 1995;18:1160-1167.
133. Jacob S, et al. Enhancement of glucose disposal in patients with type-2 diabetes by alpha-lipoic acid. *Arzneim Forsch.* 1995;45:872-874.

134. Kawabata T, an Packer L. Alpha-lipoate can protect against glycation of serum albumin, but not low-density lipoprotein. *Biochem Biophys Res Commun.* 1994;203:99-104.
135. Suzuki Y J, Tsuchiya M, Packer L. Lipoate prevents glucose induced protein modifications. *Free Rad Res Commun.* 1992;17:211-217.
136. Jacob S, Ruus P, Hermann R, et al. Oral administration of RAC-alpha lipoic acid modulates insulin sensitivity in patients with type-2 diabetes mellitus: a placebo controlled pilot trial. *Free Radic Biol Med.* Agosto de 1999;27(3-4):309-314.
137. Houtsmuller A J, van Hal-Ferwerba J, Zahn K J, Henkes H E. Favorable influences of linoleic acid on the progression of diabetic micro and macroangiopathy. *Nutr Metab.* 1980;24:S105-S118.
138. Lubec B, Hayn M, Kitzmuller I, Vierhapper H, Lubec G. L-Arginine reduces lipid peroxidation in patients with diabetes mellitus. *Free Radical Biol & Med.* 1997;22:355-357.
139. Bosia S, Burdino E, Grignola F, Ugazio G. Protective effect on nephropathy and on cataract in the streptozotocin-diabetic rat of the vanadium-lazaroid combination. *G Ital Med Lav.* 1995;17:71-75.
140. Shamberger R J. The insulin-like effects of vanadium. *J Adv Med.* 1996;9:121-131.
141. Tosiello L. Hypomagnesemia and diabetes mellitus. A review of clinical implications. *Arch Intern Med.* 1996;156(11):1143-1148.
142. White J R, Campbell R K. Magnesium and diabetes: a review. *Ann Pharmacother.* 1993;27:775-780.
143. Nadler J L, Buchanan T, Natarajan R, et al. Magnesium deficiency produces insulin resistance and increased thromboxane synthesis. *Hypertension.* 1993;21:1024-1029.
144. Humphries S, Kushner H, Falkner B. Low dietary magnesium is associated with insulin resistance in a sample of young, nondiabetic black Americans. *Am J Hypertens.* 1999;12:747-756.
145. Paolisso G, Sgambato S, Gambardella A, et al. Daily magnesium supplements improve glucose handling in elderly subjects. *Am J Clin Nutr.* 1992;55(6):1161-1167.
146. Van Dam R M, et al. Dietary calcium and magnesium, major food

sources, and risk of type 2 diabetes in U.S. black women. *Diabetes Care*. 2006;29:2238-2243.

147. Song Y, Ridker P M, Manson J E, Cook N R, Buring J E, Liu S. Magnesium intake, C-reactive protein, and the prevalence of metabolic syndrome in middle-aged and older U.S. women. *Diabetes Care*. 2005;28:1438-1444.
148. Klatz R, Goldman R. *Stopping the clock*. New Canaan (Connecticut): Keats Publishing; 1996. p. 129.
149. Chausmer A B. Zinc, insulin and diabetes. *J Am Coll Nutr*. Abril de 1998, 17(2):109-115.
150. Blostein-Fujii A, DiSilvestro R A, Frid D, Katz C, Malarkey W. Short-term zinc supplementation in women with non-insulin-dependent diabetes mellitus: effects on plasma 5'-nucleotidase activities, insulin-like growth factor I concentrations, and lipoprotein oxidation rates in vitro. *Am J Clin Nutr*. 1997;66(3):639-642.
151. Hegazi S M, et al. Effect of zinc supplementation on serum glucose, insulin, glucagon, glucose-6-phosphatase, and mineral levels in diabetics. *J Clin Biochem Nutr*. 1992;12:209-215.
152. DiSilvestro R A. Zinc in relation to diabetes and oxidative disease. *J Nutr*. Maio de 2000;130(5S Supl):1509S-1511S.
153. Barri Y M, Wingo C S. The effects of potassium depletion and supplementation on blood pressure: a clinical review. *Am J Med Sci*. 1997;314(1):37-40.
154. Hajjar I M, Grim C E, George V, Kotchen T A. Impact of diet on blood pressure and age-related changes in blood pressure in the U.S. population: analysis of NHANES III. *Arch Intern Med*. 2001;161(4):589-593.
155. Appel L J, Moore T J, Obarzanek E, et al. A clinical trial of the effects of dietary patterns on blood pressure. Grupo de Pesquisa Colaborativa DASH. *N Engl J Med*. 1997;336(16):1117-1124.
156. Wimhurst J M, Manchester K L. Comparison of ability of Mg and Mn to activate the key enzymes of glycolysis. *FEBS Letters*. 1972;27: 321-326.
157. Editorial: Manganese and glucose tolerance. *Nutr Rev*. 1968;26: 207-210.

158. el-Yazigi A, Hannan N, Raines D A. Urinary excretion of chromium, copper, and manganese in diabetes mellitus and associated disorders. *Diabetes Res.* 1991;18(3):129-134.

159. Nath N, Chari S N, Rathi A B. Superoxide dismutase in diabetic polymorphonuclear leukocytes. *Diabetes.* 1984;33(6):586-589.

160. Conselho de Alimentação e Nutrição, Instituto de Medicina. *Chromium dietary reference intakes for vitamin A, vitamin K, boron, chromium, copper, iodine, iron, manganese, molybdenum, nickel, silicon, vanadium, and zinc.* Washington, D.C.: National Academy Press;2001:197-223.

161. Jeejeebhoy K N. The role of chromium in nutrition and therapeutics and as a potential toxin. *Nutr Rev.* 1999;57(11):329-335.

162. Morris B W, MacNeil S, Hardisty C A, Heller S, Burgin C, Gray T A. Chromium homeostasis in patients with type II (NIDDM) diabetes. *J Trace Elem Med Biol.* 1999;13(1-2):57-61.

163. Kobla H V, Volpe S L. Chromium, exercise, and body composition. *Crit Rev Food Sci Nutr.* 2000;40(4):291-308.

164. Goldman L, Bennett J C. *Cecil textbook of medicine.* 21ª ed. Filadélfia: W. B. Saunders Co.; 2000.

165. Anderson R A, Cheng N, Bryden N A, Polansky M M, Chi J, Feng J. Elevated intakes of supplemental chromium improve glucose and insulin variables in individuals with type 2 diabetes. *Diabetes.* 1997;46(11):1786-1791.

166. Lukaski H C. Chromium as a supplement. *Ann Rev Nutr.* 1999;19:279-302.

167. Jovanovic-Peterson L, Peterson C M. Vitamin and mineral deficiencies which may predispose to glucose intolerance of pregnancy. *J Am Coll Nutr.* 1996;15(1):14-20.

168. Airola P. *How to get well.* Phoenix: Health Plus Publishers; 1984. p. 72.

169. *Bean pod tea: the miracle tea for diabetics.* Disponível em: www.Beanpodtea.com.

170. Heinerman J. *Heinerman's encyclopedia of healing herbs and spices.* Nova York: Penguin Putnam; 1996. pp. 52-53.

171. Ibid. p. 200.

172. Shanmugasundarum E R, Rajeswari G, Baskaran K, et al. Use of Gymnema sylvestre leaf in the control of blood glucose in insulin--dependent diabetes mellitus. *J Ethnopharmacol.* 1990;30:281-294.
173. Prakash A O, Mathur S, Mathur R. Effect of feeding Gymnema sylvestre leaves on blood glucose in beryllium nitrate treated rats. *J Ethnopharmacol.* 1986;18:143-146.
174. Baskaran K, Ahamath BK, Shanmugasundaram K R, Shanmugasundaram E R B. Antidiabetic effect of a leaf extract from Gymnema sylvestre in non-insulin dependent diabetes mellitus patients. *J Ethnopharmacol.* 1990;30:295-305.
175. Bordia A, et al. Effect of ginger (*Zingibwe officinale Rosc.*) and fenugreek (*Trigonella foenum graecum L.*) on blood lipids, blood sugar, and platelet aggregation in patients with coronary artery disease. *Prost Leuko EFA.* 1997;56:379-384.
176. Sharma R D, Raghumram T C, Rao N S. Effect of fenugreek seeds on blood glucose and serum lipids in type-1 diabetes. *Eur J Clin Nutr.* 1990;44:301-306.
177. Sharma R D. Effect of fenugreek seeds and leaves on blood glucose and serum insulin responses in human subjects. *Nutr Res.* 1986;6:1353-1364.
178. Madar Z, et al. Glucose-lowering effect of fenugreek in non-insulin-dependent diabetes. *Eur J Clin Nutr.* 1988;42:51-54.
179. Bordia A, et al. Op. cit.
180. Sharma, Raghumram, Rao. Op. cit.
181. Anderson R A, Broadhurst C L, Polansky M M, et al. Isolation and characterization of polyphenol type-A polymers from cinnamon with insulin-like biological activity. *J Agric Food Chem.* Janeiro de 2004;52(1):65-70.
182. Broadhurst C L, Polansky M M, Anderson R A. Insulin-like biological activity of culinary and medicinal plant aqueous extracts in vitro. *J Agric Food Chem.* Março de 2000;48(3):183-188.
183. Imparl-Radosevich J, Deas S, Polansky M M, et al. Regulation of PTP-1 and insulin receptor kinase by fractions from cinnamon: Implications for cinnamon regulation of insulin signaling. *Horm Res.* Setembro de 1998;50(3):177-182.

184. Khan A, Safdar M, Muzaffar Ali Khan M, Nawak Khattak K, Anderson R A. Cinnamon improves glucose and lipids of people with type-2 diabetes. *Diabetes Care*. Dezembro de 2003;26(12):3215-3218.
185. Shibib B A, Khan L A, Rahman R. Hypoglycemic activity of *Coccinia indica* and Momordica charantia in diabetic rats: depression of the hepatic gluconeogenic enzymes glucose-6-phosphatase and fructose-1,6 bisphosphatase and elevation of both liver and red-cell shunt enzyme glucose-6-phosphate dehydrogenase. *Biochem J*. 1993;292:267-270.
186. Day C, Cartwright T, Provost J, Bailey C J. Hypoglycemic effect of Momordica charantia extracts. *Planta Med*. 1990;56:426-429.
187. Droy-Lefaix M T, Vennat J C, Besse G, Doly M. Effect of Ginkgo biloba extract (EGb 761) on chloroquine induced retinal alterations. *Lens Eye Toxic Res*. 1992;9:521-528.
188. Vuksan V, Stavro M P, Sievenpiper J L, Beljan-Zdravkovic U, Leiter L A, Josse R G, Xu Z. Similar postprandial glycemic reductions with escalation of dose and administration time of American ginseng in type-2 diabetes. *Diabetes Care*. Setembro de 2000;23(9):1221-1226.
189. Vuksan V, Sievenpiper J L, Koo V Y Y, Francis T, Beljan-Zdravkovic U, Xu Z, Vidgen E. American ginseng (*Panax quinquefolius L*) reduces postprandial glycemia in nondiabetic and diabetic individuals with type-2 diabetes mellitus. *Arch Int Med*. 2000;160:1009-1013.
190. Petricic J, Kalodera Z. Galegin in the goat's rue herb: its toxicity, antidiabetic activity, and content determination. *Ata Pharm Jugosl*. 1982;32(3):219-223.
191. Muller H, Reinwein H. Pharmacology of galegin. *Arch Expll Path Pharm*. 1927;125:212-228.
192. Cignarella A, Nastasi M, Cavalli E, Puglisi L. Novel lipid-lowering properties of *Vaccinium myrtillus L.* leaves, a traditional antidiabetic treatment, in several models of rat dyslipidaemia: a comparison with ciprofibrate. *Thromb Res*. 1996;84:311-322.
193. Boniface R, Robert A M. Effect of anthocyanins on human connective tissue metabolism in the human. *Klin Monatsbl Augenheilkd*. 1996;209:368-372.
194. Detre Z, Jellinek H, Miskulin M, Robert A M. Studies on vascular permeability in hypertension: action of anthocyanosides.

195. Boniface and Robert. Op. cit.
196. Lagrue G, Robert A M, Miskulin M, et al. Pathology of the microcirculation in diabetes and alterations of the biosynthesis of intracellular matrix molecules. *Front Matrix Bio.* 1970;7:324-335.
197. Challem J, et al. *Syndrome X.* Nova York: John Wiley and Sons; 2002. p. 220.
198. Knowler W C, Barrett-Connor E, Fowler S E, Hamman R F, Lachin J M, Walker E A, Nathan D M. Grupo de Pesquisa do Programa de Prevenção do Diabetes. Reduction in the incidence of type 2 diabetes with lifestyle intervention or metformin. *New Eng J Med.* 7 de Fevereiro de 2002/346:393-403.
199. Pederson O, Beck-Nielsen H, Heding L. Increased insulin receptors after exercise in patients with insulin-dependent diabetes mellitus. *N Eng J Med.* 1980/302:886-892.
200. Williams D G. The world's first diabetes cure. *Alternatives for the Health-Conscious Individual.* 2005. p. 4. Disponível em: www.drdavidwilliams.com.
201. King D E, Mainous II A G, Pearson W S. C-reactive protein, diabetes, and attendance at religious services. *Diabetes Care.* 2002;25:1172-1176.
202. Pollack A. Skincare. *Alternative Medicine.* Fevereiro de 2007. p. 63.

CAPÍTULO 5: COMO MANTER-SE SAUDÁVEL VIVENDO A CULTURA DA VIDA

1. *Am J Cardiol.* 2002;90(Supl):S551-S621.
2. Jensen B. *Dr. Jensen's guide to better bowel care.* Nova York: Penguin-Putnam; 1999. p. 118.

CAPÍTULO 6: A CULINÁRIA DA CULTURA DA VIDA

1. Williams D E, et al. Frequent salad vegetable consumption is associated with a reduction in the risk of diabetes mellitus. *J Clin Epidemiol.* 1999;52(4):329-335.

ÍNDICE REMISSIVO

D